VG



PACES

# UE6

# INITIATION A LA CONNAISSANCE DU MEDICAMENT

# ANNALES 2014





Coordination
...no LAVIOLLE, Joëlle MICALLEF

CNPM
Collège National de Pharmacologie Médicale

Editions Vernazobres-Grego
99 bd de l'Hôpital
75013 PARIS - Tél. 01 44 24 13 61
www.vg-editions.com

Editions Vernazobres-Grego
99 bd de l'Hôpital
75013 PARIS - Tél. 01 44 24 13 61
www.vg-editions.com



Janvier 2015 - ISBN : 978-2-8183-1325-1

# COMITE DE RELECTURE DES QCM

Alvarez Jean Claude (Versailles)
Andrejak Michel (Amiens)
Authier Nicolas (Clermont-Ferrand)
Bellien Jérémy (Rouen)
Berlin Ivan (Paris)
Bezin Julien (Bordeaux)
Boulamery Audrey (Marseille)
Bourgine Joanna (Caen)
Braunstein David (Marseille)
Chasseuil Elodie (Rouen)
Chhun Stéphanie (Paris)
Coquerel Antoine (Caen)
Deplanque Dominique (Lille)
Despas Fabien (Toulouse)
Djerada Zoubir (Reims)
Drici Milou (Nice)
Elghozi Jean Luc (Paris)
Funck-Brentano Christian (Paris)
Gambier Nicolas (Nancy)
Geniaux Hélène (Bordeaux)
Goirand Françoise (Dijon)
Gueyffier François (Lyon)
Henin Emilie (Lyon)
Hilaire Buys Dominique (Montpellier)
Lafay – Chebassier Claire (Poitiers)
Laviolle Bruno (Rennes)
Lemaître Florian (Rennes)
Micallef Joëlle (Marseille)
Noize Pernelle (Bordeaux)
Olivier Mathieu (Montpellier)
Perault-Pochat Marie-Christine (Poitiers)
Petit Pierre (Montpellier)
Peyrière Hélène (Montpellier)
Poirier Jean-Marie (Paris)
Richard Vincent (Rouen)
Roustit Mathieu (Grenoble)
Scala-Bertola Julien (Nancy)
Simon Tabassome (Paris)
Ternant David (Tours)
Verdier Marie-Clémence (Rennes)

Collège National de Pharmacologie Médicale
Ex AEPFM - Association loi 1901 (J.O. du 15 février 1983). Transfert déclaré à la Préfecture de Police de Paris sous le n° 20010047, le 24 Octobre 2001. Changement de titre et transfert déclaré à la Préfecture de Police de Lille sous le n°W751151512, le 18 septembre 2008.

# EDITO

*Les annales 2014* constituent un complément de l'ouvrage de l'UE6, Initiation à la connaissance du médicament dont une nouvelle édition est publiée cette année chez le même éditeur. Cet ouvrage perpétue la volonté du Collège Nationale de Pharmacologie Médicale de fournir aux étudiants un document de qualité, validé par les enseignants de pharmacologie des facultés de médecine pour leur préparation au concours.

Il regroupe plus de 600 QCM qui ont été posés au concours de PACES en 2014 dans 32 facultés. Les questions sont regroupées selon le plan du programme officiel. Les commentaires apportés à plupart des QCM ont pour vocation d'aider les étudiants à comprendre leurs erreurs ou les subtilités liés à ce type d'évaluation.

Il s'agit donc d'un document représentatif des questions qui sont posées au concours qui permet aux étudiants d'évaluer leurs connaissances avec l'assurance d'une correction de qualité.

**Professeur Bruno Laviolle (Rennes), Docteur Joëlle Micallef (Marseille)**

**Coordinateurs de l'ouvrage**

# CONSIGNES

Les QCM apparaissent tels que posés lors des concours.

Sur la partie corrections figurent les réponses ( les bonnes sont indiquées par des rectangles noirs ) et les commentaires des réponses inéxactes.

# SOMMAIRE

## ENONCES


I. HISTOIRE DES MEDICAMENTS 10
II. DEFINITION, STATUT ET DESCRIPTION DES MEDICAMENTS ET AUTRES PRODUITS DE SANTE 17
III. LES STRUCTURES DE REGULATION DU MEDICAMENT 31
IV. ASPECTS SOCIETAUX ET ECONOMIQUES DU MEDICAMENT 38
V. CONCEPTION DU MEDICAMENT : IDENTIFICATION D'UNE MOLECULE A VISEE THERAPEUTIQUE 43
VI. DEVELOPPEMENT ET PRODUCTION DU MEDICAMENT 49
VII. CIBLES ET MECANISMES D'ACTION DES MEDICAMENTS 62
VIII. PRINCIPAUX PARAMETRES PHARMACODYNAMIQUES ET PHARMACOCINETIQUES 77
IX. REGLES DE PRESCRIPTION. RAPPORT BENEFICE/RISQUE 103
X. L'EVALUATION DES MEDICAMENTS COMMERCIALISES 110
XI. BON USAGE DU MEDICAMENT ET IATROGENESE 120
XII. DIVERS 132


## CORRECTIONS


I. HISTOIRE DES MEDICAMENTS 140
II. DEFINITION, STATUT ET DESCRIPTION DES MEDICAMENTS ET AUTRES PRODUITS DE SANTE 148
III. LES STRUCTURES DE REGULATION DU MEDICAMENT 166
IV. ASPECTS SOCIETAUX ET ECONOMIQUES DU MEDICAMENT 175
V. CONCEPTION DU MEDICAMENT : IDENTIFICATION D'UNE MOLECULE A VISEE THERAPEUTIQUE 181
VI. DEVELOPPEMENT ET PRODUCTION DU MEDICAMENT 188
VII. CIBLES ET MECANISMES D'ACTION DES MEDICAMENTS 207
VIII. PRINCIPAUX PARAMETRES PHARMACODYNAMIQUES ET PHARMACOCINETIQUES 228
IX. REGLES DE PRESCRIPTION. RAPPORT BENEFICE/RISQUE 263
X. L'EVALUATION DES MEDICAMENTS COMMERCIALISES 273
XI. BON USAGE DU MEDICAMENT ET IATROGENESE 285
XII. DIVERS 300

# ENONCES

# UE6

## INITIATION A LA CONNAISSANCE DU MEDICAMENT

# ANNALES 2014

# 1 - Histoire des médicaments

**1. Parmi les propositions suivantes relatives à l'histoire des médicaments, quelle est (quelles sont) celle (celles) qui est (sont) exacte(s) ?**

| | | |
|---|---|---|
| A | | Dioscoride est considéré comme l'un des premiers pharmacologues |
| B | | Dès le X$^{ième}$ siècle, Avicenne, un médecin chinois, a développé l'expérimentation clinique |
| C | | Paracelse est à l'origine de la notion de dose-réponse |
| D | | Eugène Soubeiran est à l'origine de la synthèse du chloroforme |
| E | | Paul Ehrlich a énoncé la théorie des récepteurs |

**2. Parmi les propositions suivantes relatives à l'histoire des médicaments, quelle est (quelles sont) celle (celles) qui est (sont) exacte(s) ?**

| | | |
|---|---|---|
| A | | L'extraction de la quinine a été réalisée par Pelletier et Caventou en 1820 |
| B | | La découverte de la pénicilline est en grande partie liée au hasard |
| C | | La prométhazine, un des premiers psychotropes, est dérivée du bleu de méthylène |
| D | | La coumadine, extraite du mélilot moisi, a des effets coagulants |
| E | | La ciclosporine est extraite d'un champignon qui pousse exclusivement dans le Dakota |

**3. La théorie des signatures :**

| | | |
|---|---|---|
| A | | date du XIXème siècle |
| B | | est à l'origine de la réglementation des substances vénéneuses |
| C | | affirme que le bulbe de colchique traite la goutte car il ressemble à l'oignon d'un pied déformé |
| D | | recommande la saignée pour rééquilibrer l'un des tempéraments du malade |
| E | | est soutenue par le médecin Paracelse |

**4. Parmi les propositions suivantes concernant l'opium et le pavot lesquelles sont fausses ?**

| | | |
|---|---|---|
| A | | L'opium est issu du latex de pavot. |
| B | | L'opium résulte de processus de raffinage complexe du latex de pavot. |
| C | | Le pavot est une plante originaire d'extrême orient. |
| D | | La création de la Régie de l'opium remonte au 19ème siècle. |
| E | | L'usage du pavot et de ses extraits a été importé de Chine au Moyen Age. |

**5. Parmi les propositions suivantes concernant la morphine, lesquelles sont fausses ?**

| | | |
|---|---|---|
| A | | La morphine est une substance pure qui reproduit les propriétés antalgiques de l'opium. |
| B | | La morphine est un extrait naturel d'un pavot. |
| C | | La morphine a été utilisée plus d'un siècle après sa découverte. |
| D | | La découverte de la morphine date du début du 18ème siècle. |
| E | | C'est le pharmacien Sertürner qui décrit le premier ses principales caractéristiques |

**6. Parmi les propositions suivantes concernant François Magendie, lesquelles sont justes ?**

| | | |
|---|---|---|
| A | | Il a découvert la morphine. |
| B | | Il a rédigé un Formulaire mettant en valeur l'emploi de la morphine. |
| C | | Il propose une préparation à base de morphine pour calmer les névralgies. |
| D | | Il a découvert la codéine. |
| E | | Il est le premier à avoir utilisé la morphine en clinique. |

**7. Parmi les propositions suivantes, indiquer celle(s) qui est (sont) exacte(s) :**

| | | |
|---|---|---|
| A | | Les tablettes sumériennes ont permis de mieux connaitre les pratiques médicales et pharmaceutiques de la civilisation arabe |
| B | | C'est grâce aux tablettes sumériennes d'Ebers que nous connaissons mieux les pratiques médicales et pharmaceutiques à Rome à l'époque de César |
| C | | C'est grâce aux écrits sur papyrus retrouvés par Christophe Colomb que nous connaissons mieux les pratiques médicales et pharmaceutiques dans l'Amérique précolombienne |
| D | | Pour Hippocrate la maladie est un « phénomène naturel qu'il faut cacher sous le manteau de la divinité » |
| E | | Toutes les propositions ci-dessus sont fausses |

**8. A propos du médicament :**

| | | |
|---|---|---|
| A | | La notion de médicament « spécifique » fut développée par Claude Galien |
| B | | La disparition des polypharmaques est contemporaine de la découverte des premiers principes actifs tirés du monde végétal |
| C | | La thérapie cellulaire consiste en l'injection d'hormones naturelles dans des cellules |
| D | | Une pharmacomodulation est une modulation du pharmacophore d'un médicament |
| E | | Dans la Grèce antique, l'automédication a été favorisée par la création de la caste des asclépiades |

**9. Dioscoride :**

| | | |
|---|---|---|
| A | | Est le fondateur de la théorie des contraires |
| B | | Fut le premier à employer des poisons en thérapeutique |
| C | | A énoncé le principe de quintessence |
| D | | A travaillé au recensement exhaustif des propriétés des drogues utilisées au 1er siècle |
| E | | Est contemporain des premières utilisations de l'alcool dans la formulation des médicaments |

**10. La racine d'ipécacuanha**

| | | |
|---|---|---|
| A | | Fut importée d'Orient à l'occasion des croisades |
| B | | Par ses propriétés émétiques, était utilisée dans le traitement la dysenterie |
| C | | Contient de la pénicilline, découverte par Sir Alexander Fleming |
| D | | Son utilisation systématique est à l'origine des premières campagnes de santé publique en France au XVIIème siècle |
| E | | Est exploitée par l'industrie pharmaceutique depuis la fin du XVIIIème siècle |

**11. Indiquez la proposition fausse**

| | | |
|---|---|---|
| A | | La colchicine est utilisée dans le traitement de la goutte |
| B | | L'héparine est utilisée pour ses propriétés anticoagulantes |
| C | | L'insuline est utilisée pour ses activités hyperglycémiantes |
| D | | L'éphédrine a des effets bronchodilatateurs, antiasthmatiques |
| E | | La quinine est antipaludéenne |

**12. Indiquez les deux propositions fausses**

| | | |
|---|---|---|
| A | | Un agent pharmacologique ne peut affecter qu'une seule cible biologique |
| B | | Les deux énantiomères d'un mélange racémique ont toujours la même activité biologique |
| C | | De légères modifications de la formule chimique d'une molécule peuvent modifier considérablement ses effets pharmacodynamiques |
| D | | De légères modifications de la formule chimique d'une molécule peuvent modifier considérablement ses caractéristiques pharmacocinétiques |
| E | | Un promédicament (prodrug) est une molécule inactive ou peu active qui devient active après avoir subi une métabolisation |

**13. Indiquez la proposition fausse**

| | | |
|---|---|---|
| A | | Le criblage à haut débit se traduit en anglais par high throughput screening |
| B | | Il informe sur l'affinité de la molécule à tester pour une cible définie |
| C | | Il informe sur l'activité intrinsèque de la molécule à tester sur cette cible |
| D | | Il fait le plus fréquemment appel à des ligands radioactifs ou fluorescents |
| E | | Il permet d'établir le « réceptogramme » d'une molécule |

**14. Indiquez parmi les caractéristiques prêtées au tétrahydrocannabinol (THC) laquelle est fausse**

| | | |
|---|---|---|
| A | | Agit à de très faibles doses |
| B | | Franchit facilement la barrière hémato-encéphalique |
| C | | Se stocke très durablement (jours-semaines) dans le cerveau |
| D | | A une exceptionnelle lipophilie |
| E | | Est psychostimulant |

**15. QCM. Dans la période expérimentale de l'histoire de la médecine :**

| | | |
|---|---|---|
| A | | Les plantes médicinales sont cultivées par les alchimistes |
| B | | Les bases de la chimie sont posées |
| C | | La conduction nerveuse est découverte |
| D | | Paracelse initie la notion de dose |
| E | | Le premier statut des apothicaires est promulgué |

**16. QCM. Concernant les principes actifs :**

| | | |
|---|---|---|
| A | | Galien a initié la notion de principe actif |
| B | | La notion de principe actif donne une base expérimentale aux remèdes antiques |
| C | | Au XIXe siècle, de nombreux principes actifs sont isolés à partir de plantes |
| D | | L'opium est un principe actif |
| E | | La morphine est un principe actif |

**17. Ce colorant a été synthétisé à la fin du 19ème siècle par des chimistes allemands. Destiné à l'industrie, en particulier textile, il a pourtant servi de point de départ pour la synthèse de nombreuses molécules médicamenteuses utilisées, avec des fortunes diverses, dans plusieurs indications. En particulier, la modification de cette molécule a permis la synthèse par les laboratoires Rhône-Poulenc en 1950 du premier neuroleptique ayant révolutionné le traitement des troubles psychotiques. Quel est le nom de ce colorant ?**

| | | |
|---|---|---|
| A | | Phénothiazine |
| B | | Chlorpromazine |
| C | | Prométhazine |
| D | | Imipramine |
| E | | Iproniazide |

**18. Les cours et ouvrages sur l'histoire des médicaments font souvent usage d'un anglicisme : la sérendipité (adaptation sommaire du mot anglais *serendipity* introduit en 1754). Que désigne ce mot ?**

| | | |
|---|---|---|
| A | | Le fait que la découverte d'un principe actif permet généralement d'en isoler d'autres en raison du principe de similitude |
| B | | L'inversion des propriétés pharmacologiques d'une substance quand elle se trouve extrêmement diluée |
| C | | Une découverte inattendue due au hasard épaulé par l'intelligence et l'intuition |
| D | | La croyance que, depuis Paracelse, « toute plante manifeste extérieurement l'organe ou le mal auquel elle correspond » |
| E | | Un procédé de cristallisation, aujourd'hui abandonné, ayant notamment servi à obtenir des formes à peu près pures de quinine et de digitaline |

**19. Concernant l'origine des médicaments, quelle(s) est (sont) la (les) proposition(s) exacte(s) ? :**

| | | |
|---|---|---|
| A. | | L'héroïne est préparée à partir de la codéine |
| B. | | L'aspirine est extraite de l'écorce de saule |
| C. | | L'hémisynthèse a permis de fabriquer les bêtabloquants à partir de la molécule d'adrénaline |
| D. | | La modélisation informatique des molécules nécessite la cristallisation de la cible |
| E. | | Le lithium est un radiopharmaceutique |

**20. A propos de la recherche de principes actifs :**

| | | |
|---|---|---|
| A | | Le monde végétal a été le seul réservoir de remèdes pendant l'Antiquité. |
| B | | L'exploration des ressources naturelles est encore une voie de découverte de nouveaux principes actifs majeurs. |
| C | | La théorie des signatures est la première stratégie de recherche de médicaments dégagée de tout aspect religieux. |
| D | | La purification des principes actifs a longtemps été l'étape limitante d'une démarche rationnelle de recherche de principe actif. |
| E | | La théorie des radicaux est à l'origine de la pharmacomodulation. |

**21. A propos de l'influence de l'Antiquité dans l'histoire du médicament :**

| | | |
|---|---|---|
| A | | Etymologiquement le radical pharmaco- est restreint à l'obtention d'un bénéfice thérapeutique pour un individu donné. |
| B | | Dans l'Antiquité en Egypte l'activité sur les troubles de la vision des préparations à base de foie relèvent d'une activité pharmacologique aujourd'hui établie. |
| C | | La théorie des contraires propose un rationnel de l'usage des diurétiques dès l'Antiquité. |
| D | | Les travaux d'Avicenne se situent dans la prolongation des connaissances de l'Antiquité. |
| E | | Les théories de Paracelse en rupture complète avec l'Antiquité provoquent une révolution des pratiques thérapeutiques dès le XIV° siècle. |

**22. A propos de l'histoire du développement de l'aspirine :**

| | | |
|---|---|---|
| A | | Gerhardt synthétise l'acide acétylsalicylique ; |
| B | | Hoffmann synthétise l'acide acétylsalicylique ; |
| C | | Piria prépare l'acide salicylique ; |
| D | | Leroux isole la saliciline. |
| E | | Les propositions A, B, C et D sont fausses. |

**23. Galien a décrit la Thériaque, préparation inventée par Nicandros de Colophon. Quelle(s) propriété(s) lui a (ont) été attribuée(s) au cours des siècles ?**

| | | |
|---|---|---|
| A | | Traitement des morsures de serpent ; |
| B | | Antidote ; |
| C | | Remède contre la peste ; |
| D | | Panacée. |
| E | | Les propositions A, B, C et D sont fausses. |

**24. La Thériaque était administrée :**

| | | |
|---|---|---|
| A | | En application sur la peau ; |
| B | | Par inhalation en fumigations ; |
| C | | Par injection par voie sous cutanée ; |
| D | | Par voie orale diluée sous forme de potion. |
| E | | Les propositions A, B, C et D sont fausses. |

**25. Historiquement, la chlorpromazine :**

| | | |
|---|---|---|
| A | | A été initialement développée comme antihistaminique |
| B | | S'est révélée efficace comme antipsychotique pour le traitement des schizophrènes |
| C | | Était un colorant avant d'être développée comme un médicament |
| D | | A été redécouverte comme antipaludéen |
| E | | A été copiée et modifiée pour devenir un antidépresseur |

**26. François Magendie :**

| | | |
|---|---|---|
| A | | est le père de la pharmacologie |
| B | | a découvert la pénicilline |
| C | | prônait l'utilisation des Simples au Moyen-Age |
| D | | est à l'origine du vaccin antivariolique en 1796 |
| E | | aucune des propositions précédentes n'est exacte |

**27. L'écorce de quinquina :**

| | | |
|---|---|---|
| A | | a permis d'obtenir la quinine, un anti-arythmique majeur |
| B | | est efficace dans la malaria |
| C | | est à l'origine d'un antidépresseur encore utilisé aujourd'hui |
| D | | a permis d'obtenir la quinine, extraite par les Jésuites au 18ème siècle |
| E | | aucune des propositions précédentes n'est exacte |

**28. Les travaux d'Avicenne :**

| | | |
|---|---|---|
| A | | sont contemporains de ceux de Claude Galien |
| B | | ont été enseignés à la faculté de médecine de Montpellier jusqu'en 1650 |
| C | | sont à l'origine de la théorie des signatures |
| D | | ont été fortement encouragés par Paracelse |
| E | | aucune des propositions précédentes n'est exacte |

**29. Le Codex Badianus :**

| | | |
|---|---|---|
| A | | a été découvert par Ebers en Amérique du Sud au 16ème siècle |
| B | | a été rédigé en 659 |
| C | | appartient à la collection de Caraka |
| D | | a été écrit par Hippocrate |
| E | | aucune des propositions précédentes n'est exacte |

**30. Les salicylés. Cocher les affirmations exactes :**

| | | |
|---|---|---|
| A | | Ont initialement été extraits de l'écorce de saule |
| B | | Ont d'abord été utilisés en thérapeutique sous la forme d'acide salicylique |
| C | | L'aspirine (acide acétylsalicylique) a été obtenue par synthèse |
| D | | Son brevet a été déposé par Bayer en 1939 |
| E | | Leur mécanisme d'action (inhibition de la synthèse des prostaglandines) n'a été mis en évidence qu'en 1950. |

# 2 - Définition, statut et description des médicaments et autres produits de santé

**1. Parmi les propositions suivantes relatives aux médicaments, quelle est (quelles sont) celle (celles) qui est (sont) exacte(s) ?**

| | | |
|---|---|---|
| A | | Les matières premières d'un médicament sont constituées uniquement de principes actifs |
| B | | Le médicament, sous forme de spécialité, est constitué de la forme galénique et du conditionnement primaire |
| C | | Le principe actif contenu dans le médicament peut-être issu de la recherche rationnelle, c'est-à-dire issu de la modification d'une substance endogène |
| D | | L'insuline est aujourd'hui uniquement produite par génie génétique |
| E | | L'imipramine est un antidépresseur issu de la modification d'un antipsychotique, la chlorpromazine |

**2. Parmi les propositions suivantes relatives à la préparation magistrale, quelle est (quelles sont) celle (celles) qui est (sont) exacte(s) ?**

| | | |
|---|---|---|
| A | | C'est un médicament préparé extemporanément en pharmacie selon une prescription destinée à un malade déterminé |
| B | | C'est un médicament, à l'exception des produits de thérapies géniques ou cellulaires, préparé selon les indications de la pharmacopée et en conformité avec les bonnes pratiques de fabrication |
| C | | C'est un principe actif simple, un produit chimique ou une préparation stable décrite par la pharmacopée, préparée à l'avance par un établissement pharmaceutique |
| D | | C'est un produit qui entraîne une guérison magistrale, d'où son nom |
| E | | La préparation magistrale est définie à l'article L5121-1 du Code de la Santé Publique |

**3. Parmi les propositions suivantes relatives au médicament générique, quelle est (quelles sont) celle (celles) qui est (sont) exacte(s) ?**

| | | |
|---|---|---|
| A | | C'est un médicament sans AMM puisque le médicament de référence a déjà eu une AMM |
| B | | C'est un médicament qui a la même composition qualitative et quantitative en principes actifs, la même forme pharmaceutique et dont la bioéquivalence avec la spécialité de référence est démontrée |
| C | | C'est une préparation hospitalière faite de manière générique |
| D | | C'est un médicament qui appartient à un groupe générique |
| E | | C'est un médicament qui peut être délivré par substitution à la spécialité prescrite du même groupe générique |

4. **Parmi les propositions suivantes relatives à l'homéopathie, quelle est (quelles sont) celle (celles) qui est (sont) exacte(s) ?**

| | | |
|---|---|---|
| A | | Un médicament homéopathique peut contenir plusieurs principes actifs |
| B | | La théorie des médicaments homéopathiques, inventée par le Docteur Hahnemann, est fondée sur l'application stricte des contraires |
| C | | La préparation des médicaments homéopathiques est basée sur le principe des dilutions successives |
| D | | ARNICA 7 CH signifie qu'il a fallu 7 dilutions au dixième pour obtenir cette dilution |
| E | | La forme galénique des formes homéopathiques est toujours le granule |

5. **Une spécialité pharmaceutique se distingue, en France, des dispositifs médicaux car :**

| | | |
|---|---|---|
| A | | elle a un circuit de distribution protégé |
| B | | elle doit obtenir une autorisation de mise sur le marché (AMM) |
| C | | elle a une définition européenne |
| D | | son caractère innovant fait l'objet d'un brevet |
| E | | elle procure une action pharmacologique |

6. **Concernant le médicament :**

| | | |
|---|---|---|
| A | | ce n'est pas un produit de consommation comme un autre |
| B | | sa commercialisation et sa publicité font appel à une réglementation spécifique |
| C | | il nécessite une AMM délivrée par la Haute Autorité de Santé (HAS) |
| D | | s'il n'est pas remboursé, c'est qu'il n'est pas efficace |
| E | | s'il s'avère présenter des risques pour la santé humaine, son AMM peut être retirée par l'agence nationale de sécurité des médicaments et produits de santé (ANSM) |

7. **DRILL® a acquis le statut de médicament car :**

| | | |
|---|---|---|
| A | | il adoucit la gorge |
| B | | il a une propriété antalgique sur la zone oro-pharyngée |
| C | | il ne contient pas de sucre dans sa composition |
| D | | il est fabriqué dans un établissement pharmaceutique |
| E | | il se présente sous forme de pastilles |

8. **Le fabricant d'une spécialité pharmaceutique soumise à la réglementation de la liste I des substances vénéneuses doit faire figurer sur le conditionnement :**

| | | |
|---|---|---|
| A | | un cadre vert autour de la dénomination commune internationale |
| B | | la mention : « Attention ce médicament contient une substance toxique » |
| C | | la mention : « Uniquement sur ordonnance » |
| D | | un cadre rouge destiné à y inscrire le nom du prescripteur |
| E | | la mention : « Uniquement sur ordonnance sécurisée » |

**9. Le RCP (résumé des caractéristiques du produit) :**

| | | |
|---|---|---|
| A | | est élaboré par l'ANSM |
| B | | comprend la description des propriétés pharmacologiques du médicament |
| C | | comprend la description des effets indésirables et des interactions médicamenteuses du médicament |
| D | | comprend le formulaire de déclaration des effets indésirables relatifs à ce médicament |
| E | | décrit les conditions de conservation du médicament |

**10. Concernant l'Autorisation de Mise sur le Marché (AMM) d'un médicament :**

| | | |
|---|---|---|
| A | | Elle est accordée par la Haute Autorité de Santé (HAS) |
| B | | Elle est accordée sur des critères de qualité, sécurité et efficacité |
| C | | Elle est accordée après les résultats des études cliniques en phase 1 |
| D | | Elle est accordée pour une durée probatoire d'un an |
| E | | Elle peut être suspendue par l'Agence Nationale de Sécurité du Médicament et des produits de santé (ANSM) |

**11. Parmi les catégories suivantes de produits, lesquelles sont considérées comme des produits de santé soumis au contrôle de l'ANSM ?**

| | | |
|---|---|---|
| A | | Les produits cosmétiques. |
| B | | Les médicaments dérivés du sang. |
| C | | Les produits de tatouage. |
| D | | Les compléments alimentaires. |
| E | | Les produits sanguins labiles. |

**12. Parmi les propositions suivantes concernant les médicaments et les préparations, lesquelles sont fausses ?**

| | | |
|---|---|---|
| A | | Les médicaments radiopharmaceutiques sont préparés à partir d'isotopes radioactifs. |
| B | | Les médicaments immunologiques comprennent les allergènes. |
| C | | Les préparations officinales sont inscrites à la pharmacopée ou au formulaire national. |
| D | | Les préparations de thérapie cellulaire sont considérées comme des médicaments. |
| E | | Les médicaments traditionnels à base de plantes relèvent de la procédure d'autorisation de mise sur le marché (AMM). |

**13. Parmi les propositions suivantes, lesquelles sont justes ?**

| | | |
|---|---|---|
| A | | Les médicaments inscrits sur la liste 2 des substances vénéneuses ne sont pas soumis à prescription médicale obligatoire. |
| B | | Les médicaments sur prescription médicale obligatoire ne peuvent pas faire l'objet de commerce électronique. |
| C | | Les médicaments sur prescription médicale facultative achetés sans ordonnance ne peuvent pas être remboursés. |
| D | | Les médicaments sur prescription médicale obligatoire sont toujours remboursables. |
| E | | Les médicaments stupéfiants sont inscrits sur la liste 1 des substances vénéneuses. |

**14. Parmi les propositions suivantes, indiquer celle(s) qui est (sont) exacte(s) :**

| | | |
|---|---|---|
| A | | Un médicament topique est un médicament à action systémique |
| B | | Une substance active est désignée par sa DCI ou dénomination chimique internationale |
| C | | La solution de Dakin est un produit officinal antiseptique à action locale |
| D | | Une spécialité médicamenteuse préparée en officine comporte un numéro de lot |
| E | | Aucune proposition exacte |

**15. Parmi les propositions suivantes, indiquer celle(s) qui est (sont) exacte(s) :**

| | | |
|---|---|---|
| A | | Un mélange eau-éthanol à 70% contient 70g d'éthanol et 100g d'eau |
| B | | Un collyre est administré par voie auriculaire et doit être stérile |
| C | | Un mélange huile de vaseline – eau est une dispersion solide-liquide |
| D | | Un dispositif transdermique est un médicament à action systémique appliqué sur la muqueuse buccale |
| E | | Aucune proposition exacte |

**16. Parmi les propositions suivantes indiquer celle(s) qui est (sont) exacte(s) concernant les génériques :**

| | | |
|---|---|---|
| A | | Ont la même composition qualitative et quantitative que le produit de référence |
| B | | Doivent démontrer leur bioéquivalence par rapport au produit de référence s'ils sont administrés par voie orale |
| C | | Peuvent différer du produit de référence par leurs excipients |
| D | | Sont autorisés après 5 ans de commercialisation du produit de référence |
| E | | Sont autorisés pour les produits dont le brevet a expiré |

**17. Parmi les propositions suivantes, indiquer celle(s) qui est (sont) exacte(s) :**

| | | |
|---|---|---|
| A | | Le code de la santé publique précise qu'une préparation peut être qualifiée de magistrale quand elle est fabriquée industriellement |
| B | | Une spécialité pharmaceutique est un médicament qui ne peut être prescrit que par un médecin spécialiste |
| C | | Est considéré comme dispositif médical tout matériel remis par un médecin pendant une consultation ou une visite |
| D | | Les produits sanguins stables sont considérés comme des médicaments |
| E | | Toutes les propositions ci-dessus sont fausses |

**18. Une préparation magistrale :**

| | | |
|---|---|---|
| A | | A obtenu une AMM de la part de l'ANSM ou de l'EMA |
| B | | Est préparée extemporanément en officine |
| C | | Est préparée industriellement |
| D | | Est préparée extemporanément en pharmacie à usage intérieur |
| E | | Est une formule issue du formulaire national |

**19. Les matières premières psychotropes**

| | | |
|---|---|---|
| A | | Sont employées en officine pour la réalisation de préparations magistrales |
| B | | Sont détenues à l'officine dans une armoire fermée à clef munie d'un système de sécurité renforcée |
| C | | Comportent sur leur conditionnement un cadre blanc délimité par un filet rouge |
| D | | Nécessitent leur inscription sur un ordonnancier |
| E | | Sont seulement utilisées en industrie pour la réalisation de spécialités |

**20. Les antibiotiques**

| | | |
|---|---|---|
| A | | Sont actifs contre les virus et les bactéries |
| B | | Ne sont actifs que contre les virus |
| C | | Ne sont actifs que contre les bactéries |
| D | | Sont actifs sur toutes les bactéries |
| E | | Ne sont pas utilisés chez les animaux |

**21. La délivrance d'une prescription**

| | | |
|---|---|---|
| A | | Est réalisable en une fois pour une durée de traitement de 6 mois maximum |
| B | | Nécessite la présentation d'une ordonnance originale |
| C | | Est possible si l'ordonnance est présentée à l'officine dans les 3 mois qui suivent sa rédaction |
| D | | Se fait en délivrant le nombre exact d'unités thérapeutiques |
| E | | Nécessite une inscription à l'ordonnancier pour tous les médicaments inscrits sur une liste des substances vénéneuses |

**22. Le monopole pharmaceutique**

| | | |
|---|---|---|
| A | | Impose aux patients de se fournir en médicaments dans l'officine de la commune où ils résident |
| B | | Inclut les médicaments vétérinaires |
| C | | Permet la vente à l'officine de toutes les plantes médicinales inscrites à la pharmacopée |
| D | | Inclut les aliments lactés diététiques pour nourrissons |
| E | | Inclut les laits substituts du lait maternel |

**23. Les pharmacies à usage intérieur**

| | | |
|---|---|---|
| A | | Sont présentes dans les hôpitaux et les cliniques |
| B | | S'approvisionnent en médicaments auprès des grossistes répartiteurs exclusivement |
| C | | Délivrent des médicaments aux patients hospitalisés et en rétrocession |
| D | | Délivrent des médicaments sans AMM |
| E | | Délivrent les médicaments réservés à l'usage hospitalier |

**24. Le médicament – sous forme de spécialité pharmaceutique - est**

| | | |
|---|---|---|
| A | | Toujours prescrit par un médecin |
| B | | Toujours dispensé sous le contrôle d'un pharmacien |
| C | | Toujours soumis à une autorisation de mise sur le marché |
| D | | Toujours vendu en concurrence avec une forme génériquée |
| E | | Plus cher ou au même prix que son générique |

**25. Indiquez la (les) proposition(s) exacte(s)**

| | | |
|---|---|---|
| A | | Un médicament par fonction peut modifier les fonctions physiologiques d'un patient mais ne peut pas les corriger |
| B | | Un médicament « conseil » nécessite une prescription médicale et ne peut être délivré sans les conseils d'un pharmacien |
| C | | La prescription des médicaments assimilés aux stupéfiants se fait obligatoirement sur une ordonnance sécurisée |
| D | | Les médicaments à prescription hospitalière suivent un régime de prescription simplifiée |
| E | | Les médicaments de médication officinale sont utilisés par les patients dans le cadre d'une automédication |

**26. Indiquez la (les) proposition(s) exacte(s)**

| | | |
|---|---|---|
| A | | La substitution d'un médicament princeps par une spécialité générique est un droit reconnu pour le pharmacien d'officine |
| B | | La mention « Non Substituable » apposée par un prescripteur sur l'ordonnance d'un patient n'autorise pas le pharmacien à substituer par une spécialité générique le médicament princeps concerné |
| C | | La spécialité générique peut avoir une biodisponibilité non équivalente à celle du médicament princeps |
| D | | Une spécialité générique a la même composition qualitative et quantitative en principe(s) actif(s) et en excipient(s) que le médicament princeps |
| E | | Un médicament princeps peut être copié au bout de 5 ans car le brevet qui le protégeait tombe alors dans le domaine public |

**27. Indiquez la (les) proposition(s) exacte(s)**
**Un médicament par fonction peut agir en exerçant une action**

| | | |
|---|---|---|
| A | | Pharmacologique |
| B | | Curative |
| C | | Immunologique |
| D | | Métabolique |
| E | | Homéopathique |

**28. Indiquez la (les) proposition(s) exacte(s)**

| | | |
|---|---|---|
| A | | Les infirmières sont autorisées, sous certaines conditions, à prescrire et à administrer à un patient le vaccin antigrippal |
| B | | Pour le renouvellement d'un médicament à Prescription Initiale Hospitalière (PIH), le patient doit présenter obligatoirement au pharmacien l'ordonnance de renouvellement et l'ordonnance initiale hospitalière valide |
| C | | La durée de prescription des médicaments stupéfiants est limitée à 7, 15 ou 30 jours |
| D | | Les médicaments hypnotiques sont prescrits pour une durée de traitement de 4 semaines mais avec une mention de renouvellement possible sur l'ordonnance |
| E | | Les médicaments anxiolytiques sont limités à une durée de traitement de 12 semaines avec les renouvellements compris |

**29. Indiquez la (les) proposition(s) exacte(s)**

| | | |
|---|---|---|
| A | | La validité d'une prescription initiale hospitalière ne peut excéder une année |
| B | | Une nouvelle ordonnance comportant une prescription de stupéfiants ne peut être délivrée par le pharmacien pendant la période couverte par une précédente ordonnance prescrivant de tels médicaments, même si le prescripteur le décide par une mention expresse sur l'ordonnance |
| C | | Les médicaments à surveillance particulière pendant le traitement ne sont dispensés aux patients que dans une Pharmacie à Usage Intérieur d'un établissement de santé (PUI) |
| D | | Les médicaments à prescription restreinte ne peuvent être rétrocédés dans une PUI que s'ils sont inscrits sur la liste des médicaments rétrocédables |
| E | | Une ordonnance doit être datée de moins de 6 mois pour une première dispensation des médicaments par le pharmacien |

**30. Selon le code de la santé publique, sont considérés comme des médicaments :**

| | | |
|---|---|---|
| A | | Les préparations officinales |
| B | | Les produits de tatouage |
| C | | Les dispositifs médicaux |
| D | | Les préparations de thérapie cellulaire |
| E | | Les produits sanguins labiles |

**31. Une préparation magistrale est :**

| | | |
|---|---|---|
| A | | Un médicament préparé dans une pharmacie |
| B | | Un médicament préparé par un laboratoire pharmaceutique industriel |
| C | | Un médicament inscrit au formulaire national |
| D | | Un médicament préparé pour un malade particulier |
| E | | Un médicament préparé extemporanément |

**32. Les entreprises pharmaceutiques :**

| | | |
|---|---|---|
| A | | Ont besoin d'une autorisation d'ouverture / d'activité |
| B | | N'ont pas obligation d'avoir un pharmacien responsable |
| C | | Comprennent les laboratoires importateurs |
| D | | Comprennent les dépositaires |
| E | | Ne comprennent pas les grossistes-répartiteurs |

**33. Les bonnes pratiques de fabrication (BPF) :**

| | | |
|---|---|---|
| A | | Sont rédigées sous l'égide du ministère de l'industrie. |
| B | | Concernent la production industrielle des médicaments. |
| C | | Ne s'imposent pas à tous les laboratoires fabricants. |
| D | | Ne font pas l'objet du contrôle de leur application |
| E | | Impliquent le respect de procédures écrites. |

**34. Le circuit du médicament basé sur la distribution globale des médicaments à l'hôpital:**

| | | |
|---|---|---|
| A | | N'est pas réglementaire |
| B | | Sécurise totalement la délivrance des médicaments aux patients. |
| C | | Nécessite d'approvisionner régulièrement l'armoire à pharmacie du service de soins. |
| D | | Impose au personnel infirmier la préparation des doses de médicament. |
| E | | Repose sur la préparation des doses au nom des patients hospitalisés par la Pharmacie à Usage Intérieur (PUI). |

**35. Les conditions d'octroi d'une autorisation de mise sur le marché (AMM) sont :**

| | | |
|---|---|---|
| A | | L'existence d'un brevet |
| B | | Le prix |
| C | | La qualité |
| D | | Le taux de remboursement |
| E | | La sécurité |

**36. A propos de la définition juridique du médicament :**

| | | |
|---|---|---|
| A | | Tous les médicaments ont des propriétés curatives |
| B | | La définition du médicament est commune à tous les États-membres de l'Union européenne |
| C | | Il faut qu'un produit réponde cumulativement aux deux parties de la définition juridique du médicament donnée par l'article L. 5111-1 du Code de la Santé publique pour qu'il soit considéré comme tel |
| D | | La définition juridique du médicament passe par les notions de présentation et de mission |
| E | | Les produits diminuant l'accoutumance au tabac sont des médicaments |

**37. Parmi les médicaments suivants, quels sont ceux qui peuvent répondre à la définition de la spécialité pharmaceutique ?**

| | | |
|---|---|---|
| A | | Une préparation magistrale |
| B | | Un médicament immunologique |
| C | | Un médicament générique |
| D | | Un vaccin |
| E | | Un médicament orphelin |

**38. Concernant les produits de santé, quelle(s) est (sont) la (les) proposition(s) exacte(s) ? :**

| | | |
|---|---|---|
| A. | | Les préparations magistrales ont une Autorisation de Mise sur le Marché (AMM) |
| B. | | Un médicament homéopathique 30 CH a subi une dilution au trentième du principe actif de départ |
| C. | | Les dispositifs médicaux (DM) admis au remboursement par la Haute Autorité de Santé sont inscrits sur la liste des produits et prestations remboursables |
| D. | | Un stent cardiaque est un DM de classe IV |
| E. | | Seuls sont considérés comme des médicaments les principes actifs destinés au traitement d'une maladie |

**39. Concernant les médicaments, quelle(s) est (sont) la (les) proposition(s) exacte(s) ? :**

| | | |
|---|---|---|
| A. | | La dénomination commune est fixée selon des règles définies par l'Organisation Mondiale du Commerce |
| B. | | Le suffixe -dipine est commun à tous les médicaments de la famille des inhibiteurs des canaux calciques VOC de type L |
| C. | | La solution de Dakin est une préparation officinale |
| D. | | Les préparations magistrales à visée cosmétique sont remboursables par la sécurité sociale |
| E. | | Dans la classification ATC, la lettre C est l'initiale de Chimique |

**40. Concernant les médicaments génériques, quelle(s) est (sont) la (les) proposition(s) exacte(s) ? :**

| | | |
|---|---|---|
| A. | | Les économies générées par les médicaments génériques depuis une quinzaine d'années, sont de l'ordre du montant du déficit 2013 de la sécurité sociale |
| B. | | Le taux de substitution est en constante progression |
| C. | | Depuis 2008, la prescription en dénomination commune internationale est obligatoire pour les spécialités figurant dans un groupe générique |
| D. | | Le droit de substitution du pharmacien est apparu en 1999 |
| E. | | Les médicaments génériques doivent présenter la même forme galénique que le médicament princeps |

**41. Citez la ou les propositions exactes**

| | | |
|---|---|---|
| A. | | Le concept de « sécurité sanitaire » correspond à la protection de la population contre les risques liés au fonctionnement du système de santé |
| B. | | L'agence européenne du médicament (EMA) a été créée pour harmoniser les procédures de fabrication du médicament dans les différents pays d'Europe |
| C. | | La loi du 29 décembre 2011 relative au renforcement de la sécurité sanitaire du médicament et des produits de santé a été promulguée pour assurer la sécurité de l'alimentation |
| D. | | La procédure communautaire centralisée de demande d'autorisation de mise sur le marché (AMM) peut se faire au niveau de n'importe quel pays de l'union européenne |
| E. | | Les procédures communautaires d'autorisation de mise sur le marché existent depuis 1965 |

**42. Concernant l'autorisation de mise sur le marché d'un médicament, citez la ou les propositions exactes**

| | | |
|---|---|---|
| A. | | L'agence européenne du médicament (EMA) délivre l'AMM pour tous les médicaments disponibles dans au moins un pays de l'Union Européenne |
| B. | | Pour un médicament générique, le dossier d'AMM doit obligatoirement préciser en quoi le médicament générique est plus efficace et mieux toléré que le médicament princeps |
| C. | | En cas d'une autorisation de mise sur le marché (AMM) obtenue dans le cadre d'une procédure décentralisée, un pays peut refuser le remboursement de ce médicament par son système d'assurance maladie |
| D. | | La procédure d'autorisation de mise sur le marché conditionnelle est utilisée pour les médicaments homéopathiques |
| E. | | Le règlement spécifique européen concernant les médicaments orphelins a permis de limiter les demandes d'autorisation de mise sur le marché de ces médicaments |

**43. Concernant le dossier de demande d'autorisation de mise sur le marché d'un nouveau médicament, citez la ou les propositions exactes**

| | | |
|---|---|---|
| A. | | Il doit contenir les résultats d'études pharmaco-économiques permettant de juger que le médicament est coût-efficace |
| B. | | Si le médicament a déjà obtenu une autorisation de mise sur le marché auprès d'une autre Agence de régulation internationale (USA, Canada, Japon, Australie,...), la Commission Européenne peut donner directement une autorisation de mise sur le marché pour l'Union Européenne |
| C. | | il peut être allégé pour un médicament générique |
| D. | | il peut faire l'objet d'une procédure spécifique pour les médicaments orphelins |
| E. | | Les études de biodisponibilité sont nécessaires lorsqu'il s'agit d'une demande pour un médicament homéopathique |

**44. Gardasil® est un vaccin dirigé contre les infections à papillomavirus et est indiqué, à partir de l'âge de neuf ans, dans la prévention du cancer du col de l'utérus dû à certains types de papillomavirus humains oncogènes. Il est disponible en France depuis 2006, et son administration est recommandée avant le premier rapport sexuel. L'Amélioration du Service Médical Rendu (ASMR) de Gardasil® a été considérée comme de niveau III. Citez la ou les réponses exactes**

| | | |
|---|---|---|
| A. | | Le laboratoire ayant développé ce vaccin a déposé une demande d'enregistrement auprès de l'ANSM pour pouvoir le commercialiser |
| B. | | Les vaccins sont des dispositifs médicaux |
| C. | | Ce type de produit n'est pas évalué chez le volontaire sain pour des raisons éthiques |
| D. | | L'ASMR de niveau 3 signifie qu'il apporte une amélioration modeste du service médical rendu dans la prévention des lésions précancéreuses et cancéreuses du col de l'utérus |
| E. | | L'évaluation du remboursement de ce vaccin par la sécurité sociale en France répond à une réglementation européenne |

**45. Aucun effet indésirable grave n'a été identifié pendant le développement du vaccin lors de son administration au cours des essais cliniques. Peu de sujets (0,2 %) sont sortis d'étude en raison d'effets indésirables. Cela signifie que (citez la ou les propositions exactes) :**

| | | |
|---|---|---|
| A. | | Le profil attendu des effets indésirables de ce vaccin dans la population générale est parfaitement connu au moment de l'AMM |
| B. | | C'est principalement par notification spontanée que les effets indésirables du vaccin ont été enregistrés au cours des essais |
| C. | | Ces données sont insuffisantes pour écarter tout risque d'effet indésirable retardé |
| D. | | Ces données montrent que ce vaccin est sans risque pendant la grossesse |
| E. | | Ces données sont insuffisantes (10 000 femmes exposées) pour exclure un effet indésirable rare |

**46. Un risque potentiel de maladies auto-immunes après vaccination a été évoqué avec ce vaccin. Ces pathologies sont très rares et apparaissent quelques mois après vaccination. Citez la ou les propositions exactes**

| | | |
|---|---|---|
| A. | | La probabilité d'identifier ce type de complication au cours des essais cliniques du vaccin est faible |
| B. | | C'est la Haute Autorité de Santé qui est chargée en France de l'évaluation de la sécurité de ce vaccin |
| C. | | Une patiente ayant développé un effet indésirable après administration de ce vaccin peut en faire la déclaration à un centre de pharmacovigilance ou à l'ANSM |
| D. | | L'incidence des maladies auto-immune étant de l'ordre de 1 cas/100 000 personnes, le schéma d'étude le plus approprié pour explorer une éventuelle relation entre vaccination et maladies auto-immunes est une étude de cohorte exposé-non exposé |
| E. | | Dans une étude pharmacoépidémiologique réalisée en France, on a observé que 12% des patientes atteintes d'une maladie auto-immune avaient été exposées au vaccin, ce qui montre que ce vaccin augmente le risque de ce type de maladie de 12% |

**47. La réalisation d'un essai clinique pour évaluer l'efficacité thérapeutique d'un médicament :**

| | | |
|---|---|---|
| A | | N'est pas indispensable si l'hypothèse biologique de l'utilité du médicament est suffisamment bien argumentée |
| B | | Nécessite des pré-requis expérimentaux obtenus au cours d'études chez l'animal |
| C | | Doit respecter les recommandations éthiques de la Déclaration d'Helsinki |
| D | | Exige d'avoir obtenu l'avis favorable d'un comité de protection des personnes |
| E | | Impose le respect des Bonnes Pratiques Cliniques |

**48. Un essai clinique de première administration d'un médicament chez l'homme :**

| | | |
|---|---|---|
| A | | S'inscrit dans la phase I de développement clinique |
| B | | Peut être effectué chez des sujets non malades |
| C | | Utilise les données de l'expérimentation pré-clinique |
| D | | Etudie la relation entre la dose et l'effet utile thérapeutique |
| E | | A pour objectif d'évaluer la dose maximale tolérée |

**49. Concernant les médicaments orphelins, citez la ou les propositions exactes**

| | | |
|---|---|---|
| A. | | Il s'agit de médicaments pour la prise en charge d'une pathologie touchant au maximum 1 personne sur 1000 dans le monde |
| B. | | Un médicament orphelin peut être destiné au traitement d'une maladie grave ou invalidante, pour laquelle il est peu probable qu'en l'absence de mesures d'incitation à la commercialisation, il génère des bénéfices suffisants pour justifier l'investissement nécessaire |
| C. | | Pour obtenir une autorisation de mise sur le marché (AMM), le laboratoire peut fournir un dossier contenant uniquement des données sur la qualité |
| D. | | Ils doivent être examinés obligatoirement dans le cadre d'une procédure communautaire centralisée |
| E. | | Ils obtiennent une AMM qui doit être réexaminée tous les 3 ans |

**50. Lors de la constitution du dossier de demande d'autorisation de mise sur le marché d'un nouveau médicament, il faut (citez la ou les propositions exactes)**

| | | |
|---|---|---|
| A. | | Avoir démontré la sécurité d'emploi de ce médicament chez la femme enceinte |
| B. | | S'assurer que, si le médicament appartient à une classe pharmacologique déjà connue, le dossier contienne les études toxicologiques faites avec les autres médicaments de la classe, qui sont suffisantes pour le constituer |
| C. | | Pour répondre au critère de sécurité, que le dossier comporte les résultats d'une ou plusieurs études observationnelles réalisées dans des populations particulièrement vulnérables (enfants, personnes âgées, femmes enceintes,...) |
| D. | | Que le laboratoire souhaitant commercialiser ce médicament mette dans le module 1 les propositions de résumé des caractéristiques du produit et de la notice destinée au patient |
| E. | | Avoir démontré la supériorité de ce médicament par rapport aux autres stratégies thérapeutiques existantes dans la même indication |

**51. Quelles sont la ou les propositions exactes :**

| | | |
|---|---|---|
| A. | | Les Recommandations Temporaires d'Utilisation (RTU) ont pour but d'encadrer la prescription d'une spécialité pharmaceutique ne disposant pas encore d'une AMM en France |
| B. | | Les RTU sont émises par le CHMP (Committee for Medicinal Products for Human Use) de l'Agence Européenne du Médicament pour les médicaments disposant déjà d'une AMM auprès d'une autre Agence de régulation (aux USA, Canada, Japon,...) |
| C. | | Une RTU peut être accordée par l'Agence Européenne du Médicament dans l'attente des résultats des essais cliniques pour un médicament particulièrement innovant |
| D. | | Le dispositif des RTU a été mis en place pour favoriser le développement des médicaments orphelins |
| E. | | Les Autorisations Temporaires d'Utilisation peuvent être attribuées de façon nominative ou par cohorte |

**52. Depuis l'introduction des contraceptifs oraux sur le marché dans les années 1960, le risque de thrombose veineuse est bien établi. Ce risque a fait l'objet de nombreuses publications dans la littérature et est suivi par les autorités de santé. Le rapport bénéfice-risque de ces contraceptifs oraux a été revu au niveau européen en 2013, et des modifications des autorisations de mise sur le marché des produits concernés ont été faites. Citez la ou les propositions exactes :**

| | | |
|---|---|---|
| A. | | Certains contraceptifs oraux n'étant pas remboursés par l'assurance maladie, ils ne sont pas soumis à l'obligation de pharmacovigilance |
| B. | | Ces modifications peuvent conduire à une restriction d'indication de certains produits |
| C. | | Le résumé des caractéristiques du produit sera modifié en conséquence des modifications d'AMM |
| D. | | La vérification du risque thromboembolique et la comparaison des différents contraceptifs oraux entre eux ne peuvent reposer que sur la réalisation d'un essai clinique de phase III |
| E. | | La pharmacovigilance ne s'exerce que sur les nouveaux médicaments commercialisés, les contraceptifs oraux les plus anciens ne font plus l'objet de surveillance depuis plusieurs années |

**53. Une étude faite sur la base Française d'assurance maladie a analysé la survenue de 3 évènements graves : embolie pulmonaire, accident vasculaire cérébral et infarctus du myocarde, chez l'ensemble des femmes de 15 à 49 ans résidant en France et ayant eu au moins un contraceptif oral remboursé par l'assurance maladie entre le 1er juillet 2010 et le 31 décembre 2011. Ces évènements étaient identifiés par une hospitalisation pour un de ces motifs après la prescription des contraceptifs oraux. Citez la ou les réponses exactes**

| | | |
|---|---|---|
| A. | | L'avantage principal de ce type d'étude est de disposer d'une bonne mesure de l'exposition médicamenteuse |
| B. | | Cette méthode permet de mesurer l'incidence de ces évènements thromboemboliques majeurs dans cette population |
| C. | | Dans une analyse du risque thromboembolique lié aux contraceptifs oraux, l'âge n'est pas un facteur de confusion car les femmes les plus âgées (45-49 ans) présentaient dans cette étude un risque 4 fois supérieur à celui des femmes les plus jeunes (15 à 19 ans) |
| D. | | Ce type d'étude est plus biaisé que l'analyse d'une série de notifications spontanées d'évènements thromboemboliques rapportés en pharmacovigilance |
| E. | | Il s'agit d'une étude de cohorte reconstituée à partir d'une base médico-administrative |

**54. Une étude publiée en 2011 a comparé le risque d'évènement thromboembolique veineux chez 1,2 millions de femmes danoises suivies pendant 8 ans, selon leur exposition ou non à une contraception orale. Chez les femmes ne prenant aucune contraception, le risque d'événement thromboembolique veineux était de 3 cas pour 10 000 femmes et par an. Chez les femmes ayant reçu un contraceptif oral particulier, le risque relatif calculé était égal à 4. Citez la ou les propositions exactes**

| | | |
|---|---|---|
| A. | | Le schéma de cette étude est celui d'une étude cas-témoins |
| B. | | On ne peut pas estimer l'incidence d'évènement thromboembolique veineux dans cette population de femmes |
| C. | | Le risque d'évènement thromboembolique veineux est multiplié par 4 lors de la prise de ce contraceptif oral |
| D. | | Le risque d'évènement thromboembolique veineux est de 4/1000 lors de la prise de ce contraceptif oral |
| E. | | L'incidence annuelle d'évènement thromboembolique veineux sous contraceptif oral est de l'ordre de 12 pour 10 000 femmes |

**55. Concernant les marques des médicaments, quelle(s) est (sont) la (les) proposition(s) exacte(s) ? :**

| | | |
|---|---|---|
| A. | | Le nom de marque d'un médicament demandant une AMM communautaire est défini en respectant le principe de la marque unique |
| B. | | La durée de validité d'une marque est limitée à 20 ans |
| C. | | L'INPI est Institut National de la Protection Industrielle |
| D. | | Les préparations magistrales ont un nom de marque |
| E. | | La sécurité sociale ne rembourse que les médicaments prescrits sous leur nom de marque |

**56. Indiquez les réponses exactes :**

| | | |
|---|---|---|
| A | | La forme pharmaceutique d'un médicament contient l'excipient qui est le principe actif |
| B | | Une forme pharmaceutique qui contient un excipient à « effet notoire » nécessite des précautions d'emploi |
| C | | Une spécialité pharmaceutique peut se présenter sous différentes formes pharmaceutiques |
| D | | la forme pharmaceutique d'un médicament est spécialement conçue pour la voie d'administration à laquelle le médicament est destiné |
| E | | Un médicament générique ne peut contenir un excipient à « effet notoire » |

**57. Parmi les propositions suivantes concernant la définition du médicament selon le code de la santé publique, lesquelles sont vraies**

| | | |
|---|---|---|
| A | | Ce sont des substances ou compositions ne possédant pas de propriétés préventives |
| B | | Seules les substances destinées à être administrées chez l'homme sont concernées |
| C | | Certaines substances peuvent servir à établir un diagnostic médical |
| D | | Les substances synthétiques ne sont pas concernées |
| E | | Certaines substances peuvent exercer une action immunologique |

**58. Les dispositifs médicaux**

| | | |
|---|---|---|
| A | | Doivent disposer d'une AMM pour être utilisés chez l'homme |
| B | | Concernent tout dispositif dont l'action principale est pharmacologique |
| C | | Peuvent concerner les réactifs de laboratoires qui permettent le diagnostic in vitro de maladies humaines |
| D | | Sont actuellement classées selon le danger potentiel de leur utilisation chez l'homme |
| E | | Font l'objet d'une pharmacovigilance |

**59. Le médicament générique est**

| | | |
|---|---|---|
| A | | défini comme ayant la même composition qualitative et quantitative en principe actif, la même forme pharmaceutique, et dont la bioéquivalence avec la spécialité de référence est démontrée par des études de biodisponibilité appropriées |
| B | | délivré comme un médicament à prescription médicale facultative |
| C | | délivré par les pharmaciens dans le cadre de la substitution autorisée depuis 1979 |
| D | | dépourvu d'effets indésirables |
| E | | moins actif que le princeps |

# 3 - Les structures de régulation du médicament



**1. Parmi les propositions suivantes relatives aux structures de régulation du médicament, quelle est (quelles sont) celle (celles) qui est (sont) exacte(s) ?**

| | | |
|---|---|---|
| A | | **L'EMA (European Medicines Agency) est un organisme basé à Strasbourg** |
| B | | L'Agence Nationale de Sécurité du Médicament (ANSM) a été créée en 1991 |
| C | | L'ANSM est composée de 8 directions relatives à différentes catégories de produits de Santé |
| D | | Le comité technique de Pharmacovigilance de l'ANSM se réunit une fois par mois |
| E | | Le prix des médicaments est discuté au niveau du Comité Economique des Produits de Santé (CEPS) |

**2. L'agence nationale de la sécurité du médicament et des produits de santé (ANSM) :**

| | | |
|---|---|---|
| A | | évalue l'efficacité des médicaments |
| B | | missionne des inspecteurs sur les sites de production du médicament |
| C | | n'a aucun pouvoir de sanction auprès des professionnels du médicament |
| D | | assure la surveillance des effets indésirables induits par les médicaments |
| E | | organise des campagnes d'information sur le bon usage du médicament |

**3. Parmi les missions de la haute autorité de Santé (HAS), on trouve :**

| | | |
|---|---|---|
| A | | l'évaluation scientifique de l'intérêt médical des médicaments, dispositifs médicaux et actes professionnels |
| B | | la restriction de l'AMM d'un médicament |
| C | | la fixation du prix d'un médicament |
| D | | la promotion des bonnes pratiques et du bon usage des soins |
| E | | l'amélioration de la qualité des soins dans les établissements de santé et en médecine de ville |

**4. Parmi les structures suivantes lesquelles délivrent pour la France l'autorisation de mise sur le marché des médicaments ?**

| | | |
|---|---|---|
| A | | La Haute Autorité de Santé (HAS). |
| B | | Le Comité Economique des Produits de Santé (CEPS). |
| C | | La Caisse d'Assurance Maladie (CAM). |
| D | | L'Agence Européenne des médicaments (European Medicines Agency, EMA). |
| E | | L'Agence Nationale de Sécurité du Médicament et des produits de santé (ANSM). |

**5. Parmi les critères suivants, lesquels sont pris en compte pour évaluer le service médical rendu d'un médicament?**

| | | |
|---|---|---|
| A | | Le rapport bénéfice/risque. |
| B | | La galénique du médicament. |
| C | | La durée du traitement. |
| D | | L'intérêt de santé publique. |
| E | | Le prix prévisible. |

**6. Pour lesquels de ces médicaments existe-t-il des procédures spécifiques d'obtention d'autorisation de mise sur le marché (AMM) ?**

| | | |
|---|---|---|
| A | | Les médicaments orphelins. |
| B | | Les médicaments en gériatrie. |
| C | | Les médicaments en pédiatrie. |
| D | | Les médicaments destinés à la femme enceinte. |
| E | | Les médicaments chez l'insuffisant rénal. |

**7. L'autorisation de mise sur le marché**

| | | |
|---|---|---|
| A | | Etudie la qualité de fabrication du médicament |
| B | | Etudie son efficacité |
| C | | Etudie sa sécurité |
| D | | Précise sa place dans la stratégie thérapeutique |
| E | | Lève l'interdiction de commercialisation de celui-ci |

**8. Le médicament générique**

| | | |
|---|---|---|
| A | | Est bioéquivalent à un produit princeps |
| B | | Contient toujours le même principe actif que le produit princeps |
| C | | Contient toujours les mêmes excipients que le produit princeps |
| D | | Est un équivalent thérapeutique du produit princeps |
| E | | Peut avoir des effets notoires différents de ceux du princeps |

**9. Un médicament générique utilisé par voie orale**

| | | |
|---|---|---|
| A | | Peut prendre n'importe quel nom |
| B | | Sa dénomination peut être une DCI suivie du nom du laboratoire |
| C | | Sa dénomination peut être un nom fantaisie suivie de Gé |
| D | | Peut avoir une forme pharmaceutique différente du princeps |
| E | | Peut avoir une couleur différente du princeps |

**10. La Commission d'évaluation initiale du rapport bénéfice/risque des produits de santé**

| | | |
|---|---|---|
| A | | est une commission qui dépend de la Haute Autorité de Santé |
| B | | évalue la sécurité d'emploi, l'efficacité et la qualité des médicaments |
| C | | donne un avis favorable motivé par l'évaluation du rapport bénéfice / risque |
| D | | prend la décision d'autorisation de mise sur le marché |
| E | | évalue l'amélioration du service médical rendu |
| F | | toutes les propositions précédentes sont inexactes |

**11. Le service médical rendu évalué par la Commission de Transparence prend en compte**

| | | |
|---|---|---|
| A | | la gravité de la maladie |
| B | | le rapport efficacité / sécurité du médicament |
| C | | le rapport bénéfice / risque du médicament |
| D | | les autres thérapies disponibles |
| E | | l'intérêt pour la santé publique |
| F | | toutes les propositions précédentes sont inexactes |

**12. Concernant le remboursement d'un médicament en France**

| | | |
|---|---|---|
| A | | il est décidé par le Collège de la Haute Autorité de Santé |
| B | | il est décidé par le Ministre de la Santé |
| C | | son taux dépend du niveau de service médical rendu |
| D | | un médicament est remboursable s'il apporte un progrès thérapeutique |
| E | | un médicament est remboursable s'il induit une économie dans le coût du traitement |
| F | | toutes les propositions précédentes sont inexactes |

**13. L'autorisation de mise sur le marché (AMM) :**

| | | |
|---|---|---|
| A | | Est délivrée par l'agence européenne du médicament (EMA) ou l'agence française (ANSM). |
| B | | Est délivrée si le médicament répond aux exigences de qualité, sécurité, efficacité |
| C | | Ne peut être retirée ou suspendue. |
| D | | Est publiée dans le Journal Officiel. |
| E | | L'AMM initiale est valable pour 5 ans. |

**14. La commission de la transparence :**

| | | |
|---|---|---|
| A | | Est une des commissions de l'agence nationale de sécurité du médicament et des produits de santé (ANSM). |
| B | | Donne un avis sur l'autorisation de mise sur le marché (AMM) du médicament. |
| C | | Comprend des médecins, pharmaciens, méthodologistes et épidémiologistes. |
| D | | Attribue le service médical rendu (SMR). |
| E | | Attribue l'amélioration du service médical rendu (ASMR). |

**15. Le Service Médical Rendu (SMR).**

| | | |
|---|---|---|
| A | | A 4 niveaux : important, modéré, faible, insuffisant. |
| B | | Ne peut être réévalué. |
| C | | Un niveau important implique un remboursement à 65%. |
| D | | Un niveau modéré implique un remboursement à 35%. |
| E | | Un niveau insuffisant remet en cause l'AMM. |

**16. L'Amélioration du Service Médical Rendu (ASMR).**

| | | |
|---|---|---|
| A | | Prend en compte l'efficacité et la tolérance du médicament par rapport aux médicaments jugés comparables. |
| B | | Est une appréciation scientifique à un moment donné. |
| C | | Comprend 5 niveaux. |
| D | | Le niveau I signifie l'absence d'amélioration. |
| E | | Le niveau V signifie un progrès thérapeutique majeur. |

**17. A propos des structures de régulation du médicament :**

| | | |
|---|---|---|
| A | | La Haute Autorité de Santé (HAS) délivre les autorisations de mise sur le marché |
| B | | L'Agence nationale de sécurité du médicament et des produits de santé (ANSM) a en charge les dispositifs médicaux |
| C | | L'Agence nationale de sécurité du médicament et des produits de santé (ANSM) a en charge les médicaments vétérinaires |
| D | | La commission de la transparence est une commission spécialisée du ministère chargé de la santé |
| E | | Le Comité économique des produits de santé (CEPS) donne les autorisations d'essais cliniques |

**18. Concernant l'agence européenne du médicament (EMA) (citez la ou les propositions exactes)**

| | | |
|---|---|---|
| A. | | Elle est en charge de l'évaluation du rapport bénéfice-risque des médicaments à usage humain destinés au marché européen |
| B. | | Elle travaille sous tutelle des Ministres de la Santé des états membres de l'union européenne |
| C. | | Son avis sur l'autorisation de mise sur le marché n'est obligatoire que pour les médicaments issus des biotechnologies |
| D. | | Elle abrite le CHMP (Committee for Medicinal Products for Human Use) qui donne un avis sur le niveau de prise en charge des médicaments dans les systèmes de sécurité sociale de l'ensemble des états européens |
| E. | | Son financement est assuré principalement par une subvention de la Commission Européenne |

**19. Parmi les commissions ou comités suivants, citez celui (ceux) siégeant à l'agence nationale de sécurité du médicament et des produits de santé**

| | | |
|---|---|---|
| A. | | La commission des stupéfiants et psychotropes |
| B. | | La commission de la transparence |
| C. | | Le comité économique des produits de santé |
| D. | | La commission de suivi du rapport bénéfice/risque des produits de santé |
| E. | | La commission nationale d'évaluation des dispositifs médicaux et des technologies de santé (CNEDIMTS ) |

**20. Concernant l'amélioration du service médical rendu, quelle(s) est (sont) la (les) proposition(s) exacte(s) ?**

| | | |
|---|---|---|
| A | | Elle est évaluée par l'agence nationale de sécurité des médicaments |
| B | | Elle est appréciée par rapport aux médicaments jugés comparables et déjà disponibles |
| C | | Elle est classée en plusieurs niveaux selon le progrès thérapeutique |
| D | | Elle est appréciée par rapport au coût de fabrication |
| E | | Elle est utilisée pour négocier le prix |

**21. Un laboratoire dépose une demande d'autorisation de mise sur le marché (AMM) d'un médicament injectable dont la prescription sera d'une semaine. Il doit présenter des études de toxicologie à doses répétées d'au moins :**

| | | |
|---|---|---|
| A | | Trois mois chez le rongeur et le non-rongeur ; |
| B | | Un mois chez le non-rongeur et trois mois chez le rongeur ; |
| C | | Deux semaines chez le rongeur et le non-rongeur ; |
| D | | Deux semaines chez le rongeur et un mois chez le non-rongeur. |
| E | | Les propositions A, B, C et D sont fausses. |

**22. Concernant les procédures d'autorisation de mise sur le marché (AMM), citez la ou les propositions exactes**

| | | |
|---|---|---|
| A. | | En cas de procédure communautaire centralisée, le dépôt du dossier d'AMM peut se faire au niveau de n'importe quel pays de l'union européenne |
| B. | | En cas d'AMM obtenue dans le cadre d'une procédure centralisée, un pays peut refuser l'AMM de ce médicament sur son territoire |
| C. | | La procédure communautaire centralisée est exceptionnelle et réservée aux médicaments innovants |
| D. | | La procédure communautaire par reconnaissance mutuelle est utilisée pour harmoniser les AMM de médicaments déjà présents sur le marché de quelques pays européens |
| E. | | Lors d'une procédure centralisée, c'est le conseil des Ministres de la Santé Européen qui décide finalement de la délivrance de l'autorisation de mise sur le marché |

**23. L'Autorisation de Mise sur le Marché (AMM) peut être délivrée par :**

| | | |
|---|---|---|
| A | | L'Agence Nationale de Sécurité des Médicaments et des produits de santé (ANSM) |
| B | | La Commission Européenne sur avis de l'European Medicine Agency (EMA) |
| C | | La Haute Autorité de Santé (HAS) |
| D | | La Sécurité Sociale |
| E | | Le Comité Économique des Produits de Santé |

**24. En France, la Haute Autorité de Santé (HAS) :**

| | | |
|---|---|---|
| A | | Confirme l'Autorisation de Mise sur le Marché (AMM) des médicaments |
| B | | Fixe le prix des médicaments |
| C | | Peut s'opposer aux décisions de mise sur le marché de l'European Medicine Agency (EMA) qui impliquent tous les pays Européens |
| D | | Détermine le taux de remboursement des médicaments |
| E | | Participe aux décisions Européennes de mise sur le marché des médicaments |

**25. Concernant l'Autorisation de Mise sur le Marché :**

| | | |
|---|---|---|
| A | | une procédure nationale est suffisante pour les molécules issues de biotechnologies |
| B | | elle est valable 10 ans puis est réévaluée |
| C | | une demande d'autorisation acceptée par l'agence européenne est valable dans tous les pays membres |
| D | | elle est remplacée par un marquage CE pour les dispositifs médicaux |
| E | | aucune des propositions précédentes n'est exacte |

**26. Une recommandation de la Haute Autorité de Santé (HAS) de grade A (ou de niveau 1), en matière d'usage des médicaments, est fondée sur :**

| | | |
|---|---|---|
| A | | des études cas-témoins |
| B | | des essais comparatifs randomisés de forte puissance et sans biais majeur |
| C | | des essais comparatifs randomisés de faible puissance |
| D | | une ou plusieurs méta-analyse(s) d'essais contrôlés randomisés |
| E | | aucune des propositions précédentes n'est exacte |

**27. Parmi les produits suivants, lequel (lesquels) est (sont) réglementés par l'ANSM :**

| | | |
|---|---|---|
| A | | les produits cosmétiques |
| B | | les compléments alimentaires |
| C | | les produits sanguins |
| D | | les produits de tatouage |
| E | | aucune des propositions précédentes n'est exacte |

**28. Parmi les propositions suivantes, laquelle (lesquelles) est (sont) exacte(s) :**

| | | |
|---|---|---|
| A | | le prix des médicaments non remboursables est déterminé librement par le pharmacien d'officine |
| B | | la Haute Autorité de Santé est chargée, entre autres, de veiller à la qualité de l'information médicale diffusée |
| C | | l'Union Nationale des Caisses d'Assurance Maladie intervient dans la fixation du taux de remboursement des médicaments |
| D | | la Haute Autorité de Santé est chargée de l'autorisation de mise sur le marché |
| E | | aucune des propositions précédentes n'est exacte |

**29. Parmi ces actions, laquelle (lesquelles) est (sont) effectuée(s) par l'Agence Nationale de Sécurité du Médicament et des Produits de Santé :**

| | | |
|---|---|---|
| A | | la promotion des pratiques et du bon usage des soins |
| B | | la fixation du prix des médicaments |
| C | | l'interdiction des dispositifs médicaux |
| D | | la libération de lots de vaccins |
| E | | aucune des propositions précédentes n'est exacte |

**30. La Commission de Transparence**

| | | |
|---|---|---|
| A | | Est une commission dépendant de l'Agence Nationale de Sécurité du Médicament |
| B | | Est une commission de la Haute Autorité de Santé |
| C | | Evalue le Service Médical Rendu (SMR) du médicament |
| D | | Diffuse des informations sur la place du médicament dans la stratégie thérapeutique |
| E | | Délivre les autorisations de mise sur le marché des nouveaux médicaments |

**31. L'Agence Nationale de Sécurité du Médicament et des produits de Santé (ANSM) a sous sa responsabilité**

| | | |
|---|---|---|
| A | | Le contrôle de la publicité destinée au grand public |
| B | | Le contrôle de la publicité destinée aux professionnels de santé |
| C | | La délivrance d'Autorisation Temporaire d'Utilisation de médicaments (ATU) |
| D | | La détermination du prix de vente des médicaments de prescription |
| E | | L'évaluation du niveau d'Amélioration du Service Médical Rendu (ASMR) des médicaments |

**32. En Europe, la procédure centralisée d'autorisation de mise sur le marché (AMM) est obligatoire pour**

| | | |
|---|---|---|
| A | | les produits constitués par une nouvelle substance active |
| B | | les produits synthétiques |
| C | | les produits issus des biotechnologies |
| D | | les produits ayant déjà une AMM dans au moins un pays européen |
| E | | les médicaments orphelins |

**33. Quelle est l'autorité compétente pour délivrer une AMM selon la procédure centralisée ?**

| | | |
|---|---|---|
| A | | l'EMA |
| B | | l'ANSM |
| C | | la Commission européenne |
| D | | la HAS |
| E | | le Ministère des Affaires sociales et de la santé |



**34. Parmi les textes communautaires européens sont considérés comme obligatoires :**

| | | |
|---|---|---|
| A | | un règlement |
| B | | une circulaire |
| C | | une directive |
| D | | une recommandation |
| E | | une opinion |

# 4 - Aspects sociétaux et économiques du médicament

**1. Parmi les propositions suivantes relatives aux aspects sociétaux et économiques du médicament, quelle est (quelles sont) celle(s) qui est (sont) exacte(s) ?**

| | | |
|---|---|---|
| A | | Les facteurs économiques d'un pays peuvent influencer l'usage des médicaments |
| B | | La Pharmaco-économie permet de réaliser des études coût/efficacité |
| C | | Dans notre société, les médicaments font l'objet de contrefaçons |
| D | | La médicalisation conduit à la banalisation des médicaments dans notre société |
| E | | Les médicaments ne présentent pas de risque pour la conduite automobile |

**2. Concernant le remboursement des médicaments :**

| | | |
|---|---|---|
| A | | pour les médicaments pris en charge par les organismes sociaux, il n'y a pas de liberté des prix |
| B | | le prix est négocié entre l'industriel et le comité économique des produits de santé (CEPS) |
| C | | l'industriel est obligé de commercialiser son médicament dans un pays où il a obtenu l'AMM |
| D | | une fois fixés, le prix et le niveau de remboursement d'un médicament ne changent pas tant que le médicament reste autorisé |
| E | | le taux de remboursement est décidé en fonction des avis de la commission de la transparence |

**3. A propos du montant de la consommation des médicaments en France en 2012, indiquer lesquelles de ces propositions sont justes ?**

| | | |
|---|---|---|
| A | | Il dépasse 30 milliards d'euros par an. |
| B | | Il avoisine 34,4 millions d'euros par an. |
| C | | Il correspond à 550 euros/habitant. |
| D | | Il est en hausse de 5% par rapport à 2011. |
| E | | Il est en baisse de plus de 2% par rapport à 2011. |

**4. Concernant les dépenses de santé, lesquelles de ces propositions sont fausses ?**

| | | |
|---|---|---|
| A | | L'hôpital est responsable de 75% des dépenses de médicaments remboursés en 2012. |
| B | | La ville est responsable de 75% des dépenses de médicaments remboursés en 2012. |
| C | | Les non résidents consomment moins de médicaments que les résidents. |
| D | | Le développement des génériques est une explication de la baisse des coûts des médicaments. |
| E | | En France, le pourcentage du PIB en 2012 consacré à la santé se situait entre 10 et 15%. |

**5. Lesquels de ces arguments justifient les campagnes d'information sur la prescription des antibiotiques en France ?**

| | | |
|---|---|---|
| A | | Les antibiotiques sont insuffisamment consommés en France. |
| B | | Les virus à l'origine des infections saisonnières sont sensibles à l'action des antibiotiques. |
| C | | La consommation des antibiotiques favorise l'émergence de virus résistants |
| D | | La résistance des bactéries aux antibiotiques est un phénomène en augmentation. |
| E | | Les antibiotiques peuvent être responsables d'événements indésirables parfois graves. |

**6. Parmi les propositions suivantes, indiquer celle(s) qui est (sont) exacte(s) :**

| | | |
|---|---|---|
| A | | Il y a, à ce jour, 27 pays membres de l'Union Européenne |
| B | | Un tiers des habitants de l'Union Européenne a pour monnaie l'EURO |
| C | | La Banque Centrale Européenne et la Cour de Justice de l'Union Européenne siègent à Bruxelles |
| D | | José Manuel Durao BARROSSO est l'actuel Président de la Commission Européenne |
| E | | Toutes les propositions ci-dessus sont fausses |

IV

**7. Indiquez la (les) proposition(s) exacte(s) concernant l'économie et la distribution du médicament en France actuellement :**

| | | |
|---|---|---|
| A | | Les emplois induits par l'industrie pharmaceutique représentent près du double des emplois directs |
| B | | Les grossistes répartiteurs assurent la distribution de près des 2/3 du chiffre d'affaire |
| C | | Quoique de statut privé, les officines assurent des missions de service public |
| D | | Les médicaments rétrocédés sont ceux dont les établissements de santé n'ont plus l'usage |
| E | | Les dépenses de médicaments de l'appareil cardio-vasculaire sont en moyenne trois fois supérieures à celles du système nerveux central |

**8. Indiquez la (les) proposition(s) exacte(s) concernant les médicaments génériques en France actuellement :**

| | | |
|---|---|---|
| A | | Le marché du répertoire représente plus d'un quart de médicaments en valeur |
| B | | Le répertoire représente sur le marché une part des médicaments plus élevée en valeur qu'en volume |
| C | | Les médecins sont directement intéressés à leurs prescriptions de génériques |
| D | | Un patient acceptant un générique est dispensé de l'avance des frais correspondants |
| E | | Les génériques peuvent faire l'objet d'une autorisation temporaire d'utilisation (ATU) |

**9. Indiquez la (les) proposition(s) exacte(s) concernant les études post-inscription de pharmaco-épidémiologie :**

| | | |
|---|---|---|
| A | | Elles sont réalisées par les industriels du médicament |
| B | | Elles sont décidées par l'Agence Nationale de Sécurité du Médicament |
| C | | Elles permettent d'établir l'imputabilité d'un effet indésirable à un médicament donné |
| D | | Elles contribuent à déterminer le service médical rendu (SMR) d'un médicament |
| E | | Elles peuvent déterminer les effets de médicaments sur la santé chez les patients suivis |

**10. Indiquez la (les) proposition(s) exacte(s). L'enquête nationale sur les évènements indésirables (EI) liés aux soins :**

| | | |
|---|---|---|
| A | | A suivi pendant 7 jours des patients vus en consultation de ville pour identifier ceux admis ensuite pour un EI grave lié à un médicament |
| B | | A estimé qu'environ 100 000 admissions par an étaient liées à des EI graves évitables liés à un médicament |
| C | | A interrogé les équipes des établissements sur les EI graves survenus chez leurs patients dans les 7 jours précédents |
| D | | A estimé que près d'un quart des EI graves évitables survenus en cours d'hospitalisation étaient liés à un médicament |
| E | | A estimé que les admissions pour EI graves évitables liés à un médicament ont baissé de 4,5% de 2004 à 2009 |

**11. Indiquez la (les) proposition(s) exacte(s) concernant les études de pharmaco-épidémiologie cherchant à établir un lien entre un effet indésirable et un médicament (s) exacte(s) :**

| | | |
|---|---|---|
| A | | Les enquêtes cas-témoins comparent la prise antérieure de médicaments chez des patients avec et sans effet indésirable survenu |
| B | | Les enquêtes cas-témoins ne comportent jamais de perdus de vue |
| C | | Les enquêtes de cohorte ne sont jamais rétrospectives |
| D | | Les enquêtes de cohorte comparent la survenue éventuelle d'effets indésirables chez des patients avec ou sans médicaments |
| E | | Les patients des cohortes n'ont jamais d'effets indésirables à l'inclusion |

**12. À propos du marché du médicament en France :**

| | | |
|---|---|---|
| A | | La consommation des médicaments par les personnes de plus de 60 ans représente aujourd'hui plus de 70% de la consommation totale de médicaments par la population |
| B | | Le coût des médicaments consommés par personne et par an a été multiplié par 20 entre 1980 et 2010 |
| C | | L'Assurance Maladie reste aujourd'hui le premier payeur des dépenses de santé. |
| D | | Les médicaments à Service Médical Rendu (SMR) important (vignette blanche) sont remboursés à 100%. |
| E | | Les médicaments anticancéreux sont actuellement le premier poste de dépenses « Médicament » du secteur hospitalier. |

**13. En France :**

| | | |
|---|---|---|
| A | | Le vieillissement de la population a peu d'impact sur la consommation de médicaments |
| B | | La consommation de médicaments est très importante |
| C | | La consommation d'antibiotiques est faible |
| D | | La consommation d'hypnotiques (pour les troubles du sommeil) est inférieure à la moyenne européenne |
| E | | La prescription d'un ou plusieurs médicament(s) est fréquente lors d'une consultation médicale |

**14. Aspects sociétaux et économiques du médicament :**

| | | |
|---|---|---|
| A | | La moitié de la population mondiale n'a pas accès aux médicaments indispensables |
| B | | La situation socio-économique d'un pays a peu d'influence sur l'accès aux médicaments |
| C | | L'industrie pharmaceutique peut jouer un rôle économique important dans un pays |
| D | | Les médicaments ont permis d'éradiquer la plupart des maladies tropicales |
| E | | La consommation de médicaments en Amérique du Nord, Europe et Japon représente plus de 80 % de la consommation mondiale |

**15. Concernant les affirmations suivantes, quelle(s) est (sont) la (les) proposition(s) exacte(s) ?**

| | | |
|---|---|---|
| A. | | Un français consomme environ une boite de médicaments par semaine |
| B. | | On assiste à une décroissance de prescription des antibiotiques entre 2000 et 2011 |
| C. | | La France n'est plus au premier rang européen des prescripteurs en 2011 |
| D. | | En France, on assiste à une reprise des prescriptions d'anxiolytiques et d'hypnotiques en 2012 |

**16. Le médicament peut être considéré comme un bien de consommation, mais tout à fait particulier car :**

| | | |
|---|---|---|
| A | | L'utilisation de médicaments expose le patient à un risque ; |
| B | | Le consommateur de médicaments n'en est pas toujours le payeur ; |
| C | | La communication sur le médicament est réglementée ; |
| D | | Le marché du médicament est partiellement contrôlé. |
| E | | Les propositions A, B, C et D sont fausses. |

**17. Concernant les affirmations suivantes, quelle(s) est (sont) la (les) proposition(s) exacte(s) ?**

| | | |
|---|---|---|
| A. | | La France fait partie des 5 pays qui dépensent le plus pour les médicaments en Europe |
| B. | | En 2012, le chiffre d'affaires du médicament s'est élevé en France à plus de 20 milliards d'euros |
| C. | | En 2012, en France, le chiffre d'affaires du médicament a progressé par rapport à 2011 |
| D. | | En 2012, le taux de croissance du marché pharmaceutique a été important dans les pays émergents comme l'Inde ou le Brésil |
| E. | | La France a un taux d'évolution de la consommation de médicaments jugé faible |

**18. Indiquez les réponses exactes : La décision thérapeutique résulte ...**

| | | |
|---|---|---|
| A | | De l'expérience clinique personnelle cumulée |
| B | | Des faits de la recherche clinique du domaine |
| C | | De l'avis de l'entourage du patient |
| D | | Des préférences du patient |
| E | | Des avis issus de la presse grand public |

**19. Concernant le prix des médicaments remboursables :**

| | | |
|---|---|---|
| A | | Le CEPS fixe le prix du médicament et le taux de remboursement |
| B | | la fixation du prix des médicaments remboursables relève de la compétence des ministres chargés de la Santé et de la Sécurité Sociale |
| C | | le critère ASMR sert à fixer le prix du médicament remboursable |
| D | | l'avis de remboursement est rendu par la Commission de Transparence de la Haute Autorité de Santé |
| E | | aucune des propositions précédentes n'est exacte |

**20. Concernant le taux de remboursement des médicaments :**

| | | |
|---|---|---|
| A | | les préparations magistrales ne sont jamais remboursées |
| B | | les médicaments irremplaçables pour affections graves et invalidantes ont une vignette blanche et un taux de remboursement de 100% |
| C | | les médicaments à SMR modéré ont une vignette bleu clair et un taux de remboursement de 30% |
| D | | les médicaments à SMR insuffisant ont une vignette verte et ne sont pas remboursés |
| E | | aucune des propositions précédentes n'est exacte |

**21. A propos de la consommation médicamenteuse, lesquelles de ces propositions sont exactes**

| | | |
|---|---|---|
| A | | La part du médicament représente environ 20% des dépenses de santé |
| B | | 50 % des médicaments sont consommés par 20 % de la population mondiale |
| C | | Elle fait l'objet d'une pression des patients pour leur prescription |
| D | | Entre 40 et 50 % des consultations médicales se terminent en France par une prescription de médicaments |
| E | | La France est l'un des pays d'Europe dont la consommation d'anxiolytiques est la plus forte |

# 5 - Conception du médicament : identification d'une molécule à visée thérapeutique

**1. Concernant les études précliniques de développement du médicament :**

| | | |
|---|---|---|
| A | | les tests de toxicité aiguë n'en font pas partie |
| B | | elles testent sa tératogenèse |
| C | | elles explorent sa pharmacocinétique |
| D | | elles évaluent ses interactions médicamenteuses |
| E | | elles présentent le risque de laisser passer une substance dangereuse |

**2. Concernant la trinitrine, lesquelles de ces propositions sont justes ?**

| | | |
|---|---|---|
| A | | Son effet thérapeutique a été découvert grâce à l'étude des relations structure-activité de la nitroglycérine. |
| B | | C'est un vasoconstricteur veineux. |
| C | | Il s'agit d'un ester nitrique obtenu à partir du propane-triol (ou glycérine). |
| D | | Elle a une faible biodisponibilité lorsqu'elle est administrée par voie orale. |
| E | | Son effet sur les cellules musculaires lisses vasculaires est dû à son effet inhibiteur des cyclo-oxygénases. |

**3. Concernant les récepteurs bêta-adrénergiques, indiquer lesquelles de ces propositions sont justes.**

| | | |
|---|---|---|
| A | | Les médicaments agonistes et antagonistes de ces récepteurs ont été développés par la méthode de conception rationnelle à partir d'un ligand naturel. |
| B | | Les ligands naturels de ces récepteurs sont les catécholamines. |
| C | | Le propranolol est le chef de file des médicaments agonistes bêta-adrénergiques. |
| D | | Les récepteurs de type bêta-1 sont surtout présents au niveau de l'arbre respiratoire. |
| E | | Le salbutamol est un antagoniste des récepteurs bêta-1-adrénergiques. |

**4. Parmi les propositions suivantes, indiquer celle(s) qui est (sont) exacte(s) :**

| | | |
|---|---|---|
| A | | Le naproxène commercialisé est un mélange de deux énantiomères qui ne subiront pas de biostéréoconversion enzymatique |
| B | | L'acide acétylsalicylique est une molécule chirale |
| C | | Le naproxène est une molécule optiquement active |
| D | | L'ibuprofène commercialisé est un mélange équimolaire des énantiomères (S) et (R) |
| E | | L'ibuprofène est une molécule chirale |

**5. Parmi les propositions suivantes, indiquer celle(s) qui est (sont) exacte(s) :**

| | | |
|---|---|---|
| A | | L'acide salicylique est à l'origine de la conception des acides arylcarboxyliques |
| B | | Les acides phénylacétiques sont caractérisés par la présence d'une chaîne latérale carbonée saturée à 3 carbones |
| C | | Les acides phénylacétiques sont caractérisés par la présence d'une chaîne latérale carbonée saturée à 2 carbones |
| D | | Les travaux de pharmacomodulation effectués sur l'acide salicylique ont permis la mise au point des anti-inflammatoires stéroïdiens (AIS) |
| E | | Les AIS sont issus des travaux de pharmacomodulation de l'acide (2S)-2-(6-méthoxynaphtalén-2-yl)propanoïque |

**6. Parmi les propositions suivantes, indiquer celle(s) qui est (sont) exacte(s) à propos de l'identification d'un principe actif :**

| | | |
|---|---|---|
| A | | Dans la recherche de médicaments originaux, on part systématiquement d'une molécule déjà utilisée comme principe actif et dont on synthétise des centaines de dérivés proches dans le but de les tester |
| B | | Les méthodes de criblage à haut débit permettent de tester in-vitro la fixation de molécules-candidates sur des centaines de cibles |
| C | | Le criblage extensif n'utilise que des essais in-vitro |
| D | | Les tests in-vitro sur cellules permettent dorénavant de remplacer les tests sur modèles animaux |
| E | | Les chimiothèques sont uniquement des bases de données informatiques de structures chimiques |

**7. Soit le pharmacophore suivant, cochez la ou les molécules ayant au moins un score de 3/4 :**

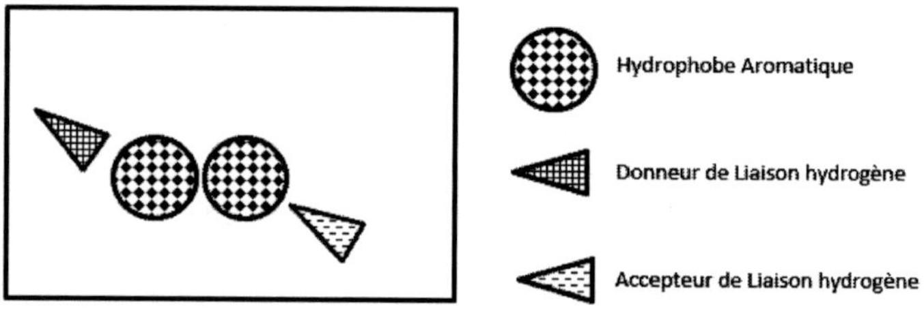

| | | |
|---|---|---|
| A | | 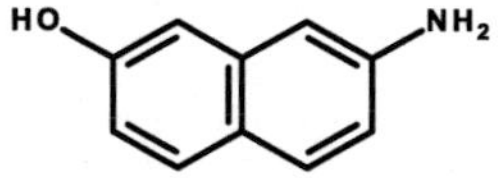 |
| B | | 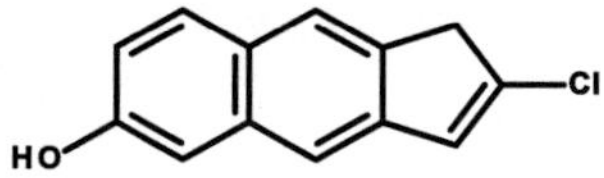 |
| C | | 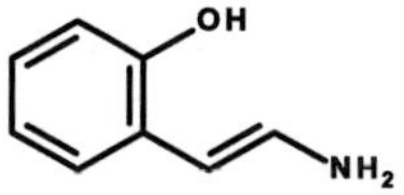 |
| D | | 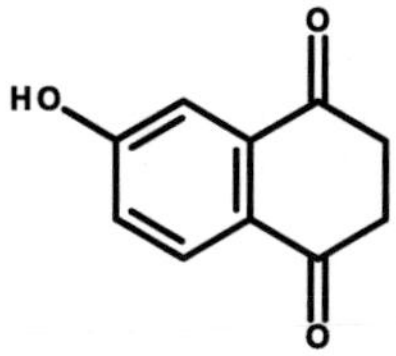 |
| E | | 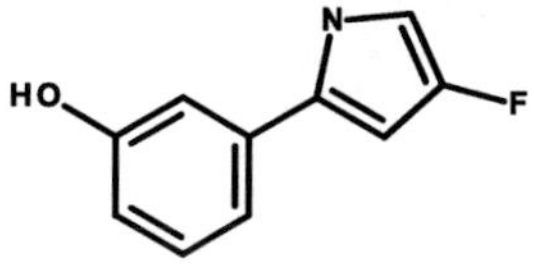 |

**8. Parmi les propositions suivantes, indiquer celle(s) qui est (sont) exacte(s) :**
**Dans la recherche de nouveaux principes actifs, les sources naturelles terrestres et marines (végétaux, animaux, microorganismes) sont intéressantes à explorer car :**

| | | |
|---|---|---|
| A | | Les plantes ont un métabolisme secondaire très diversifié |
| B | | 20% de la flore mondiale restent encore à étudier et constituent un énorme potentiel pour la découverte de nouvelles thérapeutiques |
| C | | L'étude des organismes marins a permis la découverte de molécules anticancéreuses telles que les conotoxines et l'Ecteinascidine-743 (=Trabectedine) |
| D | | L'étude des venins d'animaux a déjà permis de découvrir des molécules thérapeutiques utilisées comme anticoagulants |
| E | | Toutes les propositions précédentes sont fausses |

9. **Parmi les propositions suivantes, indiquer celle(s) qui est (sont) exacte(s) à propos des molécules actives d'origine naturelle :**

| | | |
|---|---|---|
| A | | L'artémisinine est une molécule anticancéreuse d'origine végétale |
| B | | L'artéméther et l'arté-éther sont deux dérivés d'hémi-synthèse obtenus par modification de l'artémisinine |
| C | | La vinblastine, le taxol et la cytarabine sont des principes actifs d'origine naturelle découverts pour leur application comme anticancéreux |
| D | | L'ergotamine est un principe actif d'origine végétale ayant trouvé des applications comme antimigraineux |
| E | | Toutes les propositions précédentes sont fausses |

10. **Parmi les propositions suivantes, indiquer celle(s) qui est (sont) exacte(s) concernant le contrôle des médicaments :**

| | | |
|---|---|---|
| A | | Les analyses physico-chimiques des médicaments s'intéressent uniquement aux principes actifs |
| B | | Au cours de la chromatographie liquide haute performance, la phase stationnaire permet la séparation des composés |
| C | | La spectrophotométrie dans l'ultraviolet et le visible est une méthode séparative |
| D | | La spectrophotométrie dans le moyen infrarouge permet une identification avec une très bonne précision |
| E | | L'analyse d'un principe actif nécessite toujours la solubilisation de celui-ci |

11. **Parmi les propositions suivantes, indiquer celle(s) qui est (sont) exacte(s), concernant la production chez E. coli de l'insuline humaine recombinante biologiquement active:**

| | | |
|---|---|---|
| A | | Il ne faut pas utiliser l'information génétique complète correspondant au gène (ADN génomique) de l'insuline humaine car la bactérie ne réalise pas d'épissage alternatif |
| B | | Cette production n'est pas possible, car la bactérie ne réalise pas de glycosylation post-traductionnelle indispensable à l'activité de la protéine recombinante |
| C | | Dans le vecteur d'expression, il est nécessaire d'avoir un promoteur procaryote et un terminateur de transcription eucaryote |
| D | | Il faut utiliser les informations génétiques correspondant à la chaîne A et la chaîne B de l'insuline humaine car la bactérie ne réalise pas les maturations post-traductionnelles de type clivage protéolytique |
| E | | Après production de la chaîne A et de la chaîne B de l'insuline humaine, une étape visant à permettre la création de deux ponts di-sulfures est nécessaire |

12. **Parmi les propositions suivantes, indiquer celle(s) qui est (sont) exacte(s), concernant les modèles et la modélisation moléculaire :**

| | | |
|---|---|---|
| A | | En mécanique moléculaire on attribue un type structurel à chaque atome |
| B | | La RMN 2D permet de résoudre des structures de protéines très flexibles |
| C | | Le pharmacophore permet de déterminer les fonctions chimiques importantes pour l'activité de la molécule |
| D | | Lors d'une simulation de Docking moderne, le squelette de la protéine est flexible |
| E | | La masse moléculaire ne fait pas partie des règles de Lipinski |

**13. A propos de la pharmacomodulation**

| | | |
|---|---|---|
| A | | Elle a pour objectif de diminuer la puissance de l'activité pharmacologique |
| B | | Elle ne concerne que les molécules sans carbone asymétrique |
| C | | Elle n'a pas d'incidence sur la biodisponibilité des molécules |
| D | | Elle ne concerne que les produits d'origine naturelle |
| E | | Elle permet l'étude des relations structure-activité |

**14. A propos des bio-isostères**

| | | |
|---|---|---|
| A | | Les bio-isostères classiques possèdent toujours un nombre identique d'atomes |
| B | | Les bio-isostères sont des isomères obtenus par déplacement d'un substituant |
| C | | Les bio-isostères sont des groupements chimiques qui peuvent être interchangés et qui permettent le maintien d'une activité biologique |
| D | | Les bio-isostères sont des groupements chimiques qui peuvent être interchangés et qui possèdent les mêmes propriétés électroniques |
| E | | Les bio-isostères sont des groupements chimiques forcément lipophiles |

**15. Indiquez les 2 propositions exactes concernant le but poursuivi par les études de relation structure-activité quantitative :**

| | | |
|---|---|---|
| A | | Identifier la structure de cibles potentielles de médicament |
| B | | Décrire la structure chimique de médicaments potentiels |
| C | | Démontrer un lien entre la structure de la cible et l'activité de médicaments |
| D | | Etablir un lien statistique entre la structure chimique d'une molécule et sa capacité à reconnaître la cible |
| E | | Expliciter le lien qui unit la structure de la cible à son activité biologique |

**16. Indiquez la (les) proposition(s) exacte(s) concernant les données utilisées pour réaliser les études de relation structure-activité quantitative :**

| | | |
|---|---|---|
| A | | Certaines se basent sur l'affinité de molécules connues pour une cible mal définie |
| B | | Certaines exploitent la description de couples molécules actives- cible bien identifiés |
| C | | Toutes nécessitent de savoir quelle est la configuration de la cible |
| D | | Certaines tiennent comptent de l'évolution de la configuration de la cible au cours du temps |
| E | | Toutes requièrent de connaître la structure des molécules actives sur la cible |

**17. Le développement préclinique d'un candidat médicament doit :**

| | | |
|---|---|---|
| A | | Apporter des données relatives à la synthèse de la molécule. |
| B | | Apporter des données sur son efficacité chez l'Homme. |
| C | | Précéder la validation de la cible. |
| D | | Précéder l'amélioration de la tête de série. |
| E | | Apporter des données sur sa toxicité chez l'animal. |

**18. La découverte d'un nouveau médicament répond à :**

| | | |
|---|---|---|
| A | | Un besoin de santé publique exclusivement ; |
| B | | Une proposition des patients ; |
| C | | Un besoin d'amélioration thérapeutique ; |
| D | | Une rentabilité économique. |
| E | | Les propositions A, B, C et D sont fausses. |

**19. Les biothérapies :**

| | | |
|---|---|---|
| A | | Regroupent les médicaments obtenus par synthèse chimique ; |
| B | | Font appel à des technologies d'immunologie et de biologie moléculaire ; |
| C | | Sont peu onéreuses ; |
| D | | Concernent les anticorps utilisés en thérapeutique anticancéreuse. |
| E | | Les propositions A, B, C et D sont fausses. |

**20. La découverte d'un médicament à partir d'une molécule déjà existante :**

| | | |
|---|---|---|
| A | | Est le fruit du hasard ; |
| B | | Est financièrement rentable pour l'industrie pharmaceutique ; |
| C | | Permet d'améliorer l'efficacité ou la pharmacocinétique ou de diminuer les effets indésirables ; |
| D | | Bénéficie de modèles expérimentaux déjà connus. |
| E | | Les propositions A, B, C et D sont fausses. |

# 6 - Développement et production du médicament

**1. Parmi les propositions suivantes relatives au développement du médicament, quelle est (quelles sont) celle (celles) qui est (sont) exacte(s) ?**

| | | |
|---|---|---|
| A | | Le processus de développement d'un médicament peut durer de 10 à 15 ans |
| B | | Dès qu'une nouvelle molécule est disponible, elle peut être testée chez l'homme |
| C | | Les études de toxicité chronique s'effectuent sur la base de 3 doses différentes |
| D | | Les études des fonctions de reproduction s'effectuent sur 2 espèces de rongeurs |
| E | | L'absence de tératogenèse chez l'animal signifie l'absence de risque tératogène chez l'homme |

**2. Parmi les propositions suivantes relatives au développement du médicament, quelle est (quelles sont) celle (celles) qui est (sont) exacte(s) ?**

| | | |
|---|---|---|
| A | | La phase 1 a pour objet de tester l'efficacité des médicaments |
| B | | Pour l'évaluation des médicaments, le plan expérimental croisé est très souvent pertinent |
| C | | Les phases 2 sont réalisées sur un grand nombre de sujets |
| D | | Pour évaluer les effets d'un nouveau médicament, la comparaison à un placebo ou à un traitement de référence est nécessaire |
| E | | L'analyse des résultats des essais cliniques repose sur la mise en œuvre d'une méthodologie statistique appropriée |

**3. Parmi les éléments suivants, quel(s) est(sont) celui(ceux) qui permet(tent) d'assurer la qualité du médicament ?**

| | | |
|---|---|---|
| A | | la maîtrise du prix du médicament |
| B | | la procédure d'AMM |
| C | | l'Assurance de Qualité |
| D | | le système d'inspection |
| E | | l'industrialisation de la production |

**4. Les Bonnes Pratiques de Fabrication :**

| | | |
|---|---|---|
| A | | donnent des spécifications sur les locaux de fabrication |
| B | | ne s'appliquent pas au personnel |
| C | | imposent la validation des procédés de fabrication |
| D | | imposent la sous-traitance des contrôles |
| E | | sont des recommandations pour la fabrication du médicament |

**5. Les études cliniques de phase 1 :**

| | | |
|---|---|---|
| A | | sont règlementées par la loi Huriet-Serusclat |
| B | | n'évaluent jamais l'efficacité |
| C | | ne sont réalisées que chez le volontaire sain |
| D | | évaluent la tolérance et la dose biologiquement active |
| E | | étudient les paramètres pharmacocinétiques |

**6. Les études cliniques de phase 3 :**

| | | |
|---|---|---|
| A | | consistent à démontrer l'efficacité du médicament |
| B | | sont toujours comparatives |
| C | | doivent démontrer la supériorité du nouveau médicament par rapport à un traitement de référence |
| D | | font la première estimation du rapport bénéfice/risque |
| E | | ne doivent pas être conduites contre un placebo |

**7. Concernant les essais cliniques dans des populations particulières (enfants, femmes enceintes, sujets âgés) :**

| | | |
|---|---|---|
| A | | il ne faut pas faire d'essais cliniques chez la femme enceinte |
| B | | les essais cliniques sont interdits chez les sujets de plus de 80 ans |
| C | | ils sont indispensables car les caractéristiques pharmacocinétiques y sont souvent différentes |
| D | | ils sont indispensables sous peine de priver ces populations de traitements efficaces |
| E | | en pédiatrie, on ne peut inclure d'enfants de moins de 1 an |

**8. Concernant les études de phase I du développement clinique des médicaments, quelle est la réponse exacte ?**

| | | |
|---|---|---|
| A | | L'objectif principal est de déterminer la tolérance chez patients |
| B | | L'objectif principal est de déterminer la dose maximale tolérée |
| C | | L'objectif principal est de déterminer la balance bénéfice/risque |
| D | | L'objectif principal est d'établir la preuve de concept |
| E | | L'objectif principal est de préciser la dose à tester en fin de développement |

**9. Quelles sont les réponses exactes concernant la randomisation dans un essai clinique ?**

| | | |
|---|---|---|
| A | | Elle permet de maintenir médecins et patients en aveugle |
| B | | Elle est indispensable dans les essais de phase III |
| C | | Elle permet d'avoir des groupes comparables en début d'étude |
| D | | Elle permet en cas de différence observée en fin d'étude d'affirmer un lien de causalité avec l'un des traitements |
| E | | C'est le médecin de chaque patient qui décide quel patient sera dans chacun des groupes thérapeutiques |

**10. Les phases cliniques du développement d'un médicament ont chacune un objectif précis. Parmi les propositions suivantes, lesquelles sont justes ?**

| | | |
|---|---|---|
| A | | Phase 1: Tolérance |
| B | | Phase 2: Etude pilote |
| C | | Phase 3: Relation dose-effet |
| D | | Phase 4: Etude pivot |
| E | | Phase 5: Pharmacovigilance` |

**11. A propos d'un essai de phase 3, indiquer lesquelles des propositions suivantes sont justes.**

| | | |
|---|---|---|
| A | | L'évaluation en double aveugle est la méthodologie de référence. |
| B | | Le comparateur peut être un placebo. |
| C | | Le comparateur est toujours un autre médicament dit de référence. |
| D | | La pathologie traitée est celle pour laquelle le médicament sera indiqué. |
| E | | Un ou plusieurs critères de jugement principaux sont possibles. |

**12. Parmi les propositions sulvantes indiquer celle(s) qui est (sont) exacte(s) concernant le développement d'un médicament :**

| | | |
|---|---|---|
| A | | Lorsqu'un industriel dépose un brevet pour une nouvelle molécule, la probabilité que celle-ci devienne un médicament est d'environ 50% |
| B | | La phase I des essais cliniques permet d'établir la relation dose / effet chez des patients |
| C | | Les essais de phase II et III sont comparatifs et randomisés |
| D | | Avant d'être mis en œuvre, les essais thérapeutiques doivent recevoir l'avis favorable d'un comité de protection des personnes (CPP) |
| E | | Le recueil par écrit du consentement informé des patients est obligatoire dans les essais thérapeutiques |

**13. A propos de la constante de Hammett $\sigma$**

| | | |
|---|---|---|
| A | | Elle rend compte des effets électroniques pour un substituant |
| B | | Elle est déterminée expérimentalement grâce à des mesures de solubilité |
| C | | Elle a toujours une valeur positive |
| D | | Plus un substituant est encombrant, plus la valeur de $\sigma$ est élevée |
| E | | Elle s'appelle aussi constante de lipophilie |

**14. A propos des produits d'origine naturelle**

| | | |
|---|---|---|
| A | | Ils possèdent une grande diversité de structures chimiques |
| B | | Les quantités disponibles par extraction sont souvent très grandes |
| C | | Leurs applications thérapeutiques sont multiples |
| D | | Ils sont généralement facilement accessibles par synthèse chimique |
| E | | Les extraits sont généralement faciles à purifier |



**15. A propos des molécules d'intérêt thérapeutique possédant un carbone asymétrique**

| | | |
|---|---|---|
| A | | Un seul des énantiomères est classiquement responsable de l'activité biologique |
| B | | Un des deux énantiomères peut être à l'origine de la toxicité |
| C | | Une molécule doit obligatoirement posséder un carbone asymétrique pour être active biologiquement |
| D | | Deux énantiomères peuvent être aussi actifs l'un que l'autre sur une cible biologique |
| E | | La stéréoconversion enzymatique permet un enrichissement en l'énantiomère le plus actif |

**16. Pour le groupement méthyle ($CH_3$), la valeur de la constante $\pi$ est de 0,56**

| | | |
|---|---|---|
| A | | L'ajout d'un groupe méthyle sur une structure active augmente l'hydrophilie de cette structure |
| B | | L'ajout d'un groupe méthyle sur une structure active augmente le coefficient de partage de cette structure |
| C | | La constante $\pi$ permet d'appréhender les effets électroniques d'un groupement |
| D | | L'ajout d'un groupement méthyle sur une structure active augmente la polarité |
| E | | La constante $\pi$ se détermine par le calcul |

**17. La loi sur la recherche biomédicale du 9 août 2004**

| | | |
|---|---|---|
| A | | concerne uniquement les essais médicamenteux |
| B | | permet de faire réaliser certaines recherches par une personne qualifiée autre qu'un médecin |
| C | | précise les conditions de la recherche chez les femmes enceintes |
| D | | rend opposables les Bonne Pratiques Cliniques |
| E | | a mis en place une base de données européenne des recherches |
| F | | toutes les propositions précédentes sont inexactes |

**18. Le promoteur d'une recherche biomédicale menée en France**

| | | |
|---|---|---|
| A | | prend l'initiative de la recherche |
| B | | vérifie que le financement global est prévu |
| C | | assure la gestion de la recherche |
| D | | doit être établi dans la communauté européenne |
| E | | peut être une association de patients |
| F | | toutes les propositions précédentes sont inexactes |

**19. La Commission Nationale de l'Informatique et des Libertés (CNIL)**

| | | |
|---|---|---|
| A | | est une autorité administrative placée sous la tutelle du ministère de l'Intérieur |
| B | | contrôle que les données recueillies sont strictement nécessaires à la recherche |
| C | | s'assure des mesures de sécurité prises pour l'accès aux données de la recherche |
| D | | se prononce sur la sécurité des patients |
| E | | doit être systématiquement sollicitée avant de débuter une recherche biomédicale |
| F | | toutes les propositions précédentes sont inexactes |

**20. Le Comité Consultatif sur le Traitement de l'Information en matière de Recherche dans le domaine de la Santé (CCTIRS)**

| | | |
|---|---|---|
| A | | est placé sous la tutelle du ministère de la Santé |
| B | | est chargé de l'évaluation scientifique des projets de recherche soumis à la CNIL |
| C | | s'assure des mesures de sécurité prises pour les transferts et les échanges de données |
| D | | se prononce sur l'information donnée aux patients |
| E | | délivre une autorisation pour réaliser une recherche rétrospective sur données |
| F | | toutes les propositions précédentes sont inexactes |

**21. Le Comité de Protection des Personnes (CPP)**

| | | |
|---|---|---|
| A | | est agréé par les Préfets de Région |
| B | | est composé de personnes compétentes dans les domaines scientifique, éthique, social, psychologique et juridique |
| C | | analyse l'adéquation des moyens humains, matériels et techniques mis en œuvre pour réaliser une recherche |
| D | | analyse le formulaire de consentement |
| E | | délivre une autorisation |
| F | | toutes les propositions précédentes sont inexactes |

**22. Parmi les propositions suivantes, laquelle (lesquelles) est (sont) un (des) facteur(s) de variabilité de la toxicité d'un médicament ?**

| | | |
|---|---|---|
| A | | La durée d'administration du médicament |
| B | | La forme galénique du médicament |
| C | | La voie d'administration du médicament |
| D | | Les associations avec d'autres médicaments |
| E | | L'alimentation du sujet |

**23. Quel(s) type(s) d'effet(s) toxique(s) est (sont) susceptible(s) d'être détecté(s) par les études de génotoxicité ?**

| | | |
|---|---|---|
| A | | L'effet reprotoxique |
| B | | L'effet tératogène |
| C | | L'effet cancérogène |
| D | | L'effet mutagène |
| E | | L'effet immunogène |

**24. Indiquez la (les) proposition(s) exacte(s) concernant le développement clinique du médicament. Avant de pouvoir débuter la réalisation d'un essai clinique, les investigateurs responsables de la recherche doivent avoir :**

| | | |
|---|---|---|
| A | | L'autorisation d'un Comité de Protection des Personnes (CPP) |
| B | | L'autorisation de l'Organisation Mondiale de la Santé (OMS) |
| C | | L'autorisation du Ministère de la Santé |
| D | | L'autorisation de l'Agence Nationale de Sécurité du Médicament (ANSM) |
| E | | Une assurance couvrant les risques liés à cet essai |

**25. Indiquez la (les) proposition(s) exacte(s) concernant le développement clinique du médicament. Lors d'un essai clinique randomisé :**

| | | |
|---|---|---|
| A | | Les participants peuvent recevoir un placebo |
| B | | Les participants peuvent recevoir un traitement contrôle |
| C | | Les participants reçoivent uniquement le nouveau médicament testé |
| D | | L'attribution des traitements est réalisée au hasard |
| E | | Les groupes sont généralement homogènes au départ |

**26. Indiquez la (les) proposition(s) exacte(s). Les essais cliniques de phase 1 :**

| | | |
|---|---|---|
| A | | Précèdent les expérimentations chez l'animal |
| B | | Correspondent à la première administration à l'homme, en dose unique, d'un médicament expérimental |
| C | | Permettent l'évaluation à court terme de l'efficacité d'un médicament expérimental |
| D | | Sont réalisés principalement sur des sujets sains |
| E | | Sont réalisés sur de grands effectifs (>100 sujets) |

**27. Qui est responsable du système de vigilance des essais cliniques et doit donc assurer la sécurité des personnes ?**

| | | |
|---|---|---|
| A | | Le promoteur. |
| B | | L'investigateur principal. |
| C | | Les moniteurs |
| D | | Le Comité de Protection des Personnes (CPP). |

**28. Pour éviter le biais de jugement dans un essai clinique, les meilleures études sont :**

| | | |
|---|---|---|
| A | | Les essais ouverts. |
| B | | Les essais en simple aveugle (ou simple insu). |
| C | | Les essais en double aveugle (ou double insu). |
| D | | Les essais en groupes parallèles (essais contrôlés). |
| E | | Les essais croisés (essais en cross over). |

VI

**29. Pour analyser les résultats d'un essai clinique, la meilleure méthode est :**

| | | |
|---|---|---|
| A | | L'analyse en « intention de traiter ». |
| B | | L'analyse « per protocole ». |
| C | | L'analyse en sous-groupes. |
| D | | L'analyse des critères subjectifs. |
| E | | L'analyse des critères de substitution. |

**30. Etudes cliniques. Les essais cliniques de « phase 2 » :**

| | | |
|---|---|---|
| A | | Ont pour principal objectif de recenser les effets indésirables du médicament à l'étude |
| B | | Peuvent uniquement inclure des malades ayant donné leur consentement à participer à l'essai |
| C | | Sont facultatifs lorsque le médicament à l'étude est destiné à des affections aiguës bénignes |
| D | | Sont obligatoirement réalisés à l'hôpital |
| E | | Doivent évaluer plusieurs posologies du médicament à l'étude |

**31. Etudes cliniques. Les essais cliniques de « phase 1 » :**

| | | |
|---|---|---|
| A | | Sont également appelés « essais-pilotes » |
| B | | Sont mis à profit pour déterminer les caractéristiques pharmacocinétiques du médicament à l'étude |
| C | | Peuvent donner lieu à une indemnisation des sujets participant à l'étude |
| D | | Nécessitent, avant leur mise en œuvre, l'avis d'un Comité de Protection des Personnes (CPP) |
| E | | Peuvent être réalisés chez des enfants sous réserve de l'accord de leurs parents |

**32. A propos de la production industrielle des médicaments :**

| | | |
|---|---|---|
| A | | En quinze ans (entre 1996 et 2011) et dans le secteur de la production, le nombre de salariés des entreprises du médicament a augmenté |
| B | | Les Bonnes Pratiques de Fabrication ne s'appliquent pas à la production des médicaments |
| C | | L'unique qualification d'un appareil apporte la preuve que son utilisation permet d'atteindre les résultats escomptés |
| D | | La production des médicaments nécessite des personnels formés et qualifiés |
| E | | Des programmes de formation des personnels doivent être intégrés aux Bonnes Pratiques de Fabrication |

**33. A propos de la production industrielle des médicaments :**

| | | |
|---|---|---|
| A | | Dans un lot de production, les médicaments sont identiques, homogènes et conformes à l'autorisation de mise sur le marché |
| B | | Les articles de conditionnement sont inertes et sont sans effet pour le patient |
| C | | Les contrôles sont réalisés uniquement au terme de la production |
| D | | Le flacon qui contient un sirop est un article de conditionnement secondaire |
| E | | Les comprimés, les gouttes, les sirops et les solutés massifs sont destinés exclusivement à la voie orale |

**34. Concernant les tests précliniques réalisés chez l'animal, quelle(s) est (sont) la (les) proposition(s) exacte(s) ? :**

| | | |
|---|---|---|
| A. | | Le test d'Ames permet de détecter un effet clastogène |
| B. | | Soit une molécule dont la NOAEL est de 10 mg/kg, la première administration à un volontaire sain pesant 70 kg sera au maximum de 7 mg |
| C. | | Les études de segment II de repro-toxicité visent à démontrer un éventuel effet tératogène de la molécule testée |
| D. | | La durée des études de cancérogenèse pour une molécule destinée à être utilisée chez l'Homme pendant une durée inférieure à 1 mois est de 1 mois |
| E. | | Lors des études de toxicité aigüe, le principal paramètre mesuré est la DL10 |

**35. Concernant les tests pré-cliniques réalisés chez l'animal, quelle(s) est (sont) la (les) proposition(s) exacte(s) ? :**

| | | |
|---|---|---|
| A. | | Leur nature est définie par l'International Conference of Harmonization |
| B. | | Le test d'Ames sur cellules eucaryotes est utilisé pour détecter le potentiel mutagène |
| C. | | Les anti-inflammatoires non stéroïdiens sont connus pour leurs effets tératogènes |
| D. | | La NOAEL est la dose la plus faible ne produisant aucun effet toxique |
| E. | | L'interaction avec les canaux hERG dénote un risque d'augmentation de la durée de l'espace QT |

**36. Concernant les tests précliniques réalisés chez l'animal, quelle(s) est (sont) la (les) proposition(s) exacte(s) ? :**

| | | |
|---|---|---|
| A. | | Le test d'Ames permet de détecter un effet clastogène |
| B. | | Soit une molécule dont la NOAEL est de 10 mg/kg, la première administration à un volontaire sain pesant 70 kg sera au maximum de 7 mg |
| C. | | Les études de segment II de repro-toxicité visent à démontrer un éventuel effet tératogène de la molécule testée |
| D. | | La durée des études de cancérogenèse pour une molécule destinée à être utilisée chez l'Homme pendant une durée inférieure à 1 mois est de 1 mois |
| E. | | Lors des études de toxicité aigüe, le principal paramètre mesuré est la DL10 |

**37. Concernant les tests pré-cliniques réalisés chez l'animal, quelle(s) est (sont) la (les) proposition(s) exacte(s) ? :**

| | | |
|---|---|---|
| A | | Leur nature est définie par l'International Conference of Harmonization |
| B | | Le test d'Ames sur cellules eucaryotes est utilisé pour détecter le potentiel mutagène |
| C | | Les anti-inflammatoires non stéroïdiens sont connus pour leurs effets tératogènes |
| D | | La NOAEL est la dose la plus faible ne produisant aucun effet toxique |
| E | | L'interaction avec les canaux hERG dénote un risque d'augmentation de la durée de l'espace QT |

**38. Concernant le placebo dans les essais cliniques, quelle(s) est (sont) la (les) proposition(s) exacte(s) ? :**

| | | |
|---|---|---|
| A. | | L'effet placebo se définit comme une modification physique et émotionnelle survenant après l'administration d'une substance inerte |
| B. | | L'effet placebo d'un médicament Anti Inflammatoire Non Stéroïdien est estimé à 10% dans les lombalgies chroniques |
| C. | | La naloxone augmente l'action antalgique du placebo ce qui signifie que l'effet du placebo est liée à une libération d'endorphine |
| D. | | Dans la lombalgie chronique, on peut utiliser un placebo ou un médicament antalgique de référence comme comparateur |
| E. | | L'effet placebo est transitoire et de courte durée |

**39. Concernant la réglementation des essais cliniques, quelle(s) est (sont) la (les) proposition(s) exacte(s) ? :**

| | | |
|---|---|---|
| A. | | L'assistant de recherche clinique du promoteur assure le monitoring de l'étude |
| B. | | L'investigateur doit souscrire une assurance couvrant les éventuelles conséquences dommageables liées à la recherche |
| C. | | L'investigateur est responsable de l'essai clinique sur un site |
| D. | | L'investigateur doit notifier au comité de protection de personnes un effet indésirable grave dans les 24 heures |
| E. | | L'investigateur délivre l'information préalablement puis fait signer le consentement |

**40. Concernant les essais de phase II, quelle(s) est (sont) la (les) proposition(s) exacte(s) ? :**

| | | |
|---|---|---|
| A. | | La phase II consiste à mettre en évidence l'efficacité d'un médicament chez des volontaires malades |
| B. | | Elle permet d'établir des relations dose effet et/ou concentration/effet |
| C. | | La phase II comprend un groupe hétérogène de volontaires malades afin de pouvoir extrapoler les résultats à celle de la population générale |
| D. | | Les critères d'évaluation reposent sur des critères intermédiaires |
| E. | | Elle peut soulever des problèmes éthiques du fait d'explorations invasives non requises habituellement |

**41. Concernant le placebo dans les essais cliniques, quelle(s) est (sont) la (les) proposition(s) exacte(s) ? :**

| | | |
|---|---|---|
| A | | L'effet placebo se définit comme une modification physique et émotionnelle survenant après l'administration d'une substance inerte |
| B | | L'effet placebo d'un médicament Anti Inflammatoire Non Stéroïdien est estimé à 10% dans les lombalgies chroniques |
| C | | La naloxone augmente l'action antalgique du placebo ce qui signifie que l'effet du placebo est liée à une libération d'endorphine |
| D | | Dans la lombalgie chronique, on peut utiliser un placebo ou un médicament antalgique de référence comme comparateur |
| E | | L'effet placebo est transitoire et de courte durée |

**42. Concernant la réglementation des essais cliniques, quelle(s) est (sont) la (les) proposition(s) exacte(s) ? :**

| | | |
|---|---|---|
| A | | L'assistant de recherche clinique du promoteur assure le monitoring de l'étude |
| B | | L'investigateur doit souscrire une assurance couvrant les éventuelles conséquences dommageables liées à la recherche |
| C | | L'investigateur est responsable de l'essai clinique sur un site |
| D | | L'investigateur doit notifier au comité de protection de personnes un effet indésirable grave dans les 24 heures |
| E | | L'investigateur délivre l'information préalablement puis fait signer le consentement |

**43. Concernant les essais de phase II, quelle(s) est (sont) la (les) proposition(s) exacte(s) ? :**

| | | |
|---|---|---|
| A. | | La phase II consiste à mettre en évidence l'efficacité d'un médicament chez des volontaires malades |
| B. | | Elle permet d'établir des relations dose effet et/ou concentration/effet |
| C. | | La phase II comprend un groupe hétérogène de volontaires malades afin de pouvoir extrapoler les résultats à celle de la population générale |
| D. | | Les critères d'évaluation reposent sur des critères intermédiaires |
| E. | | Elle peut soulever des problèmes éthiques du fait d'explorations invasives non requises habituellement |

**44. La réalisation d'un essai clinique pour évaluer l'efficacité thérapeutique d'un médicament :**

| | | |
|---|---|---|
| A | | N'est pas indispensable si l'hypothèse biologique de l'utilité du médicament est suffisamment bien argumentée |
| B | | Nécessite des pré-requis expérimentaux obtenus au cours d'études chez l'animal |
| C | | Doit respecter les recommandations éthiques de la Déclaration d'Helsinki |
| D | | Exige d'avoir obtenu l'avis favorable d'un comité de protection des personnes |
| E | | Impose le respect des Bonnes Pratiques Cliniques |

**45. Un essai clinique de première administration d'un médicament chez l'homme :**

| | | |
|---|---|---|
| A | | S'inscrit dans la phase I de développement clinique |
| B | | Peut être effectué chez des sujets non malades |
| C | | Utilise les données de l'expérimentation pré-clinique |
| D | | Etudie la relation entre la dose et l'effet utile thérapeutique |
| E | | A pour objectif d'évaluer la dose maximale tolérée |

**46. Concernant le développement clinique d'un médicament, quelle(s) est (sont) la (les) proposition(s) exacte(s) ?**

| | | |
|---|---|---|
| A | | C'est un processus habituellement long et complexe |
| B | | Il est accompagné d'un fort taux d'attrition (peu de molécules arrivent sur le marché en regard du nombre de molécules testées) |
| C | | Il a pour but principal d'obtenir une autorisation de mise sur le marché |
| D | | Il est généralement associé à une protection des droits de propriété intellectuelle par un brevet |
| E | | Il comporte traditionnellement 4 phases réalisées avant l'Autorisation de Mise sur le Marché |

**47. Le système de cellules CACO-2 est utilisé dans le développement des médicaments. C'est un modèle :**

| | | |
|---|---|---|
| A | | D'élimination rénale des médicaments ; |
| B | | D'une étape de la pharmacodynamie des médicaments ; |
| C | | De distribution myocardique des médicaments ; |
| D | | D'absorption intestinale des médicaments. |
| E | | Les propositions A, B, C et D sont fausses. |

**48. Concernant les principes méthodologiques des essais cliniques, quelle(s) est (sont) la (les) proposition(s) exacte(s) ? :**

| | | |
|---|---|---|
| A. | | L'évolution naturelle de la maladie peut être confondue avec l'effet propre du médicament |
| B. | | Le principe de comparabilité nécessite un groupe placebo |
| C. | | Le principe de signification nécessite un test statistique permettant d'inclure le rôle du hasard dans l'effet observé |
| D. | | L'effet propre du médicament se définit comme la différence observée entre le groupe traité et le groupe contrôle |
| E. | | L'absence de randomisation favorise les biais de sélection |

**49. Concernant les aspects réglementaires de la recherche clinique, quelle(s) est (sont) la (les) proposition(s) exacte(s) ? :**

| | | |
|---|---|---|
| A. | | Le code Nuremberg a été le premier code réglementaire proposé au décours des procès des médecins Nazis en 1947 |
| B. | | La déclaration d'Helsinki en 1964 nécessite d'obtenir le consentement par écrit |
| C. | | La loi Jardé (2012) comprend différents régimes de recherche : une recherche interventionnelle comportant une intervention non justifiée par la prise en charge habituelle et une recherche non interventionnelle ne portant pas sur des médicaments et ne comportant que des risques et des contraintes minimes |
| D. | | Les bonnes pratiques cliniques (BPC) définissent le rôle et les responsabilités des différents participants intervenant dans la recherche |
| E. | | Dans un essai clinique, les autorités compétentes sont représentées par le Comité de Protection des Personnes et l'Agence Nationale de Sécurité du Médicament et des produits de santé |

**50. Concernant les essais de phase III, quelle(s) est (sont) la (les) proposition(s) exacte(s) ? :**

| | | |
|---|---|---|
| A. | | Elle fait appel au principe de comparaison entre le médicament évalué et le placebo ou un médicament de référence |
| B. | | Elle est souvent monocentrique et de longue durée |
| C. | | Elle permet une première estimation du rapport bénéfice/risque |
| D. | | Les critères d'évaluation reposent sur des critères intermédiaires parfois associés à des critères cliniques |
| E. | | la dose choisie est déterminée en phase I |

**51. Parmi les propositions suivantes lesquelles sont exactes ?**
**Les études de mutagénèse permettent de déterminer**

| | | |
|---|---|---|
| A | | les effets sur la fertilité |
| B | | les effets sur le matériel génétique |
| C | | la fréquence des effets toxiques et leurs organes cibles |
| D | | le risque de cancer |
| E | | les effets sur la lactation |

**52. Parmi les propositions suivantes lesquelles sont exactes ?**
**Les études de cancérogénèse d'une molécule se font**

| | | |
|---|---|---|
| A | | Avec une seule administration |
| B | | Uniquement chez la femelle |
| C | | Avec plusieurs doses |
| D | | Avec une seule dose |
| E | | Avec une administration continue |

**53. Parmi les propositions suivantes lesquelles sont exactes ?**
**A propos du calcul du nombre de sujets pour une étude de phase 3**

| | | |
|---|---|---|
| A | | Il est établi lors de l'évaluation intermédiaire à mi-parcours |
| B | | Il prend en compte la variance des différents critères de jugement principaux |
| C | | Il dépend du risque choisi de détecter une différence qui n'existe pas |
| D | | Le risque de ne pas mettre en évidence la réelle efficacité d'un traitement est un risque imposé |
| E | | Il est conditionné par la différence d'effet attendue entre le médicament et le comparateur |

**54. Avant de réaliser chez l'Homme le premier essai clinique en dose unique d'une nouvelle entité chimique, il faut réglementairement avoir réalisé :**

| | | |
|---|---|---|
| A | | Une étude de mutagénèse (génotoxicité) |
| B | | Une étude de cancérogénèse |
| C | | Une étude de toxicité aigüe d'une durée d'au moins 2 semaines |
| D | | Une étude de toxicité aigüe réalisée sur 2 espèces de mammifères |
| E | | Une étude de toxicité chronique |

**55. Les études pré-cliniques du développement des médicaments doivent obligatoirement comprendre :**

| | | |
|---|---|---|
| A | | Des études de pharmacocinétique chez l'animal |
| B | | Des études de pharmacodynamie chez l'animal |
| C | | Des études thérapeutiques sur des modèles animaux |
| D | | Des études de toxicologie |
| E | | Des études de pharmacotechnie (fabrication du médicament) |

**56. Dans un essai clinique, l'investigateur est :**

| | | |
|---|---|---|
| A | | Une personne morale ou physique |
| B | | Celui qui contracte une assurance pour l'étude |
| C | | Celui qui dirige et surveille la réalisation de la recherche |
| D | | Celui qui soumet le protocole au comité de protection des personnes |
| E | | Celui qui recueille le consentement de la personne participante à la recherche |

**57. L'assurance pour une recherche biomédicale :**

| | | |
|---|---|---|
| A | | Permet d'indemniser les dommages liés aux soins de la recherche |
| B | | Permet d'indemniser les dommages liés à la recherche |
| C | | Est contractée par le promoteur de l'étude |
| D | | Peut être sollicitée jusqu'à 10 ans après la fin de la recherche |
| E | | Peut être sollicitée jusqu'à 15 ans après la fin de la recherche |

**58. A propos d'évènement indésirable grave inattendu survenant chez un patient inclus dans une recherche biomédicale :**

| | | |
|---|---|---|
| A | | L'investigateur doit le notifier dans un délai de 7 jours |
| B | | Le promoteur doit le notifier dans un délai de 7 jours |
| C | | L'investigateur doit le notifier dans un délai de 15 jours |
| D | | L'investigateur doit le notifier au CPP et à l'autorité compétente |
| E | | Le promoteur doit le notifier au CPP et à l'autorité compétente |

**59. A propos de la note d'information et de consentement pour la participation d'un patient à une recherche biomédicale :**

| | | |
|---|---|---|
| A | | Y figurent les avis du comité de protection et de l'autorité compétente |
| B | | Y figurent les pénalités encourues en cas de retrait de consentement |
| C | | Y figurent les objectifs de l'étude |
| D | | Y figurent les contraintes et les risques attendus |
| E | | La signature du document par le patient précède obligatoirement son inclusion |

**60. Au cours du développement clinique d'un médicament, le(s) objectif(s) d'une phase IV est (sont) de déterminer :**

| | | |
|---|---|---|
| A | | L'efficacité et la tolérance par rapport à un traitement de référence ou un placebo |
| B | | La détection des évènements indésirables très rares |
| C | | La mise au point de la forme galénique définitive |
| D | | La dose maximale tolérée chez le patient |
| E | | L'efficacité et la tolérance dans les conditions habituelles de prescription |

**61. En fonction des phases de développement clinique des médicaments, les participants sont majoritairement :**

| | | |
|---|---|---|
| A | | Des patients en nombre limité en phase I |
| B | | Des volontaires sains en phase I |
| C | | Des volontaires sains en phase II |
| D | | Des patients en nombre limité en phase II |
| E | | Des patients en grand nombre en phase III |

**62. L'autorisation de mise sur le marché (AMM) pour un médicament est obtenue :**

| | | |
|---|---|---|
| A | | À la fin de la phase II |
| B | | À la fin de la phase IV |
| C | | À la fin de la phase III |
| D | | Auprès du Comité des Protections des Personnes (CPP) |
| E | | Auprès de la Haute Autorité de Santé (HAS) |

**63. En règle générale, dans les essais thérapeutiques utilisés pour une demande d'Autorisation de Mise sur le Marché (AMM):**

| | | |
|---|---|---|
| A | | L'administration des médicaments se fait toujours en double aveugle |
| B | | La randomisation permet de créer des groupes comparables |
| C | | On peut comparer le produit étudié à un placebo |
| D | | On peut comparer le produit étudié à un médicament de référence |
| E | | On peut comparer le produit à des données historiques |

**64. Les affirmations suivantes concernant le développement clinique du médicament sont exactes**

| | | |
|---|---|---|
| A | | Les études de phase II correspondent aux premières administrations chez l'homme |
| B | | Les études de phase II comparent l'efficacité de différentes doses du médicament |
| C | | Le but de la phase III est de démontrer que le rapport bénéfice-risque du médicament est favorable dans une indication thérapeutique spécifique |
| D | | Les essais cliniques des médicaments nécessitent l'avis favorable d'un comité de Protection des Personnes (CPP) |
| E | | Les essais cliniques des médicaments nécessitent l'avis favorable d'une Autorité Compétente qui est la Haute Autorité de Santé (HAS) |

**65. Dans les études de phase III de développement du médicament**

| | | |
|---|---|---|
| A | | Les essais cliniques sont nécessairement monocentriques |
| B | | Les essais cliniques comparent le nouveau médicament à un placebo ou à un médicament de référence |
| C | | Les essais cliniques sont dans la mesure du possible réalisés en double aveugle |
| D | | L'évaluation des résultats de ces essais est définie à partir d'un seul critère (critère principal) |
| E | | Les résultats de ces essais correspondent aux seules données cliniques qui figurent dans le dossier d'autorisation de mise sur le marché (AMM) |

**66. Le développement préclinique des médicaments**

| | | |
|---|---|---|
| A | | Ne concerne que des études réalisées in vitro |
| B | | Suit les recommandations de l'ICH (International Conference on Harmonisation) |
| C | | Certaines études sont obligatoires avant la première administration chez l'homme |
| D | | Doit inclure une étude de toxicité chez 2 espèces de mammifère dont une espèce non rongeur si l'administration chez l'homme est prévue de se faire de façon répétée |
| E | | N'inclue pas l'évaluation de la génotoxicité |

**67. Concernant le développement préclinique du médicament :**

| | | |
|---|---|---|
| A | | les études de mutagénèse recherchent la survenue de mutations dans l'ADN chez l'Homme |
| B | | les éventuelles modifications de matériel génétique induites par le médicament sont vérifiées par des tests sur bactéries uniquement |
| C | | il peut conduire à un arrêt du développement du médicament |
| D | | les études de cancérogenèse peuvent être raccourcies à 3 mois chez les Animaux sensibles |
| E | | il doit comporter des études de reprotoxicité |

**68. Concernant la phase 2 du développement clinique d'un médicament :**

| | | |
|---|---|---|
| A | | elle détermine la poursuite ou non du développement clinique d'un médicament |
| B | | elle est réalisée dans le respect des bonnes pratiques cliniques |
| C | | elle correspond à des études d'efficacité et de sécurité |
| D | | elle permet d'évaluer la posologie la plus adaptée |
| E | | elle permet de détecter des effets indésirables rares |

VI

# 7 - Cibles et mécanismes d'action des médicaments

**1. Parmi les propositions suivantes relatives aux mécanismes d'action des médicaments, quelle est (quelles sont) celle (celles) qui est (sont) exacte(s) ?**

| | | |
|---|---|---|
| A | | Les récepteurs à tyrosine kinase sont des récepteurs intranucléaires |
| B | | L'aspirine provoque une inhibition réversible de la cyclo-oxygénase |
| C | | Le récepteur GABA-A est un récepteur canal perméable aux ions chlore |
| D | | L'effecteur final d'un récepteur couplé à une protéine G peut être une enzyme |
| E | | Les antibiotiques de type béta-lactamine interagissent avec la membrane bactérienne |

**2. Parmi les éléments suivants, quel est (quels sont) celui (ceux) qui influence(nt) l'intensité de la réponse à un médicament ?**

| | | |
|---|---|---|
| A | | L'affinité du médicament pour sa cible |
| B | | La dose administrée du médicament |
| C | | L'activité du médicament sur sa cible |
| D | | La sélectivité du médicament pour sa cible |
| E | | L'affinité et la sélectivité du médicament n'ont rien à voir avec l'intensité de la réponse. |

**3. Concernant les cibles moléculaires des médicaments :**

| | | |
|---|---|---|
| A | | l'insuline se fixe sur un récepteur à activité tyrosine kinase |
| B | | l'activation des récepteurs a1-adrénergiques des cellules musculaires lisses entraîne une augmentation de la concentration de calcium intracellulaire |
| C | | les récepteurs b-adrénergiques sont des récepteurs canaux |
| D | | les récepteurs nicotiniques sont transmembranaires et couplés à la phospholipase C |
| E | | une fois activés, les récepteurs des glucocorticoïdes se fixent sur la mitochondrie |

**4. Les statines :**

| | | |
|---|---|---|
| A | | sont des inhibiteurs enzymatiques |
| B | | sont des antagonistes des récepteurs du cholestérol |
| C | | diminuent la synthèse de cholestérol |
| D | | sont des inhibiteurs d'un transporteur hépatique du cholestérol |
| E | | stimulent la dégradation enzymatique du cholestérol |

**5. les médicaments suivants interagissent avec un transporteur transmembranaire :**

| | | |
|---|---|---|
| A | | les antidépresseurs inhibiteurs de la recapture de sérotonine |
| B | | les antagonistes des récepteurs b-adrénergiques |
| C | | les inhibiteurs de la pompe à protons |
| D | | les inhibiteurs de l'acétylcholinestérase |
| E | | les inhibiteurs de la transcriptase inverse virale |

**6. Parmi ces affirmations concernant les récepteurs canaux, lesquelles sont vraies ?**

| | | |
|---|---|---|
| A | | Ils sont membranaires. |
| B | | Ils peuvent activer une protéine G. |
| C | | Ils peuvent induire une dépolarisation. |
| D | | Ils peuvent induire une hyperpolarisation. |
| E | | Leur activation génère une entrée d'ions. |

**7. Parmi ces propositions concernant la lidocaïne, laquelle est vraie ?**

| | | |
|---|---|---|
| A | | La lidocaïne active les canaux potassiques. |
| B | | La lidocaïne bloque les canaux calciques. |
| C | | La lidocaïne bloque les canaux sodiques. |
| D | | La lidocaïne bloque les canaux chlorure. |
| E | | La lidocaïne active les canaux sodiques. |

**8. Concernant l'érythropoïétine (EPO), lesquelles de ces propositions sont justes ?**

| | | |
|---|---|---|
| A | | L'EPO stimule la prolifération des globules rouges et des lymphocytes T. |
| B | | L'EPO recombinante humaine est utilisée pour traiter l'anémie de l'insuffisance rénale chronique. |
| C | | La synthèse d'EPO est stimulée par l'augmentation de la PCO2 dans les reins. |
| D | | L'EPO est une enzyme de la famille des tyrosine kinases. |
| E | | La synthèse d'EPO est régulée par l'oxygénation du sang et des organes. |

**9. Parmi les familles d'antirétroviraux suivantes, laquelle agit en inhibant l'entrée du VIH dans la cellule cible ?**

| | | |
|---|---|---|
| A | | Les inhibiteurs de l'intégrase. |
| B | | Les inhibiteurs de la protéase. |
| C | | Les inhibiteurs de la fixation au co-récepteur CCR5. |
| D | | Les inhibiteur de la transcriptase inverse. |
| E | | Les inhibiteurs de la caspase 5. |

**10. A propos des mécanismes d'action des médicaments, indiquer la ou les propositions vraies**

| | | |
|---|---|---|
| A | | Les laxatifs osmotiques peuvent provoquer une diminution du volume sanguin en raison de l'afflux d'eau et de sels vers l'intestin et leur élimination fécale |
| B | | L'action physicochimique s'exerce directement dans tous les compartiments de l'organisme |
| C | | La plupart des substances antiseptiques agissent par une action physico-chimique forte qui permet de détruire ou de fragiliser la paroi et la membrane bactérienne ou virale |
| D | | La connaissance de l'origine des substances (chimie de synthèse, extractive, issue des biotechnologies) donne des indications sur les cibles cellulaires et les mécanismes mis en jeu pour produire les effets |
| E | | La connaissance de l'affinité d'un médicament pour sa cible cellulaire permet de prédire ses effets |

**11. A propos des mécanismes d'action des médicaments, indiquer la ou les propositions vraies**

| | | |
|---|---|---|
| A | | L'application de la loi d'action de masse aux interactions réversibles entre médicament et protéine cible prédit que lorsque la concentration du médicament diminue, le complexe médicament-protéine se dissocie et l'effet s'atténue |
| B | | L'établissement d'une liaison covalente entre le médicament et la protéine cible rend la réversibilité de l'effet indépendante du taux de renouvellement de la protéine cible |
| C | | Les substances actives sur les récepteurs localisés à l'intérieur de la cellule peuvent rester confinées dans l'espace extracellulaire et être actives |
| D | | Le blocage d'une enzyme par un inhibiteur pharmacologique se mesure plus facilement par la mesure du rapport substrat/produit car ce rapport amplifie l'effet intrinsèque des inhibiteurs enzymatiques de diminution du produit et d'augmentation du substrat |
| E | | L'effet du blocage d'un récepteur dans un tissu ou un organe ne dépend pas du niveau de signal endogène |

**12. A propos du degré d'ionisation d'une substance active**

| | | |
|---|---|---|
| A | | Il dépend du gabarit de la substance active |
| B | | Une substance active ionisée traverse facilement les membranes cellulaires |
| C | | Il dépend du pH du milieu |
| D | | Une substance active ionisée est très liposoluble |
| E | | Il dépend de la masse molaire de la substance active |

**13. A propos des cibles des médicaments**

| | | |
|---|---|---|
| A | | Tous les médicaments agissent après fixation à une cible cellulaire |
| B | | Les protéines constituent les cibles majoritaires des médicaments |
| C | | Les médicaments très hydrophobes restent insérés dans la membrane plasmique |
| D | | La majorité des médicaments ne se fixe qu'à une seule cible |
| E | | Après fixation à un récepteur membranaire, le médicament est internalisé dans la cellule |

**14. A propos de la liaison aux cibles**

| | | |
|---|---|---|
| A | | Un substrat suicide se lie de façon covalente à l'enzyme qui le dégrade |
| B | | Les transporteurs font toujours passer les ions dans le sens de leur gradient de concentration |
| C | | Les médicaments qui bloquent la pompe K+/H+ empêchent l'acidification du suc gastrique |
| D | | La sélectivité du médicament est indépendante de sa concentration |
| E | | Les effets secondaires résultent de la fixation du médicament à une autre cible que la cible thérapeutique |

**15. A propos des traitements au long cours**

| | | |
|---|---|---|
| A | | Tout médicament devient toxique au-delà d'une certaine dose |
| B | | La tolérance au médicament correspond à une diminution de ses effets secondaires |
| C | | L'administration de médicament au long cours peut entraîner une diminution de son efficacité thérapeutique |
| D | | Le blocage prolongé d'un récepteur par un antagoniste conduit à une augmentation de son expression |
| E | | Les phénomènes de compensation induits par la prise prolongée de médicaments s'opposent toujours à l'effet thérapeutique |

**16. Concernant les cibles moléculaires des médicaments**

| | | |
|---|---|---|
| A | | elles sont pour environ 40 % représentées par des récepteurs membranaires |
| B | | environ 1200 cibles ont été identifiées et caractérisées à ce jour |
| C | | les inhibiteurs d'enzymes représentent 15 % des médicaments |
| D | | le paracétamol agit sur la même cible moléculaire que l'aspirine |
| E | | une cible moléculaire est toujours une protéine |
| F | | toutes les propositions précédentes sont inexactes |

**17. Concernant les récepteurs**

| | | |
|---|---|---|
| A | | ils peuvent dans certains cas permettre le passage d'ions |
| B | | il existe des récepteurs spécifiques du monoxyde d'azote (NO) |
| C | | la liaison d'un ligand à son récepteur est toujours irréversible |
| D | | un médicament peut modifier la fonctionnalité d'un récepteur |
| E | | les récepteurs à activité guanylate cyclase permettent d'augmenter le taux d'AMPc |
| F | | toutes les propositions précédentes sont inexactes |

**18. Concernant les ligands des récepteurs couplés aux protéines G**

| | | |
|---|---|---|
| A | | ils représentent 25 % des médicaments |
| B | | ils se lient sur la face extracellulaire du récepteur |
| C | | la morphine est un médicament de ce type |
| D | | lorsque ces ligands sont des antagonistes, ils entrainent un changement discret de conformation du récepteur |
| E | | certaines enzymes sont identifiées dans cette catégorie |
| F | | toutes les propositions précédentes sont inexactes |

**19. Concernant les systèmes de recapture**

| | | |
|---|---|---|
| A | | les médicaments qui les inhibent augmentent les effets des ligands naturels |
| B | | ils sont particulièrement impliqués dans les systèmes de neurotransmission |
| C | | il existe des systèmes de recapture d'enzymes cytosoliques |
| D | | la fluoxétine est un inhibiteur sélectif de la recapture de la sérotonine |
| E | | le salbutamol est un inhibiteur sélectif de la recapture de la noradrénaline |
| F | | toutes les propositions précédentes sont inexactes |

**20. Indiquez la (les) proposition(s) exacte(s) concernant les molécules suivantes :**

| | | |
|---|---|---|
| A | | Au départ, l'aspirine a été extraite à partir de l'If du Pacifique |
| B | | La pénicilline est la seule molécule identifiée grâce à la théorie des signatures |
| C | | L'imipramine est issue d'une démarche de recherche rationnelle |
| D | | La pénicilline est un inhibiteur de protéase utilisé comme antiviral |
| E | | La cocaïne est le chef de file des anesthésiques locaux |

**21. Indiquez les 2 propositions exactes concernant la cible des molécules suivantes :**

| | | |
|---|---|---|
| A | | L'insuline agit sur un récepteur à 7 domaines transmembranaires couplé à une protéine G |
| B | | Le VEGF active un récepteur à activité enzymatique de la membrane plasmique |
| C | | La digoxine bloque l'ATPase Na+/K+ |
| D | | Les anti-inflammatoires stéroïdiens agissent sur des canaux ioniques |
| E | | La nicotine a pour cible un récepteur à activité enzymatique |

**22. Indiquez la (es) proposition(s) exacte(s) concernant les récepteurs à 7 domaines transmembranaires couplés à une protéine G :**

| | | |
|---|---|---|
| A | | Leurs domaines transmembranaires ont une structure secondaire en hélice alpha |
| B | | 50% d'entre eux sont activés par des stimuli tels que la lumière ou des agents du goût |
| C | | Ce sont des récepteurs constitués de 7 sous-unités |
| D | | Ils sont la cible des benzodiazépines et des barbituriques |
| E | | Ils représentent 55% des cibles des médicaments |

**23. Indiquez les 2 propositions exactes concernant les canaux voltage-dépendants :**

| | | |
|---|---|---|
| A | | Ce sont des protéines transmembranaires |
| B | | Ils consomment de l'ATP pour fonctionner |
| C | | Ils s'ouvrent à la suite de la fixation d'un neuromédiateur sur un site de liaison |
| D | | Ils sont la cible de certains antihypertenseurs |
| E | | Ils sont la cible des antidépresseurs |

**24. A propos des récepteurs couplés aux protéines G :**

| | | |
|---|---|---|
| A | | Leurs protéines G sont constituées de 3 sous unités protéiques différentes. |
| B | | La sous unité β des protéines G possède une activité enzymatique. |
| C | | La sous unités α des protéines Gq active une phospholipase C |
| D | | Leur activation par un agoniste conduit à la dissociation de la protéine G en une sous unité α et un dimère βγ qui peuvent activer des effecteurs différents. |
| E | | En l'absence d'agoniste, la sous unité α des protéines G est liée à de l'ATP. |

**25. Le phénomène de désensibilisation des récepteurs :**

| | | |
|---|---|---|
| A | | Survient à la suite d'un traitement prolongé par des antagonistes. |
| B | | Se traduit par une diminution de la réponse induite par les agonistes. |
| C | | Peut être lié au découplage du récepteur de sa protéine G. |
| D | | Peut être à l'origine d'une tolérance à un traitement. |
| E | | Induit un effet rebond à l'arrêt brutal d'un traitement. |

**26. .Les pompes ioniques**

| | | |
|---|---|---|
| A | | Transportent les ions par diffusion passive. |
| B | | Sont des cibles de principes actifs. |
| C | | Contribuent à l'établissement du gradient ionique de part et d'autre de la membrane cellulaire. |
| D | | Utilisent l'énergie fournie par l'hydrolyse de l'ATP. |
| E | | Sont des canaux ioniques. |

**27. Parmi les caractéristiques suivantes, quelles sont celles qui concernent la liaison d'un médicament à sa cible :**

| | | |
|---|---|---|
| A | | Sécurité |
| B | | Efficacité |
| C | | Stéréo-sélectivité |
| D | | Saturabilité |
| E | | Bioéquivalence |

**28. Cibles et mécanismes d'action des médicaments :**

| | | |
|---|---|---|
| A | | Certains médicaments anti-inflammatoires ont comme cible des récepteurs nucléaires |
| B | | Les récepteurs à 7 domaines transmembranaires, couplés à une protéine G, sont localisés au niveau de la membrane plasmique |
| C | | Les récepteurs de type-A au GABA (récepteurs GABA-A) sont des récepteurs-canaux qui assurent un influx de cations |
| D | | La cinétique des effets des médicaments qui se fixent sur des récepteurs nucléaires est généralement plus rapide que celle des médicaments se fixant sur des récepteurs-canaux |
| E | | Une des fonctions des récepteurs-canaux est de transporter les agonistes de ces récepteurs à l'intérieur de la cellule |

**29. Cibles et mécanismes d'action des médicaments :**

| | | |
|---|---|---|
| A | | Les récepteurs à activité enzymatique sont des récepteurs à 7 domaines transmembranaires, couplés à une protéine G |
| B | | Les récepteurs nucléaires sont les cibles de médicaments très hydrophiles |
| C | | Un médicament se fixant sur un récepteur localisé au niveau de la membrane plasmique peut augmenter le degré de phosphorylation de protéines intracellulaires |
| D | | Les médiateurs de l'organisme se comportent généralement comme des antagonistes de leurs récepteurs |
| E | | Des inhibiteurs irréversibles de $H^+/K^+$-ATPase des cellules pariétales de l'estomac sont utilisés comme médicaments anti-ulcéreux |

**30. Cibles et mécanismes d'action des médicaments :**

| | | |
|---|---|---|
| A | | En présence d'un antagoniste compétitif, la CE50 d'un agoniste diminue |
| B | | En présence d'un antagoniste compétitif, l'effet maximum (Emax) d'un agoniste augmente |
| C | | Dans le cas de réponses quantales, la DE50 d'un agoniste correspond à la dose qui entraîne un effet donné chez 50 % de l'effectif étudié |
| D | | Dans le cas de réponses graduelles, la CE50 correspond à la concentration d'antagoniste qui entraîne 50 % de l'effet maximal |
| E | | Un agoniste entier possède un effet d'amplitude supérieure à celle d'un agoniste partiel |

**31. Le tableau ci-dessous illustre les valeurs de KI, exprimées en nanomoles/L, de 3 médicaments (appelés A, B et C) obtenues lors d'études de liaison spécifique sur deux récepteurs à l'adrénaline (récepteurs β1 et récepteur β2) :**

| | **Récepteurs** | |
|---|---|---|
| | **β1** | **β2** |
| **A** | 13 | 0,3 |
| **B** | 1200 | 1,2 |
| **C** | 0,3 | 0,2 |

| | | |
|---|---|---|
| A | | Des trois médicaments étudiés, le médicament C est celui qui présente la meilleure affinité pour le récepteur β1 |
| B | | Des trois médicaments étudiés, le médicament C est celui qui présente la meilleure affinité et la meilleure sélectivité pour le récepteur β2 |
| C | | Ces données indiquent que le médicament B est un antagoniste du récepteur β1 |
| D | | Des trois médicaments étudiés, le médicament A présente une meilleure sélectivité pour le récepteur β2 |
| E | | Si le médicament B est un agoniste, il pourrait être développé comme bronchodilatateur |

**32. Concernant les récepteurs couplés aux protéines G (RCPGs), quelle(s) est (sont) la (les) proposition(s) exacte(s) ? :**

| | | |
|---|---|---|
| A. | | Leur extrémité N terminale intracellulaire est plus longue pour les récepteurs de classe C que pour les récepteurs de classe A et B |
| B. | | Tous les RCPGs possèdent sept domaines transmembranaires |
| C. | | La majorité des RCPGs est exprimée à la membrane cytoplasmique sous la forme d'oligomères |
| D. | | Une mutation activante du récepteur V2 de la vasopressine est responsable du diabète néphrogénique insipide |
| E. | | Le récepteur CCR5 permet la pénétration du virus VIH dans la cellule |

**33. Concernant les récepteurs couplés aux protéines G (RCPGs), quelle(s) est (sont) la (les) proposition(s) exacte(s) ? :**

| | | |
|---|---|---|
| A. | | L'activation de la protéine G se caractérise par l'échange, au niveau de la sous-unité alpha, du GTP par du GDP |
| B. | | Les agonistes inverses provoquent le découplage du RCPG de la protéine G |
| C. | | La désensibilisation d'un RCPG est un phénomène dépendant du temps d'exposition du récepteur à un agoniste et implique la bêta-arrestine qui induit la séquestration du RCPG dans les lysosomes |
| D. | | Au niveau de la membrane cytoplasmique, les RCPG ne forment que des dimères |
| E. | | Le calcium peut pénétrer dans la cellule en se liant à un RCPG de classe C |

**34. Concernant les canaux ioniques VOC calciques, quelle(s) est (sont) la (les) proposition(s) exacte(s) ? :**

| | | |
|---|---|---|
| A. | | Des mutations du canal codé par le gène KCNQ1 sont associées à la migraine hémiplégique familiale |
| B. | | Les dihydropyridines se lient sur le versant extracellulaire de la sous-unité alpha du canal |
| C. | | Au niveau vasculaire, les dihydropyridines déterminent une vasodilatation |
| D. | | Les canaux calciques VOC de type T participent à l'entrée de calcium en phase 2 du potentiel d'action de la cellule contractile cardiaque |
| E. | | Le vérapamil antagonise les canaux VOC calciques qui participent à la phase 4 de dépolarisation diastolique spontanée du potentiel d'action des cellules musculaires cardiaques |

**35. Concernant les médicaments agissant sur l'ADN ou l'ARN cellulaire, quelle(s) est (sont) la (les) proposition(s) exacte(s) ?**

| | | |
|---|---|---|
| A | | Ils sont lipophiles |
| B | | On retrouve la vitamine D |
| C | | Dans le noyau, le complexe médicament-récepteur (MR) se lie à l'ADN en reconnaissant des séquences nucléotidiques spécifiques dans le promoteur des gènes |
| D | | La liaison du complexe MR aux séquences HRE (Hormone Responsive Element) peut activer la transcription génique |
| E | | E. Les agents anticancéreux intercalants et alkylants altèrent directement la synthèse protéique |

**36. Concernant les médicaments anti-infectieux, quelle(s) est (sont) la (les) proposition(s) exacte(s) ?**

| | | |
|---|---|---|
| A | | Ils agissent sur des cibles portées par l'organisme humain |
| B | | Les antibiotiques sont utiles dans les infections à virus du groupe herpès |
| C | | Les pénicillines agissent sur la paroi bactérienne |
| D | | Les macrolides inhibent l'ADN polymerase bactérienne |
| E | | Le proguanil est un antiparasitaire inhibant la dihydrofolate réductase de l'agent du paludisme |

**37. Un médicament A se lie à un récepteur membranaire RA qui possède différents sous-types (RA1, RA2 et RA3). Parmi les propositions suivantes concernant les caractéristiques de cette liaison laquelle (lesquelles) est (sont) vraie(s) ?**

| | | |
|---|---|---|
| A | | La dose de A à administrer est inversement proportionnelle à l'affinité de A pour son récepteur ; |
| B | | Si la liaison de A à son récepteur est réversible, A pourra être déplacé de son récepteur par un médicament de plus forte affinité ; |
| C | | La liaison de A à son récepteur est dite non sélective si A se lie avec la même affinité sur RA1, RA2 et RA3 ; |
| D | | La liaison de A à son récepteur est dite spécifique si A ne se fixe que sur RA. |
| E | | Les propositions A, B, C et D sont fausses. |

**38. Parmi les récepteurs cités ci-dessous, lesquels sont des récepteurs membranaires ?**

| | | |
|---|---|---|
| A | | Les récepteurs ionotropiques ; |
| B | | Les récepteurs des hormones thyroïdiennes ; |
| C | | Les récepteurs à activité tyrosine-kinase ; |
| D | | Les récepteurs couplés aux protéines G. |
| E | | Les propositions A, B, C et D sont fausses. |

**39. Parmi les propositions ci-dessous concernant les médicaments agissant sur des récepteurs à activité enzymatique ou des enzymes solubles, laquelle (lesquelles) est (sont) vraie(s) ?**

| | | |
|---|---|---|
| A | | Les médicaments qui inhibent les récepteurs à activité tyrosine kinase sont utilisés comme anticancéreux ; |
| B | | Les médicaments qui inhibent l'enzyme de conversion sont utilisés comme anti-ulcéreux ; |
| C | | Les médicaments qui inhibent les cyclooxygénases sont utilisés comme anti-hypertenseurs ; |
| D | | Les médicaments qui inhibent les phosphodiestérases sont utilisés dans le traitement des troubles de l'érection. |
| E | | Les propositions A, B, C et D sont fausses. |

**40. Concernant les résultats de l'expérience de compétition à l'équilibre de la liaison de la [3H]-adrénaline sur un récepteur adrénergique par une molécule X décrits dans la figure, quelle(s) est (sont) la (les) proposition(s) exacte(s) ? :**

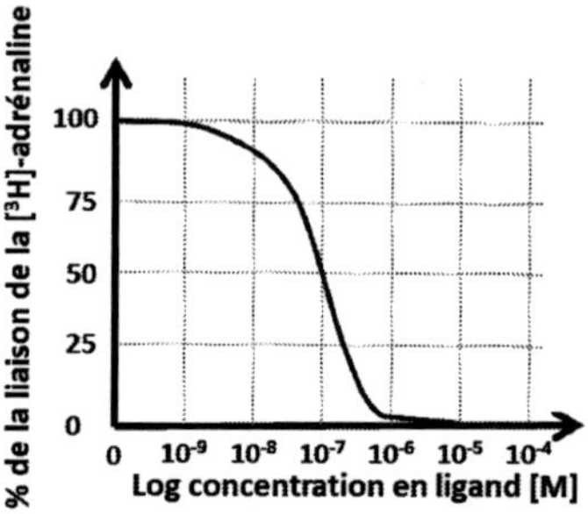


| | | |
|---|---|---|
| A. | | La valeur de l'IC50 de X est 100 nM |
| B. | | Sachant que la concentration de [3H]-adrénaline utilisée est de 3 nM et son Kd de 1 nM, la valeur du Ki de X est 50 nM |
| C. | | Cette expérience montre que la molécule X est un antagoniste du récepteur occupé par la [3H]-adrénaline |
| D. | | Dans la même expérience, une molécule Y (non représentée sur la figure) a un Ki de 5 nM. On peut conclure que Y est plus puissante que X |
| E. | | Cette expérience démontre que le récepteur sur lequel se lie la [3H]-adrénaline est de type beta-adrénergique |

**41. Concernant les récepteurs couplés aux protéines G (RCPGs), quelle(s) est (sont) la (les) proposition(s) exacte(s) ? :**

| | | |
|---|---|---|
| A. | | Ils se caractérisent par l'existence de 7 domaines transmembranaires |
| B. | | L'activation de la protéine G provoque d'abord le recrutement de la bêta-arrestine puis la phosphorylation du RCPG par la GRK |
| C. | | Leur signalisation intracellulaire implique toujours l'activation d'une protéine G |
| D. | | L'effet maximum (Emax) d'un agoniste d'un RCPG nécessite la liaison de l'agoniste à la totalité des récepteurs présents sur la préparation expérimentale étudiée |
| E. | | Certains RCPG ont une activité constitutive même en l'absence de ligand |

**42. Concernant les tests précliniques réalisés chez l'animal, quelle(s) est (sont) la (les) proposition(s) exacte(s) ? :**

| | | |
|---|---|---|
| A. | | La NOAEL permet de calculer la première dose administrée à l'Homme malade en phase II |
| B. | | En toxicité aigüe, le principal paramètre mesuré est la DL10 |
| C. | | Les tests de toxicité chronique sont réalisés chez 2 espèces animales : le rat et la souris |
| D. | | La durée des tests de cancérogenèse dépend de la durée prévue d'exposition au médicament chez l'Homme |
| E. | | Le thalidomide a des effets foetotoxiques |

**43. Concernant le paracétamol, quelle(s) est (sont) la (les) proposition(s) exacte(s) ? :**

| | | |
|---|---|---|
| A. | | L'acétaminophène est un précurseur du paracétamol |
| B. | | Il possède des effets antalgiques et antipyrétiques |
| C. | | L'ensemble de ses effets pharmacologiques est dû au blocage du canal TRPA1 |
| D. | | Il s'agit d'un médicament à prescription médicale facultative et non remboursable par la sécurité sociale |
| E. | | Il est parfois associé à la codéine |

**44. Concernant les récepteurs ionotropes, quelle(s) est (sont) la (les) proposition(s) exacte(s) ?**

| | | |
|---|---|---|
| A. . | | Ils possèdent tous un pont disulfure entre deux résidus cystéines situés à l'intérieur de la cellule |
| B. | | Il s'agit d'hétéropentamères |
| C. | | Le récepteur 5HT3 de la sérotonine est impliqué dans le vomissement |
| D. | | L'alcool est un modulateur allostérique positif du récepteur GABA-B |
| E. | | Les curares sont des anesthésiques généraux dont la cible est le récepteur nicotinique |

**45. Concernant les produits de santé, quelle(s) est (sont) la (les) proposition(s) exacte(s) ? :**

| | | |
|---|---|---|
| A. | | L'article L5121-1 du code de la sécurité sociale définit juridiquement le médicament |
| B. | | Les Dispositifs Médicaux (DM) ne sont remboursables que s'ils obtiennent un avis favorable de la Commission de Transparence de la HAS |
| C. | | La Commission Nationale d'Evaluation des Dispositifs Médicaux et des Technologies de Santé veille à la sécurité d'emploi des DM |
| D. | | L'amidon de maïs est un aliment diététique destiné au traitement de certaines glycogénoses |
| E. | | Les produits thérapeutiques annexes sont autorisés par l'ANSM et ont un marquage CE |



**46. Concernant les cibles des médicaments, quelle(s) est (sont) la (les) proposition(s) exacte(s) ? :**

| | | |
|---|---|---|
| A. | | Le bicarbonate de sodium inhibe l'activité de la pompe à protons et élève le pH intragastrique |
| B. | | Les antibiotiques de la famille des macrolides sont des inhibiteurs du cytochrome P450 3A4 |
| C. | | La complémentarité conformationnelle entre la cible et le médicament est suffisante pour l'établissement de liaisons dites de faible énergie |
| D. | | L'aspirine à faibles doses est un inhibiteur préférentiel de la cyclo-oxygénase de type 1 |
| E. | | La stimulation du récepteur minéralocorticoïde par l'aldostérone détermine une rétention sodée et hydrique ainsi qu'une hypokaliémie |

**47. Parmi les propositions suivantes lesquelles sont exactes ?**
**Les médicaments actuels**

| | | |
|---|---|---|
| A | | Se fixent à plus de 1000 cibles différentes |
| B | | Peuvent inhiber des récepteurs |
| C | | Ciblent majoritairement les transporteurs |
| D | | Peuvent ouvrir des canaux ioniques |
| E | | N'ont chacun qu'une seule cible |

**48. Parmi les propositions suivantes laquelle est exacte ?**
**Un antagoniste neutre**

| | | |
|---|---|---|
| A | | Stimule un récepteur |
| B | | Induit une réponse partielle |
| C | | N'induit pas de réponse |
| D | | Induit une réponse inverse |
| E | | Stimule un transporteur |

**49. Parmi les propositions suivantes lesquelles sont exactes ?**
**L'alpha-méthyldopa**

| | | |
|---|---|---|
| A | | Est un antihypertenseur |
| B | | Est un inhibiteur de transporteur |
| C | | Est un agoniste partiel |
| D | | Est un faux substrat |
| E | | Est un anti-inflammatoire |

**50. Parmi les propositions suivantes laquelle est exacte ?**
**La stimulation du récepteur GABA-B met en jeu**

| | | |
|---|---|---|
| A | | une inhibition de la protéine Gq |
| B | | une augmentation d'AMP cyclique |
| C | | une activation de la protéine Gs |
| D | | une diminution d'AMP cyclique |
| E | | une diminution d'inositol triphosphate |

**51. Parmi les propositions suivantes lesquelles sont exactes ?**
**Les récepteurs membranaires incluent**

| | | |
|---|---|---|
| A | | Les récepteurs nicotiniques |
| B | | Les récepteurs des glucocorticoïdes |
| C | | Les récepteurs du VEGF |
| D | | Les récepteurs de la noradrénaline |
| E | | Les récepteurs des hormones thyroïdiennes |

**52. Parmi les propositions suivantes lesquelles sont exactes ?**
**Le facteur natriurétique auriculaire (ANF)**

| | | |
|---|---|---|
| A | | Agit via un récepteur enzyme |
| B | | Est une hormone |
| C | | Intervient dans la régulation de la pression artérielle |
| D | | Intervient dans la régulation de la glycémie |
| E | | Agit via un récepteur nucléaire |

**53. Parmi les propositions suivantes lesquelles sont exactes ?**

| | | |
|---|---|---|
| A | | Plus le Kd est grand, meilleure est l'affinité |
| B | | Plus l'Emax est grand, meilleure est l'efficacité |
| C | | Plus le Kd est petit, meilleure est l'affinité |
| D | | Plus la CI50 est grande, meilleure est l'affinité |
| E | | Plus la CE50 est petite, meilleure est la puissance |

**54. Parmi les propositions suivantes lesquelles sont exactes ?**
**L'érythropoïétine**

| | | |
|---|---|---|
| A | | Agit via un récepteur nucléaire |
| B | | Est produite essentiellement par le foie |
| C | | Existe sous forme recombinante humaine |
| D | | Agit via un récepteur enzyme |
| E | | Est produite essentiellement par le rein |

**55. Parmi les propositions suivantes lesquelles sont exactes ?**
**Le tacrolimus**

| | | |
|---|---|---|
| A | | Inhibe la protéine mTOR |
| B | | Est un agoniste IL-2 |
| C | | Inhibe la calcineurine |
| D | | Est utilisé pour le traitement immunosuppresseur |
| E | | Est un antagoniste calcique |

**56. Parmi les propositions suivantes laquelle est exacte ?**
**L'enfurvitide, un antiviral (VIH)**

| | | |
|---|---|---|
| A | | Est un inhibiteur de transcriptase inverse |
| B | | Est un inhibiteur de fusion |
| C | | Est un inhibiteur d'intégrase |
| D | | Est un inhibiteur de protéase |
| E | | Est un inhibiteur de synthèse protéique |

**57. Parmi les propositions suivantes lesquelles sont exactes ?**
**Les antibiotiques incluent**

| | | |
|---|---|---|
| A | | les polymyxines |
| B | | les macrolides |
| C | | les bêta-lactamines |
| D | | les sulfamides |
| E | | les aminosides |

**58. Parmi les propositions suivantes laquelle est exacte ?**
**Le propranolol est un antagoniste du récepteur**

| | | |
|---|---|---|
| A | | Alpha 1 |
| B | | Bêta1 |
| C | | Muscarinique |
| D | | Nicotinique |
| E | | GABA-B |

**59. Parmi les propositions suivantes lesquelles sont exactes ?**
**Le bosentan**

| | | |
|---|---|---|
| A | | est un antagoniste bêta 1 |
| B | | est vasodilatateur |
| C | | est indiqué pour le traitement de l'hypertension artérielle pulmonaire |
| D | | est un diurétique |
| E | | est un antagoniste ET-1 |

**60. La protéine G :**

| | | |
|---|---|---|
| A | | Est couplée aux récepteurs enzymes |
| B | | Couple un récepteur à une protéine effectrice |
| C | | Peut avoir un effet stimulant ou inhibiteur |
| D | | A 5 domaines transmembranaires |
| E | | Disparaît en cas de désensibilisation |

**61. Pour définir un récepteur en pharmacologie :**

| | | |
|---|---|---|
| A | | Il faut en connaitre le gène |
| B | | Il faut en connaitre le gène et la protéine qu'il code |
| C | | Il faut disposer d'au moins un agoniste |
| D | | Il faut disposer d'au moins un antagoniste |
| E | | Il faut disposer d'au moins un antagoniste capable de provoquer un effet mesurable et d'un agoniste capable de le bloquer |

**62. L'isoprotérénol est un agoniste de l'adrénaline car :**

| | | |
|---|---|---|
| A | | Il provoque, comme l'adrénaline, une tachycardie |
| B | | Il a une structure analogue à l'adrénaline |
| C | | Il a une structure analogue à l'adrénaline et imite ses effets |
| D | | Les deux composés ont le même site de liaison sur le récepteur cible |
| E | | Son effet est inhibé par les mêmes antagonistes que ceux qui antagonisent l'adrénaline |

**63. On étudie l'effet de trois types de molécules A, B et C sur deux types de récepteurs R et S. L'étude des courbes de liaison donne les constantes de dissociation suivantes :**

| Type de récepteur | Kd pour R en moles/L | Kd pour S en moles/L |
|---|---|---|
| Molécule A | 9,8 • 10-8 | 1,1 •10-2 |
| Molécule B | 8,1 • 10-2 | 2,7 •10-8 |
| Molécule C | 2,3 •10-3 | 1,8 •10-4 |

**Parmi les propositions suivantes laquelle (lesquelles) est (sont) exacte(s) :**

| | | |
|---|---|---|
| A | | La molécule A est sélective mais son affinité est médiocre |
| B | | La molécule A est sélective avec une très grande affinité pour S |
| C | | La molécule B est sélective pour les récepteurs de type S |
| D | | La molécule B est sélective pour les récepteurs de type R |
| E | | La molécule C est peu sélective mais possède une plus grande affinité pour S |

**64. A propos de la concentration efficace 50 (CE50), on peut dire que :**

| | | |
|---|---|---|
| A | | Elle caractérise l'efficacité d'un principe actif |
| B | | Elle dépend de la distribution du médicament au site d'action |
| C | | Elle permet d'évaluer la puissance d'un principe actif |
| D | | Elle reflète la concentration nécessaire pour occuper 75% des récepteurs |
| E | | Elle n'est évaluable que pour les médicaments antagonistes |

**66. L'activité intrinsèque d'un ligand :**

| | | |
|---|---|---|
| A | | Définit la capacité à activer plus ou moins fortement un récepteur après sa liaison |
| B | | Est égale à 1 pour un agoniste entier |
| C | | Est supérieure à 1 pour un agoniste partiel |
| D | | Est égale à 1 pour un antagoniste compétitif |
| E | | Permet d'estimer la concentration efficace 50 |

**67. A propos du GABA (acide gamma aminobutyrique), quelle(s) est (sont) la (les) réponse(s) exacte(s) :**

| | | |
|---|---|---|
| A | | c'est un neuromédiateur peptidique |
| B | | il peut se fixer sur des récepteurs couplés aux protéines G de type GABA B |
| C | | il peut se fixer sur des récepteurs canaux de type GABA A |
| D | | son activation entraîne une hyperpolarisation de la cellule |
| E | | aucune des propositions précédentes n'est exacte |

**68. Concernant la structure des récepteurs nucléaires, quelle(s) est (sont) la (les) réponse(s) exacte(s) :**

| | | |
|---|---|---|
| A | | le domaine A/B permet la dimérisation du récepteur |
| B | | la structure appelée « en doigts de zinc » correspond à des interactions entre deux atomes de zinc et des résidus glutamine |
| C | | la liaison des récepteurs à l'ADN se fait au niveau de séquences appelées « High Response Element » |
| D | | le domaine F est situé du côté de l'extrémité amino-terminale |
| E | | aucune des propositions précédentes n'est exacte |

**69. Concernant les canaux potassiques activés par l'ATP, quelle(s) est (sont) la (les) réponse(s) exacte(s) :**

| | | |
|---|---|---|
| A | | une augmentation de la concentration en ATP entraîne l'ouverture des canaux |
| B | | leur blocage entraîne la sortie de potassium à l'extérieur de la cellule |
| C | | leur blocage entraîne une hyperpolarisation |
| D | | leur blocage a pour conséquence une augmentation de la concentration en calcium extracellulaire |
| E | | aucune des propositions précédentes n'est exacte |

**70. Concernant les récepteurs à activité enzymatique, quelle(s) est (sont) la (les) réponse(s) exacte(s) :**

| | | |
|---|---|---|
| A | | les récepteurs des facteurs de croissance possèdent une activité sérine/thréonine kinase |
| B | | les récepteurs de l'hormone de croissance sont couplés à des tyrosine kinases cytosoliques |
| C | | les récepteurs du Tumor Necrosis Factor alpha (TNFa) sont couplés à des sérine/thréonine kinases cytosoliques |
| D | | les récepteurs du Transforming Growth Factor bêta (TGFb) sont couplés à des sérine/thréonine kinases cytosoliques |
| E | | aucune des propositions précédentes n'est exacte |

**71. Les récepteurs couplés aux protéines G**

| | | |
|---|---|---|
| A | | Ont pour particularité d'être activés par une guanosine |
| B | | Correspondent à très peu de récepteurs de médiateur |
| C | | Sont activés par l'adrénaline |
| D | | Sont activés par le calcium extracellulaire |
| E | | La morphine est un médicament ligand de récepteurs couplés aux protéines G |

**72. Quel(les) est(sont) la(les) réponse(s) correcte(s) ?**

| | | |
|---|---|---|
| A | | Les pompes ioniques sont des protéines multimériques transmembranaires |
| B | | La pompe à sodium ou Na+/K+ ATPase est la cible des digitaliques |
| C | | Les canaux ioniques assurent le passage des ions du côté le moins concentré au côté le plus concentré |
| D | | Les transporteurs ioniques sont particulièrement importants dans l'épithélium des tubules rénaux |
| E | | Les transporteurs ioniques sont la cible des diurétiques |

**73. Quel(les) est(sont) la(les) réponse(s) correcte(s) ?**

| | | |
|---|---|---|
| A | | La KD correspond à la concentration de ligand nécessaire pour occuper 100% des récepteurs |
| B | | La réponse quantale est régie par le principe du tout ou rien, elle est quantifiée par le paramètre DE50 correspondant à la dose nécessaire pour produire un effet chez 50% des animaux |
| C | | La réponse graduelle correspond à une augmentation graduelle en fonction de la concentration ou de la dose, elle est quantifiée par le paramètre DE50 ou CE50 qui correspond à la dose ou concentration nécessaire pour produire 50% de l'effet maximum de la drogue |
| D | | Le pD2 se calcule selon la formule –log CE50 |
| E | | Plus le pA2 est élevé plus l'affinité et l'efficacité de l'antagoniste sont élevées |

**74. La phosphorylation de protéines**

| | | |
|---|---|---|
| A | | Intervient dans la signalisation des récepteurs à activité protéine kinase |
| B | | Est permise via l'AMP cyclique généré à partir d'ATP par les adénylates cyclases et stimulant la protéine kinase A |
| C | | Est permise via le GMP cyclique généré par les guanylates cyclases et stimulant la protéine kinase G |
| D | | Est permise via le diacylglycérol généré par la phospholipase C et stimulant la protéine kinase C |
| E | | Est permise via les ions calcium stimulant les Cam-kinases |

**75. Les molécules thérapeutiques du système rénine angiotensine**

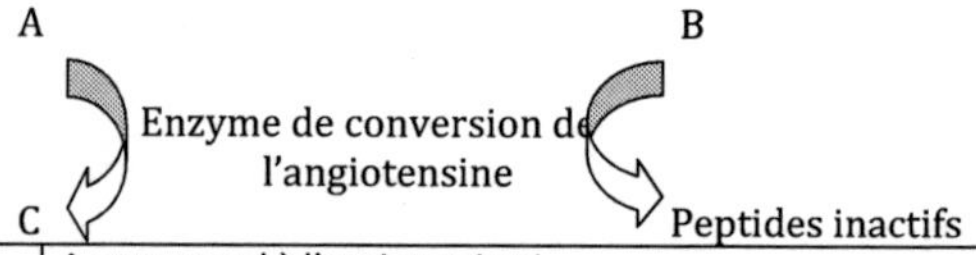


| | | |
|---|---|---|
| A | | A correspond à l'angiotensine I |
| B | | B correspond à la bradykinine |
| C | | C se fixe sur les récepteurs AT1 |
| D | | C correspond à l'angiotensine II |
| E | | Les inhibiteurs de l'enzyme de conversion de l'angiotensine inhibent la vasoconstriction induite par l'angiotensine et inhibent la production d'aldostérone |

# 8 - Principaux paramètres pharmacodynamiques et pharmacocinétiques

**1. Parmi les propositions suivantes relatives aux paramètres pharmacodynamiques, quelle est (quelles sont) celle (celles) qui est (sont) exacte(s) ?**

| | | |
|---|---|---|
| A | | Le Ki est un paramètre qui permet de mesurer l'affinité d'un médicament pour une cible |
| B | | Affinité et sélectivité ne sont pas synonymes |
| C | | La sélectivité dépend de la dose |
| D | | Un agoniste possède une activité intrinsèque supérieure à 1 |
| E | | Un agoniste entier possède une activité intrinsèque supérieur à celle d'un agoniste partiel |

**2. Parmi les propositions suivantes relatives à la pharmacocinétique des médicaments, quelle est (quelles sont) celle(s) qui est (sont) exacte(s) ?**

| | | |
|---|---|---|
| A | | La pharmacocinétique d'un médicament est toujours linéaire |
| B | | L'étape d'absorption digestive d'un médicament peut être décrite sur le plan mathématique par une exponentielle décroissante |
| C | | Le choix de la voie d'administration d'un médicament est influencé par son métabolisme hépatique |
| D | | L'aire sous la courbe (AUC) permet d'évaluer l'exposition d'un organisme aux effets d'un médicament |
| E | | L'alimentation peut modifier la biodisponibilité d'un médicament administré par voie orale |

**3. Parmi les propositions suivantes relatives à la pharmacocinétique des médicaments, quelle est (quelles sont) celle(s) qui est (sont) exacte(s) ?**

| | | |
|---|---|---|
| A | | La valeur maximale du Volume de distribution (Vd) est égale à 42 litres |
| B | | Le temps de demi-vie d'élimination (T1/2) d'un médicament va dépendre de sa distribution et de son élimination |
| C | | La P-glycoproteine diminue la biodisponibilité des médicaments administrés par voie orale |
| D | | La glucuronoconjugaison est une réaction de biotransformations de phase 1 |
| E | | Le millepertuis peut diminuer le métabolisme des immunosuppresseurs |

**4. Parmi les propositions suivantes relatives à la pharmacocinétique des médicaments, quelle est (quelles sont) celle(s) qui est (sont) exacte(s) ?**

| | | |
|---|---|---|
| A | | L'insuffisance hépatique peut augmenter le temps de demi-vie d'élimination (T1/2) d'un médicament |
| B | | Une déshydratation peut être responsable d'un retard d'élimination du médicament |
| C | | Une hypo-albuminémie va influencer la diffusion tissulaire d'un médicament |
| D | | Le rein est l'organe principal des réactions de biotransformations de phase 2 |
| E | | L'héparine est facilement absorbée par la muqueuse digestive |

**5. Concernant la relation [effets/concentrations] d'une molécule active :**

| | | |
|---|---|---|
| A | | sa caractérisation débute en phase 1 du développement du médicament |
| B | | sa caractérisation nécessite l'utilisation de modèles expérimentaux |
| C | | c'est un outil utile à la comparaison de molécules en développement |
| D | | elle permet de déterminer l'affinité du médicament pour sa cible |
| E | | elle permet de déterminer l'activité du médicament |

**6. A et B sont deux agonistes b2-adrénergiques aux effets bronchodilatateurs. Si la puissance bronchodilatatrice de A est plus importante que celle de B, cela veut dire que :**

| | | |
|---|---|---|
| A | | la concentration responsable de 50% de l'effet maximal ($CE_{50}$) de A est plus faible que celle de B |
| B | | l'effet maximal de A est plus important que celui de B |
| C | | l'affinité de A pour le récepteur $\beta_2$-adrénergique est plus forte que celle de B |
| D | | la sélectivité de A pour le récepteur $\beta_2$-adrénergique est plus importante que celle de B |
| E | | B est un agoniste partiel du récepteur $\beta_2$-adrénergique |

**7. Concernant l'absorption des médicaments par diffusion facilitée et transport actif :**

| | | |
|---|---|---|
| A | | un nombre restreint de médicaments est absorbé par ces mécanismes |
| B | | dans les 2 cas, l'absorption met en jeu un transporteur |
| C | | seule l'absorption par diffusion facilitée nécessite une consommation d'énergie |
| D | | dans les 2 cas, la vitesse d'absorption des composés est proportionnelle à leur gradient de concentration |
| E | | dans les 2 cas, l'absorption peut être inhibée de façon non compétitive |

**8. Concernant la phase d'absorption des médicaments :**

| | | |
|---|---|---|
| A | | lorsqu'un médicament est administré par voie perlinguale, sa vitesse d'absorption est plus importante que lorsqu'il est administré par voie orale |
| B | | elle est identique chez l'adulte et le nouveau-né |
| C | | elle est quantifiée par le paramètre de biodisponibilité |
| D | | elle conditionne la quantité de médicament disponible dans l'organisme |
| E | | elle ne dépend pas uniquement du coefficient d'absorption du médicament |

**9. Concernant la distribution des médicaments :**

| | | |
|---|---|---|
| A | | la distribution d'un médicament dans l'organisme est importante lorsque son volume de distribution a une valeur élevée |
| B | | elle dépend essentiellement du débit sanguin au niveau des différents tissus et organes |
| C | | chez la femme enceinte, la distribution des médicaments au fœtus est plus importante en début de grossesse qu'en fin de grossesse |
| D | | seuls les médicaments hydrosolubles peuvent franchir facilement la barrière hémato-encéphalique |
| E | | elle se fait principalement par un mécanisme de diffusion passive |

**10. Concernant les effets de premier passage (EPP) des médicaments :**

| | | |
|---|---|---|
| A | | les EPP après administration des médicaments par la voie intraveineuse sont identiques à ceux observables après administration par voie intramusculaire |
| B | | les médicaments administrés par voie pulmonaire peuvent subir les mêmes EPP que lorsqu'ils sont administrés par voie intraveineuse |
| C | | plus les EPP sont importants, plus la biodisponibilité des médicaments est élevée |
| D | | ils peuvent conduire à une augmentation des effets pharmacologiques des médicaments |
| E | | ils correspondent à une perte de médicament par métabolisme, qui survient après son arrivée dans la circulation générale |

**11. Concernant le métabolisme des médicaments :**

| | | |
|---|---|---|
| A | | il a pour but d'augmenter la lipophilie des médicaments |
| B | | il est souvent assimilé au paramètre de clairance hépatique |
| C | | il peut se produire au niveau pulmonaire |
| D | | les réactions de phase II correspondent à des réactions de fonctionnalisation |
| E | | les cytochromes P450 catalysent plus de 95% des réactions de réduction des médicaments |

**12. A propos du volume de distribution (Vd) d'un principe actif :**

| | | |
|---|---|---|
| A | | Il ne peut pas être supérieur au volume plasmatique |
| B | | Il se définit par la fraction de principe actif qui atteint la circulation générale |
| C | | Il est influencé par les propriétés physicochimiques du principe actif |
| D | | Il quantifie la diffusion du principe actif dans les différents tissus de l'organisme |
| E | | Les items A, B, C et D sont faux |

**13. A propos de la biotransformation d'un principe actif :**

| | | |
|---|---|---|
| A | | Elle implique des mécanismes enzymatiques hépatiques |
| B | | Elle est quantifiée par le volume de distribution du principe actif |
| C | | Les métabolites produits peuvent expliquer tout ou partie de l'activité du médicament |
| D | | Elle peut avoir lieu au niveau intestinal |
| E | | Les items A, B, C et D sont faux |

**14. A propos de la concentration efficace 50 d'un principe actif :**

| | | |
|---|---|---|
| A | | Elle détermine son efficacité |
| B | | Elle détermine sa sélectivité |
| C | | Elle détermine sa puissance |
| D | | C'est la concentration nécessaire à l'obtention d'un effet pharmacodynamique chez 50 % des sujets traités |
| E | | Les items A, B, C et D sont faux |

**15. A propos de la constante d'affinité (Kd) d'un ligand pour un récepteur, quelle(s) est/sont la/les proposition(s) exacte(s) ?**

| | | |
|---|---|---|
| A | | Plus Kd est faible, plus l'affinité est grande |
| B | | Plus Kd est faible, plus l'affinité est petite |
| C | | Elle correspond à la concentration de ligand nécessaire pour occuper 50 % des récepteurs |
| D | | Elle quantifie la puissance du ligand |
| E | | Les items A, B, C et D sont faux |

**16. Un médicament administré par voie orale est connu comme étant un substrat de la P-glycoprotéine. On l'administre un beau jour avec de la clarythromycine également par voie orale. Quelles vont être les conséquences pharmacocinétiques pour le médicament substrat de la P-glycoprotéine ?**

| | | |
|---|---|---|
| A | | L'aire sous la courbe des concentrations plasmatiques en fonction du temps (ASC) augmente |
| B | | Sa demi-vie terminale d'élimination diminue |
| C | | Sa biodisponibilité F augmente |
| D | | Sa clairance orale (F.dose/ASC) augmente |
| E | | Sa concentration maximale augmente |

**17. Parmi les médicaments ci dessous quels sont ceux qui peuvent occasionner une interaction médicamenteuse d'ordre pharmacocinétique par inhibition du CYP3A4 ?**

| | | |
|---|---|---|
| A | | Le vérapamil |
| B | | La rifampicine |
| C | | Le jus de pamplemousse |
| D | | Le paracétamol |
| E | | L'amoxicilline |

**18. En théorie, les principes actifs médicamenteux (PAM) peuvent franchir les membranes cellulaires :**

| | | |
|---|---|---|
| A | | Par transport paracellulaire |
| B | | Par transport à travers les canaux aqueux membranaires |
| C | | Par diffusion passive à travers les lipides membranaires |
| D | | Par transport actif d'influx |
| E | | Par transport actif d'efflux |

**19. Les transports actifs les plus importants pour la pharmacocinétique des PAM sont au niveau :**

| | | |
|---|---|---|
| A | | De l'estomac |
| B | | De l'intestin grêle |
| C | | Du colon |
| D | | Des hépatocytes |
| E | | Du tube contourné du néphron |

**20. Concernant l'absorption des PAM :**

| | | |
|---|---|---|
| A | | La phase d'absorption correspond au passage du PAM de son site d'administration vers les cellules de l'organisme |
| B | | Par voie orale, l'effet de premier passage peut être lié à des phénomènes de biotransformation ou d'élimination par la muqueuse digestive ou le foie |
| C | | Le facteur de biodisponibilité F est le produit (f×f') de la fraction de la dose administrée qui est absorbée (f) et de la fraction qui est éliminée par effet de premier passage (f') |
| D | | F augmente quand la dose administrée augmente |
| E | | F ne peut être estimé que par comparaison avec la voie intraveineuse, pour laquelle F = 100% |

**21. Concernant la distribution des PAM :**

| | | |
|---|---|---|
| A | | C'est la phase de répartition du PAM ou de la pro-drogue dans l'organisme, à partir du compartiment vasculaire |
| B | | La première phase de distribution tissulaire dans chaque tissu ou organe dépend surtout de l'importance du débit sanguin local |
| C | | Les organes ou tissus les plus vascularisés, et recevant donc la plus forte proportion de PA, sont les muscles et le cerveau |
| D | | La seconde phase est la redistribution tissulaire du PAM des tissus les plus vascularisés vers les tissus qui présentent une affinité particulière pour le PAM |
| E | | Le volume de distribution est le facteur de proportionnalité entre la quantité de PAM présente dans l'organisme à l'instant t et la concentration au site d'action |

**22. Concernant l'élimination des PAM :**

| | | |
|---|---|---|
| A | | Les PAM sont principalement éliminés dans l'urine ou dans la bile |
| B | | L'élimination biliaire peut s'accompagner d'une réabsorption des métabolites de PAM qu'on appelle cycle entéro-hépatique |
| C | | L'élimination urinaire fait intervenir la filtration glomérulaire, la réabsorption tubulaire proximale et l'excrétion tubulaire distale |
| D | | Au bout de 7 demi-vies d'élimination, il reste moins de 1% de la quantité initiale de PAM dans l'organisme |
| E | | La clairance d'un PAM par un organe est égale au débit artériel irrigant l'organe multiplié par le coefficient d'extraction du PAM par l'organe |

**23. Soit un PAM tel que : F = 0,8 ; T1/2 = 20 h ; Vd = 1000 L. Quelle est sa clairance totale ClT et sa constante d'élimination k chez un homme de 70 kg ?**

| | | |
|---|---|---|
| A | | $Cl_T = 35\ L.h^{-1}$ |
| B | | $Cl_T = 14\ mL.h^{-1}$ |
| C | | $k = 28,6\ h^{-1}$ |
| D | | $k = 0,035\ h^{-1}$ |
| E | | Certaines données du problème ne sont pas utiles pour les calculs demandés |

**24. Parmi les propositions suivantes concernant la demi-vie, indiquer lesquelles sont justes.**

| | | |
|---|---|---|
| A | | La demi-vie est un paramètre pharmacocinétique primaire. |
| B | | Elle correspond au temps nécessaire pour que la concentration C(t) diminue de moitié. |
| C | | Trois demi-vies sont suffisantes pour que le processus d'élimination d'un médicament soit complet. |
| D | | Elle peut se calculer à partir de la représentation semi-logarithmique des concentrations en fonction du temps. |
| E | | Elle peut se calculer à partir de la constante de vitesse d'élimination. |

**25. A propos de la clairance, indiquer lesquelles de ces propositions sont justes.**

| | | |
|---|---|---|
| A | | La clairance est exprimée en quantité par unité de volume. |
| B | | La clairance est exprimée en volume par unité de temps. |
| C | | La clairance est un paramètre secondaire caractérisant l'étape pharmacocinétique d'élimination. |
| D | | La clairance varie avec l'âge. |
| E | | La clairance peut être influencée par d'autres médicaments. |

**26. Parmi les administrations suivantes, indiquer lesquelles permettent de délivrer la totalité de la dose administrée dans la circulation sanguine.**

| | | |
|---|---|---|
| A | | Une administration intraveineuse en bolus. |
| B | | Une administration intraveineuse lente. |
| C | | Une administration orale pour un médicament ayant une biodisponibilité de 100%. |
| D | | Une administration intra artérielle. |
| E | | Une administration cutanée topique. |

**27. Concernant la vitesse de passage d'un principe actif de la lumière intestinale vers la circulation sanguine, indiquer lesquelles de ces propositions sont justes**

| | | |
|---|---|---|
| A | | Elle dépend de la formulation du principe actif. |
| B | | Elle peut, quand elle est élevée, conduire à des concentrations inférieures au seuil d'efficacité. |
| C | | Elle est appréciée par le Tmax. |
| D | | Elle peut, quand elle est élevée, conduire à des concentrations toxiques. |
| E | | Elle peut être appréciée par le $t_{1/2}$. |

**28. Parmi ces propositions concernant la pharmacocinétique, indiquer lesquelles sont justes.**

| | | |
|---|---|---|
| A | | Le passage d'un médicament à travers un épithélium se fait toujours par diffusion passive. |
| B | | La diffusion passive transmembranaire d'un médicament dépend de son poids moléculaire. |
| C | | La diffusion passive transmembranaire de la forme ionisée d'un médicament est inférieure à celle de la forme non ionisée. |
| D | | Un médicament acide aura une meilleure diffusion passive transmembranaire en milieu acide qu'en milieu basique. |
| E | | Le transport actif transmembranaire des médicaments suit la loi de Fick. |

**29. Concernant les modifications pharmacocinétiques maternelles durant la grossesse, lesquelles de ces propositions sont fausses ?**

| | | |
|---|---|---|
| A | | Absorption digestive variable. |
| B | | Distribution diminuée. |
| C | | Diminution progressive de la volémie durant la grossesse. |
| D | | Élimination rénale augmentée. |
| E | | Ces modifications pharmacocinétiques résultent d'une diminution du débit cardiaque de la femme enceinte. |

**30. Parmi les médicaments et toxiques suivants, lesquels sont à l'origine d'une induction du métabolisme ?**

| | | |
|---|---|---|
| A | | Phénobarbital. |
| B | | Cigarette. |
| C | | Rifampicine |
| D | | Erythromycine. |
| E | | Alcool. |

**31. Parmi les propositions suivantes, indiquer celle(s) qui est (sont) exacte(s) concernant la variabilité de la réponse thérapeutique :**

| | | |
|---|---|---|
| A | | Elle ne peut pas résulter de modifications au niveau des protéines de transport |
| B | | Elle peut survenir lorsque deux médicaments sont associés |
| C | | Elle ne peut pas être liée à une modification de la distribution du médicament |
| D | | Une cinétique non linéaire est une source de variabilité de la réponse thérapeutique |
| E | | Une réponse thérapeutique anormale peut être liée à l'origine ethnique |

**32. Parmi les propositions suivantes indiquer celle(s) qui est (sont) exacte(s) concernant la diffusion passive du médicament :**

| | | |
|---|---|---|
| A | | Est corrélée à son coefficient de partage : ks |
| B | | Est corrélée à son coefficient de diffusion spécifique : d |
| C | | Dépend du pH du milieu dans lequel il se trouve |
| D | | Dépend de son pKa |
| E | | Est d'autant plus importante que le médicament est hydrosoluble |

**33. Le STP d'un principe actif se justifie :**

| | | |
|---|---|---|
| A | | Si la zone thérapeutique est étroite |
| B | | Si la relation dose/effet est meilleure que la relation concentration/effet |
| C | | S'il y a suspicion de sous dosage |
| D | | Si l'effet pharmacologique est difficilement ou non mesurable |
| E | | S'il y a suspicion de non observance au traitement |

**34. Parmi les propositions suivantes concernant la variabilité de la réponse au médicament, indiquez les réponses exactes :**

| | | |
|---|---|---|
| A | | Le bol alimentaire peut diminuer ou augmenter l'absorption de certains médicaments |
| B | | L'insuffisance rénale peut augmenter l'élimination de certains médicaments |
| C | | Fumer peut diminuer l'efficacité de certains médicaments |
| D | | La température corporelle peut modifier la pharmacocinétique de certains médicaments |
| E | | L'obésité peut modifier la distribution de certains médicaments |

**35. Pour la validation clinico-biologique d'un dosage de principe actif, il est nécessaire de connaître :**

| | | |
|---|---|---|
| A | | La date de la dernière hospitalisation du patient |
| B | | Le délai entre administration et prélèvement |
| C | | La technique de dosage utilisée |
| D | | La date de début de traitement |
| E | | Le mode d'administration du médicament |

**36. En pharmacodynamie**

| | | |
|---|---|---|
| A | | La CE50 d'un médicament correspond à la concentration de médicament qui produit un effet chez 50% des animaux traités |
| B | | Plus la CE50 d'un agoniste est élevée, plus il est puissant |
| C | | La valeur de CE50 est indépendante du test pharmacologique utilisé |
| D | | Un agoniste partiel a toujours un effet maximum inférieur à celui d'un agoniste vrai |
| E | | L'association d'un agoniste partiel et d'un agoniste vrai est synergique |

**37. En pharmacodynamie**

| | | |
|---|---|---|
| A | | Plus le Kd d'un médicament est élevé, plus la proportion de récepteurs occupés à une concentration donnée de médicament est élevée |
| B | | Un agoniste partiel a toujours une affinité pour le récepteur inférieure à celle d'un agoniste vrai |
| C | | Un agoniste partiel devient un agoniste vrai quand on augmente sa concentration |
| D | | Si un agoniste vrai a un Kd faible pour sa cible, sa CE50 dans un test pharmacologique sur la même cible sera faible |
| E | | Pour obtenir l'effet pharmacologique maximal, il faut qu'au moins 50% des récepteurs soient occupés par l'agoniste |

**38. En pharmacodynamie**

| | | |
|---|---|---|
| A | | Un antagoniste compétitif empêche l'agoniste de produire son effet maximum quelle que soit la concentration de l'agoniste |
| B | | Un agoniste inverse se comporte en présence d'un agoniste comme un antagoniste compétitif |
| C | | Un antagoniste non compétitif ne modifie pas l'affinité d'un agoniste pour sa cible |
| D | | En présence d'un antagoniste non compétitif, il suffit d'augmenter la concentration d'agoniste pour récupérer un effet pharmacologique maximal |
| E | | Un antagoniste compétitif a une activité intrinsèque inférieure à 1 |

**39. La demi-vie d'un médicament**

| | | |
|---|---|---|
| A | | Est exprimée en unité de temps |
| B | | Est fonction du Vd et de la Cl |
| C | | Ne dépend pas de la vitesse d'élimination |
| D | | Sert de critère de comparaison entre divers médicaments |
| E | | Est, pour un médicament donné, la même pour tous les individus |

**40. La distribution d'un médicament**

| | | |
|---|---|---|
| A | | Fait appel à des équilibres dynamiques |
| B | | Mesure, indirectement, la liaison du médicament |
| C | | Est caractérisée par un volume virtuel, théorique, fictif |
| D | | Représente la diffusion du médicament dans l'organisme |
| E | | Permet de comparer l'efficacité des médicaments entre eux |

**41. L'effet de premier passage**

| | | |
|---|---|---|
| A | | Est parfois nul |
| B | | Diminue toujours la biodisponibilité absolue |
| C | | Met en jeu des systèmes enzymatiques |
| D | | Dépend de la voie d'administration |
| E | | N'est pas unique |

**42. La pharmacocinétique est :**

| | | |
|---|---|---|
| A | | L'étude du devenir du médicament dans l'organisme |
| B | | L'étude de l'évolution des concentrations du médicament dans l'organisme en fonction du temps |
| C | | L'étude des processus physiologiques impliqués lors de l'ADME |
| D | | L'étude des situations (physio-pathologiques et/ou environnementales) pouvant modifier les concentrations dans l'organisme |
| E | | L'étude des interactions médicament-récepteur |

**43. Concernant l'effet des quatre agonistes A, B, C et D**

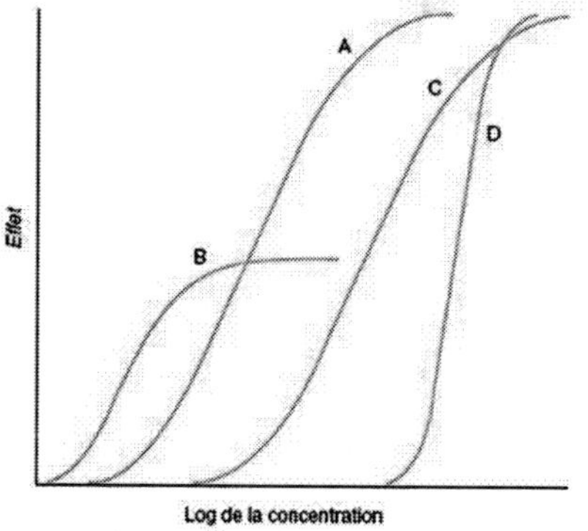


| | | |
|---|---|---|
| A | | A est plus efficace que B |
| B | | A est plus puissant que B |
| C | | C est plus puissant que D |
| D | | A, C et D présentent la même efficacité |
| E | | A, C et D présentent la même puissance |
| F | | toutes les propositions précédentes sont inexactes |

**44. Concernant la notion d'agoniste**

| | | |
|---|---|---|
| A | | un agoniste entraine généralement une réponse graduelle qui dépend de sa concentration |
| B | | un agoniste est notamment caractérisé par son efficacité sur une cible |
| C | | un agoniste peut être utilisé comme médicament pour pallier un déficit de médiateur |
| D | | un agoniste peut être utilisé comme médicament pour s'opposer aux effets d'un ligand naturel |
| E | | un agoniste partiel présente le même effet qualitatif que le médiateur naturel |
| F | | toutes les propositions précédentes sont inexactes |

**45. Concernant les paramètres fonctionnels d'activité d'un médicament**

| | | |
|---|---|---|
| A | | ils peuvent être mesurés sur des fragments de membrane cellulaire |
| B | | ils nécessitent, si le médicament est un antagoniste, d'être évalués en présence d'un agoniste |
| C | | ils sont, dans la majorité des cas, caractérisés par des réponses de type « tout ou rien » |
| D | | ils sont exclusivement sous la dépendance de phosphorylations de protéines intra-cellulaires |
| E | | ils permettent de connaitre la liaison spécifique du médicament à sa cible |
| F | | toutes les propositions précédentes sont inexactes |

VIII

**46. Indiquez la (les) proposition(s) exacte(s) concernant l'évaluation pharmacodynamique des médicaments. D'après la figure suivante :**

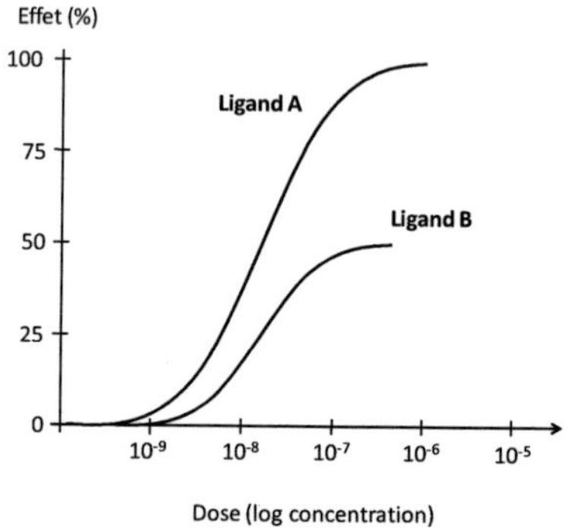


| | | |
|---|---|---|
| A | | A est plus puissant que B |
| B | | A une efficacité supérieure à B |
| C | | A est un agoniste entier |
| D | | B est un agoniste partiel |
| E | | B est un agoniste inverse |

**47. Indiquez la (les) proposition(s) exacte(s) concernant l'évaluation pharmacodynamique des médicaments. Un antagoniste compétitif :**

| | | |
|---|---|---|
| A | | Se fixe sur un site différent du site actif du récepteur |
| B | | Se fixe au récepteur par des liaisons dues à des forces de faible intensité |
| C | | Modifie la structure du récepteur empêchant la fixation d'un agoniste |
| D | | Décale vers le bas la relation concentration/effet d'un agoniste |
| E | | Décale vers la droite la relation concentration/effet d'un agoniste |

**48. Indiquez la (les) proposition(s) exacte(s) concernant les cytochromes P450 :**

| | | |
|---|---|---|
| A | | Ils sont localisés exclusivement dans le foie |
| B | | Ils catalysent des réactions de conjugaison |
| C | | Leur activité conduit à la formation de métabolites toujours inactifs |
| D | | Leur inhibition peut être à l'origine d'interactions ayant des conséquences cliniques graves |
| E | | Le principal cytochrome impliqué dans le métabolisme des médicaments est le CYP 3A4 |

**49. Indiquez la (les) proposition(s) exacte(s) concernant les paramètres pharmacocinétiques :**

| | | |
|---|---|---|
| A | | La clairance est un paramètre qui évalue la capacité de l'organisme à éliminer un médicament |
| B | | L'élimination rénale des médicaments ne concerne que leurs métabolites inactifs |
| C | | Le volume de distribution peut prendre des valeurs largement supérieures au volume des compartiments physiologiques |
| D | | Au bout de 5 demi-vies, il ne reste dans l'organisme que moins de 5 % de la dose administrée |
| E | | La biodisponibilité d'un médicament administré par voie intraveineuse est par définition égale à 100% |

**50. La dose efficace 50 d'une substance pharmacologique :**

| | | |
|---|---|---|
| A | | Permet de quantifier le $pA_2$ si c'est un antagoniste compétitif |
| B | | Permet de calculer un index thérapeutique par comparaison avec la dose létale 50. |
| C | | Provoque la moitié de la réponse maximale induite par la substance sur un organe isolé. |
| D | | Est la quantité de cette substance qui provoque une réponse quantale chez 50 % des animaux mis en expérience. |
| E | | Est quantifiée par des études de liaison d'un ligand radioactif |

**51. La courbe concentration-effet d'un agoniste obtenue sur un organe isolé :**

| | | |
|---|---|---|
| A | | Permet de comparer son efficacité avec celles d'autres agonistes. |
| B | | Permet de déterminer la concentration de l'agoniste qui provoque 50 % de l'effet maximal. |
| C | | Est une sigmoïde si l'effet est exprimé en fonction du logarithme de la concentration de l'agoniste. |
| D | | Permet de calculer la concentration de l'agoniste qui provoque 50 % d'occupation des récepteurs. |
| E | | Permet de comparer sa puissance avec celles d'autres agonistes. |

**52. Pour développer son action, un agoniste partiel :**

| | | |
|---|---|---|
| A | | Se fixe sur une enzyme. |
| B | | Active une pompe ionique. |
| C | | Se fixe sur un récepteur. |
| D | | Se fixe sur un canal ionique. |
| E | | Se fixe sur un canal ionique. |

**53. L'effet de premier passage pour un médicament :**

| | | |
|---|---|---|
| A | | Entraîne une perte en principe actif. |
| B | | Existe pour tous les médicaments administrés par voie intraveineuse. |
| C | | Résulte de phénomènes ayant lieu dans la lumière digestive, les entérocytes et/ou les hépatocytes après administration orale. |
| D | | Est identique chez tous les sujets pour ce médicament. |
| E | | Contribue à la valeur de la fraction biodisponible. |

**54. La glucuronoconjugaison d'un médicament :**

| | | |
|---|---|---|
| A | | Concerne tout médicament dont la structure présente une fonction hydroxyle (-OH) libre. |
| B | | Fait apparaître un groupement fonctionnel sur le médicament. |
| C | | Correspond au transfert d'une substance endogène sur le médicament ou son métabolite. |
| D | | Rend les médicaments davantage liposolubles. |
| E | | Favorise la réabsorption tubulaire rénale des médicaments |

**55. L'élimination des médicaments :**

| | | |
|---|---|---|
| A | | Peut faire intervenir le foie. |
| B | | Peut être modifiée en cas de dysfonctionnement rénal. |
| C | | Peut être modifiée par des interactions médicamenteuses. |
| D | | Influence la biodisponibilité des médicaments. |
| E | | Concerne tous les médicaments. |

**56. Une dose de 100 mg d'un médicament est administrée par bolus intraveineux. Le volume de distribution est 100 L et la demi-vie d'élimination est de 20h. Quelle sera la concentration sanguine du médicament 40 heures après l'administration du médicament ?**

| | | |
|---|---|---|
| A | | 0,25 mg/L. |
| B | | 0,5 mg/L. |
| C | | 1 mg/L. |
| D | | 2 mg/L. |
| E | | Les données sont insuffisantes pour calculer cette concentration. |

**57. Texte de l'énoncé**

| | | |
|---|---|---|
| A | | l'absorption d'un médicament concerne toutes les voies d'administration |
| B | | le canal aqueux est le passage transmembranaire le plus utilisé par les médicaments |
| C | | les médicaments sont le plus souvent absorbés au niveau du gros intestin |
| D | | l'effet de premier passage hépatique ou EPP est absent par voie sublinguale |
| E | | seule la forme libre non liée aux protéines peut diffuser du sang vers les tissus |

**58. Texte de l'énoncé**

| | | |
|---|---|---|
| A | | les réactions de conjugaison mises en jeu dans le métabolisme d'un médicament entrainent une oxydation de la molécule |
| B | | le métabolisme d'un médicament permet la formation de métabolites toujours moins hydrosolubles que le principe actif lui même |
| C | | les cytochromes P450 sont des enzymes impliquées dans les réactions de fonctionnalisation du métabolisme |
| D | | le cytochrome P450 3A4 est le plus impliqué dans le métabolisme des médicaments |
| E | | la glucuroconjugaison est une des réactions de conjugaison dans le métabolisme des médicaments |

**59. Texte de l'énoncé**

| | | |
|---|---|---|
| A | | En cas d'induction enzymatique du métabolisme, les métabolites sont formés en plus grande quantité, source d'une plus grande toxicité |
| B | | l'induction enzymatique du métabolisme peut être due à une interaction médicamenteuse |
| C | | les inhibiteurs du métabolisme d'un médicament entrainent toujours une augmentation d'activité de ce médicament |
| D | | un sujet déficient en cytochrome 2D6 aura les effets antalgiques de la codéine augmentés |
| E | | le jus de pamplemousse est un inducteur important des cytochromes hépatiques |

**60. Texte de l'énoncé**

| | | |
|---|---|---|
| A | | l'élimination rénale ou urinaire est la principale voie d'élimination des médicaments |
| B | | le cycle entéro-hépatique (CEH) concerne essentiellement des médicaments non encore métabolisés |
| C | | la clairance d'un médicament correspond à la vitesse d'apparition de ce médicament dans le sang |
| D | | l'élimination rénale de tout médicament fait intervenir obligatoirement la filtration glomérulaire, la réabsorption tubulaire et la sécrétion tubulaire |
| E | | la clairance de filtration maximale d'un glomérule est de 120 litres par minute |

**61. Texte de l'énoncé**

| | | |
|---|---|---|
| A | | la sécrétion tubulaire fait intervenir uniquement la diffusion passive |
| B | | la réabsorption tubulaire ne concerne que les molécules qui n'ont pas été encore filtrées par le glomérule |
| C | | pour un médicament dont le principe actif a une clairance rénale importante, l'état de fonctionnement du foie sera important à prendre en compte |
| D | | une substance hydrophile aura le plus souvent une élimination rénale rapide |
| E | | les substances lipophiles sont les substances qui subissent généralement un métabolisme dans l'organisme |

**62. Texte de l'énoncé**

| | | |
|---|---|---|
| A | | une molécule qui présente une biodisponibilité orale de 50% devra être administrée oralement à une posologie deux fois moins forte que par voie intraveineuse |
| B | | la Cmax d'un médicament est le temps nécessaire pour atteindre la concentration maximale de ce médicament dans le sang |
| C | | le volume de distribution d'un médicament peut être calculé par le rapport de la dose injectée par voie intraveineuse sur la concentration sanguine obtenue à l'origine de la courbe des concentrations en fonction du temps |
| D | | la clairance d'un médicament peut être calculée par le rapport de la dose administrée sur la surface sous la courbe des concentrations sanguines de ce médicament en fonction du temps |
| E | | les paramètres pharmacocinétiques suivant : biodisponibilité, volume de distribution et demi-vie d'un médicament varient toujours en fonction de la dose administrée |

**63. Devenir du médicament dans l'organisme - Pharmacocinétique, aspect qualitatif :**

| | | |
|---|---|---|
| A | | La résorption concerne le transfert du principe actif de son site d'administration vers son site d'élimination |
| B | | La distribution tissulaire d'un médicament est d'autant plus rapide que l'irrigation des organes est plus intense |
| C | | La phase d'élimination est composée de deux phases distinctes : métabolisation et excrétion |
| D | | La phase de métabolisation est un processus exclusivement non linéaire |
| E | | L'effet de premier passage correspond à une métabolisation pré-systémique |

**64. Devenir du médicament dans l'organisme - Pharmacocinétique, aspect qualitatif :**

| | | |
|---|---|---|
| A | | La diffusion passive donne lieu à des interactions médicamenteuses par compétition |
| B | | Le cycle entérohépatique intéresse les principes actifs sécrétés dans la bile |
| C | | La liaison d'un principe actif aux protéines plasmatiques est irréversible |
| D | | L'induction enzymatique est un mécanisme génétique qui augmente la quantité d'enzymes disponibles pour la métabolisation |
| E | | L'excrétion urinaire des médicaments dépend de plusieurs mécanismes dont la filtration glomérulaire et le travail tubulaire |

**65. Devenir du médicament dans l'organisme - Pharmacocinétique, aspect quantitatif :**

| | | |
|---|---|---|
| A | | La clairance totale est inversement proportionnelle à la surface sous la courbe des concentrations plasmatiques du médicament en fonction du temps |
| B | | La demi-vie d'élimination d'un médicament est indépendante de la dose |
| C | | Le temps nécessaire pour faire disparaître la totalité d'un principe actif de l'organisme est de cinq à sept fois son temps de demi-vie d'élimination |
| D | | L'induction enzymatique se traduit par une diminution du temps de demi-vie d'élimination ainsi que de la clairance totale du médicament |
| E | | La fraction de principe actif éliminée dans les urines permet de calculer la clairance rénale |

**66. Concernant l'expérience dont les résultats sont présentés dans la figure ci-dessous quelle(s) est (sont) la (les) propositions exactes,**

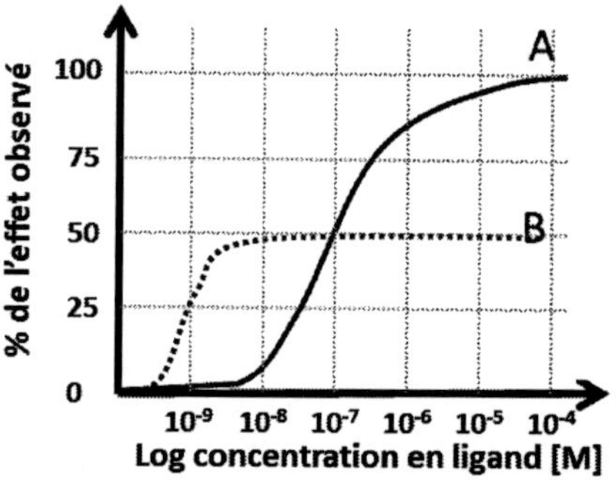


| | | |
|---|---|---|
| A. | | La puissance de la molécule A est de 10 nM |
| B. | | La molécule A est 100 fois moins puissante que B |
| C. | | Si A et B agissent sur la même cible, B est un antagoniste partiel de cette cible |
| D. | | Si une molécule C (non représentée sur la figure) supprime totalement les effets de A sans modifier l'effet de B, on peut en conclure que A et B agissent sur la même cible |
| E. | | L'activité intrinsèque de B est 0,5 |

**67. Concernant Le transfert paracellulaire, quelle(s) est (sont) la (les) proposition(s) exacte(s) ?:**

| | | |
|---|---|---|
| A. | | C'est un phénomène passif |
| B. | | Le transfert au travers des espaces inter-cellulaires est possible pour les médicaments d'un poids moléculaires supérieur à 30 000 Daltons |
| C. | | L'endothélium laisse diffuser les principes actifs qu'ils soient sous forme libre ou sous forme liée |
| D. | | La filtration glomérulaire fait partie des transferts paracellulaires |
| E. | | Tous les types de transfert paracellulaires sont dépendants du gradient de concentration |

**68. Concernant la pharmacocinétique, quelle(s) est (sont) la (les) proposition(s) exacte(s) ?:**

| | | |
|---|---|---|
| A. | | L'objectif du Suivi Thérapeutique Pharmacologique (STP) est de standardiser la posologie à administrer à une population |
| B. | | LE STP est utile pour les médicaments à index thérapeutique étroit et à variabilité pharmacocinétique interindividuelle |
| C. | | L'absorption quantifie la disparition du principe actif de son site d'administration |
| D. | | Un médicament avec un pka d'acide faible est préférentiellement résorbé au niveau du gros intestin |
| E. | | Tous les médicaments résorbés au niveau tube digestif présentent un effet de premier passage hépatique |

**69. Concernant la distribution des médicaments, quelle(s) est (sont) la (les) proposition(s) exacte(s) ? :**

| | | |
|---|---|---|
| A. | | La fraction liée aux protéines plasmatiques constitue un stock de réserve |
| B. | | La loi d'action de masse quantifie l'équilibre entre fraction libre et fraction liée |
| C. | | Les médicaments bases faibles sont à risque d'interactions avec d'autres médicaments fortement liés sur les protéines de transport |
| D. | | La fraction liée des médicaments est filtrée au niveau glomérulaire |
| E. | | Le volume de distribution des médicaments dépend de la voie d'administration |

**70. Concernant le rangueillopril médicament antihypertenseur, quelle(s) est (sont) la (les) proposition(s) exacte(s) ? :**

| | | |
|---|---|---|
| A. | | Si le taux de fixation aux protéines plasmatiques est de 70%, seulement 30% de la dose administrée sera excrétée par voie rénale |
| B. | | Si la biodisponibilité par voie orale est de 30%, la demi-vie du médicament sera courte |
| C. | | Ce médicament est contre-indiqué en fin de grossesse bien que le placenta soit imperméable à la plupart des médicaments |
| D. | | Son volume de distribution de 5 litres indique que ce médicament diffuse peu en dehors du secteur vasculaire |
| E. | | Ce médicament est un antagoniste des récepteurs de type AT1 de l'angiotensine II |

**71. Concernant la métabolisation des médicaments, quelle(s) est (sont) la (les) proposition(s) exacte(s) ? :**

| | | |
|---|---|---|
| A. | | L'activité métabolique de glucuroconjugaison est plus importante chez la femme que chez l'homme |
| B. | | Le millepertuis, plante vendue comme présentant des propriétés antidépressives, est un inducteur du métabolisme des médicaments |
| C. | | Le jus de pamplemousse augmente les concentrations plasmatiques de certains médicaments |
| D. | | Le nombre de variants alléliques (SNPs) du gène codant pour le CYP2D6 identifiés chez l'homme est de 3 |
| E. | | Une diminution du débit sanguin hépatique peut augmenter les concentrations plasmatiques en médicament |

**72. Concernant le Sebartoprofène (t½= 2 heures) métabolisé au niveau hépatique pour 90% de la dose sous forme de métabolites inactifs, quelle(s) est (sont) la (les) proposition(s) exacte(s) ? :**

| | | |
|---|---|---|
| A. | | Chez un sujet sain, plus de 1% de la dose sera encore présente dans le plasma 24 heures après sa dernière administration |
| B. | | Une seule prise par jour en libération immédiate permettra de maintenir les concentrations plasmatiques dans l'index thérapeutique |
| C. | | La demi-vie sera peu modifiée chez le patient insuffisant rénal |
| D. | | Après une administration unique par voie orale, la concentration moyenne d'équilibre est atteinte après 10 heures |
| E. | | Deux heures après l'injection intraveineuse d'une dose de 200 mg, une quantité de 90 mg a été métabolisée |

**73. A propos de l'analyse compartimentale en pharmacocinétique :**

| | | |
|---|---|---|
| A | | Après prise unique *per os* (PO) on peut déduire la valeur de la constante d'absorption ka par une méthode graphique |
| B | | Le modèle pharmacocinétique habituel fait appel à des équations différentielles de 1$^{er}$ ordre du type $dC/dt = - k_e.C$ où C est la concentration du médicament dans le compartiment central |
| C | | La notion de $T_{1/2}$ dérive de la notion de période de la physique nucléaire |
| D | | La baisse de l'alcoolémie dépend d'une cinétique d'ordre zéro |
| E | | Après prise PO la valeur du Cmax est obtenue au bout de 5 $T_{1/2}$ |

VIII

**74. Cocher les propositions vraies à propos des cytochromes P450 (ou « CYP »)**

| | | |
|---|---|---|
| A | | la CYP 3A4 est une isoenzyme des cytochromes dont le blocage peut entraîner de graves intoxications |
| B | | La fonctionnalisation induite par les CYP consiste à glucuro-conjuguer le principe actif |
| C | | Certains médicaments comme les macrolides peuvent bloquer des CYP |
| D | | Le phénobarbital (barbiturique antiépileptique) est un bloqueur connu de la CYP 3A4 |
| E | | Les activités enzymatiques liées au métabolisme des médicaments, peuvent diminuer après ingestion de jus de pamplemousse |

**75. Quelle(s) est (sont) la (les) proposition(s) exacte(s) concernant la pharmacocinétique d'un médicament administré par perfusion intraveineuse continue**

| | | |
|---|---|---|
| A | | La concentration à l'équilibre dépend de la clairance du médicament |
| B | | L'élimination du médicament débute à l'arrêt de la perfusion |
| C | | La concentration à l'équilibre est proportionnelle au volume de distribution |
| D | | On considère que l'équilibre est atteint au-delà de 2 demi-vies |
| E | | La perfusion intraveineuse continue permet d'obtenir une concentration stable à l'état d'équilibre |

**76. A propos des paramètres de la liaison des médicaments aux protéines plasmatiques**

| | | |
|---|---|---|
| A | | La fraction d'un médicament liée aux protéines correspond à la fraction efficace du principe actif d'un médicament |
| B | | La quantité de protéines disponibles pour la fixation peut varier en fonction de certaines pathologies ou par compétition entre différents médicaments |
| C | | Par comparaison à l'alpha-glycoprotéine acide, les sites de liaison de l'albumine sont beaucoup moins saturables car beaucoup plus nombreux |
| D | | L'affinité d'un médicament pour les protéines plasmatiques suffit à définir la concentration sanguine utile d'un principe actif |
| E | | le pKa d'un médicament n'a pas d'influence sur la fixation protéique de celui-ci |

**77. A propos de la demi-vie d'élimination :**

| | | |
|---|---|---|
| A | | L'insuffisance hépatique isolée ne modifie pas la demi-vie d'élimination des médicaments |
| B | | Lorsque le médicament est administré en perfusion, les concentrations sanguines atteignent 97% de l'état stable au bout de 5 T1/2 |
| C | | Après prise unique d'un médicament, il faut 4 demi-vies d'élimination pour en assurer l'élimination à plus de 99 % |
| D | | L'âge n'a aucun effet sur la demi-vie d'élimination des médicaments |
| E | | La demi-vie d'élimination peut être modifiée en cas d'association à un autre médicament |

**78. Deux principes actifs agonistes pleins X et Y d'un même récepteur R ont une $CE_{50}$, respectivement de 0,03 et de 0,3 µmol/L. Ces informations permettent d'affirmer que :**

| | | |
|---|---|---|
| A | | X et Y ont une activité intrinsèque identique, égale à 1 |
| B | | X est 10 fois plus efficace que Y |
| C | | X est 10 fois plus puissant que Y |
| D | | X est 10 fois plus sélectif que Y |
| E | | X a une plus grande affinité pour R que Y |

**79. Un médicament agoniste partiel du récepteur R1 :**

| | | |
|---|---|---|
| A | | A une efficacité inférieure à celle d'un agoniste d'activité intrinsèque égale à 1 |
| B | | A une activité intrinsèque non nulle. |
| C | | Est d'autant plus efficace que son affinité est élevée. |
| D | | Est d'autant plus puissant que son activité intrinsèque est élevée. |
| E | | Peut diminuer l'effet d'un agoniste plein du récepteur R1. |

**80. Concernant la pharmacocinétique, quelle(s) est (sont) la (les) proposition(s) exacte(s) ?**

| | | |
|---|---|---|
| A | | Elle est composée des phases d'absorption, de distribution, de métabolisme et d'élimination |
| B | | Elle permet l'étude de l'effet au cours du temps |
| C | | Elle mesure la vitesse d'apparition de l'effet clinique |
| D | | Elle repose sur la mesure d'effets quantifiables |
| E | | Elle s'intéresse notamment à l'évolution des concentrations plasmatiques |

**81. Parmi les médicaments suivants, quel(s) est (sont) celui (ceux) qui est (sont) inhibiteur(s) enzymatique(s) des cytochromes P450 ?**

| | | |
|---|---|---|
| A | | Phénytoïne |
| B | | Carbamazépine |
| C | | Rifampycine |
| D | | Kétoconazole |
| E | | Erythromycine |

**82. La phase pharmacocinétique d'un médicament administré au patient :**

| | | |
|---|---|---|
| A | | Survient après la phase biopharmaceutique ; |
| B | | Conduit au passage dans le sang d'un principe actif solubilisé ; |
| C | | Permet d'estimer le volume apparent de distribution qui peut varier de 5 à 50000 L ; |
| D | | Est antérieure à la phase d'élimination. |
| E | | Les propositions A, B, C et D sont fausses. |

**83. Un patient souffrant d'une infection sensible à la pénicilline va recevoir un traitement par pénicilline G. Celle-ci lui est administrée par injection parentérale :**

| | | |
|---|---|---|
| A | | Parce qu'elle est mal tolérée par voie orale ; |
| B | | Parce qu'elle est détruite par l'acidité gastrique ; |
| C | | Pour éviter les troubles digestifs ; |
| D | | Parce qu'elle cible des bactéries qui ne sont pas dans l'intestin. |
| E | | Les propositions A, B, C et D sont fausses. |

**84. L'utilisation des voies parentérales (IV ou IM) est recommandée :**

| | | |
|---|---|---|
| A | | Quand on veut prévenir un risque septique ; |
| B | | Quand on souhaite administrer des peptides (ex : insuline, héparine...) ; |
| C | | Pour éviter l'effet de premier passage hépatique ; |
| D | | En situation d'urgence pour être rapidement efficace. |
| E | | Les propositions A, B, C et D sont fausses. |

**85. Dans le cadre du métabolisme d'un médicament par hydroxylation, on peut dire :**

| | | |
|---|---|---|
| A | | Qu'il subit une réaction de phase I ; |
| B | | Que cette étape est indispensable pour pouvoir être ensuite conjugué (phase II) ; |
| C | | Que le(s) métabolite(s) formé(s) est (sont) plus hydrosoluble(s) que la molécule mère ; |
| D | | Que le(s) métabolite(s) formé(s) sera (seront) plus actif(s). |
| E | | Les propositions A, B, C et D sont fausses. |

**86. L'administration de 6-mercaptopurine (6-MP, pro-médicament) à un patient sous-entend que l'on sait :**

| | | |
|---|---|---|
| A | | Que son effet thérapeutique dépend d'une activation métabolique ; |
| B | | Que l'association à un inhibiteur du métabolisme le rendra plus efficace ; |
| C | | Qu'une partie des métabolites formés est à l'origine d'effets toxiques ; |
| D | | Que le polymorphisme de la thiopurine méthyl transférase (TPMT) joue un rôle essentiel dans la détermination de sa posologie. |
| E | | Les propositions A, B, C et D sont fausses. |

**87. Un patient est traité par 400 mg d'un antibiotique administré en bolus par voie intraveineuse. Le volume apparent de distribution de ce médicament (VD) est de 40L et sa constante d'élimination (ke) de 0,5 h-1. On peut en déduire que :**

| | | |
|---|---|---|
| A | | La clairance de l'antibiotique est de 20 L/h ; |
| B | | La concentration sanguine C0 est de 10 mg/L ; |
| C | | En administrant l'antibiotique 2 fois par jour le plateau d'équilibre sera obtenu en 7 h environ ; |
| D | | L'utilisation d'une dose de charge est indispensable. |
| E | | Les propositions A, B, C et D sont fausses. |

**88. A propos de la liaison médicament-récepteur, l'étude de la courbe dose-effet nous apprend que :**

| | | |
|---|---|---|
| A | | L'effet pharmacodynamique est proportionnel au nombre de récepteurs occupés ; |
| B | | L'effet maximal est le représentant de l'efficacité d'un médicament ; |
| C | | Elle permet de prévoir la relation dose-effet et/ou toxicité ; |
| D | | Elle permet de calculer la puissance de la molécule grâce au calcul de la concentration efficace 50% (CE50). |
| E | | Les propositions A, B, C et D sont fausses. |

**89. Dans l'expérience dont les résultats sont représentés dans la figure ci-dessous, on a testé l'effet bronchodilatateur de l'adrénaline utilisée seule (A) ou de l'adrénaline en présence d'une concentration identique de deux antagonistes B et C. Concernant cette expérience, quelle(s) est (sont) la (les) proposition(s) exacte(s) ? :**

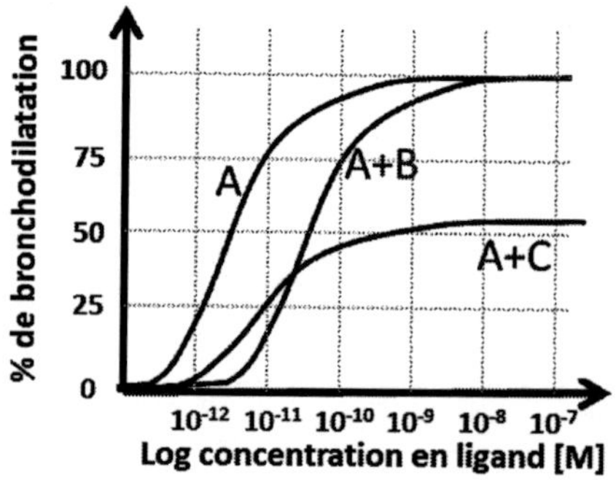

| | | |
|---|---|---|
| A. | | L'activité intrinsèque de A est égale à 1 |
| B. | | L'antagoniste B rajouté à l'adrénaline (courbe A + B) est un antagoniste compétitif |
| C. | | L'antagoniste C rajouté à l'adrénaline (courbe A + C) est un antagoniste surmontable |
| D. | | Si on mélange les deux antagonistes (B et C) avec l'adrénaline et qu'on répète l'expérience on obtiendrait une courbe similaire à la courbe A + B |
| E. | | L'expérience démontre que l'antagoniste C se lie de façon covalente au récepteur alpha-adrénergique de l'adrénaline |

**90. Concernant la pharmacocinétique, quelle(s) est (sont) la (les) proposition(s) exacte(s) ? :**

| | | |
|---|---|---|
| A. | | Du moment qu'un médicament est détectable dans le sang, il produit un effet pharmacologique |
| B. | | La modélisation mathématique permet de caractériser l'évolution de la concentration plasmatique dans le sang en fonction du temps |
| C. | | La pharmacocinétique quantifie l'évolution dans le temps des effets pharmacologiques |
| D. | | Les modalités d'administration modifient l'évolution des concentrations plasmatiques en médicament |
| E. | | Les phases A, D, M, et E coexistent dans le temps |

**91. Concernant l'absorption des médicaments, quelle(s) est (sont) la (les) proposition(s) exacte(s) ? :**

| | | |
|---|---|---|
| A. | | Les médicaments absorbés au niveau de l'estomac ont un premier passage hépatique obligatoire |
| B. | | Administré par voie orale, un médicament acide faible est majoritairement absorbé au niveau du colon |
| C. | | La quantification de l'absorption d'un médicament est réalisée en étudiant la surface sur la courbe de concentration plasmatique en fonction du temps |
| D. | | Lors d'une crise aiguë d'asthme, l'absorption des médicaments par voie respiratoire peut être diminuée |
| E. | | Un repas riche en graisse modifie l'absorption des médicaments lipophiles |

**92. Concernant l'absorption des médicaments, quelle(s) est (sont) la (les) proposition(s) exacte(s) ? :**

| | | |
|---|---|---|
| A. | | Les sels d'aluminium utilisés comme protecteurs gastriques peuvent modifier l'absorption d'autres médicaments par modification de la vitesse de la vidange gastrique |
| B. | | Deux médicaments sont dits bioéquivalents lorsque l'intensité de leurs effets est identique |
| C. | | La biodisponibilité relative est mesurée en utilisant pour une même dose de principe actif mais avec des voies d'administrations différentes |
| D. | | La surface sous la courbe représentant la concentration plasmatique d'un médicament en fonction du temps est proportionnelle à la quantité de médicament absorbée |
| E. | | La biodisponibilité d'un médicament permet de calculer la dose à administrer par voie orale pour obtenir une concentration plasmatique équivalente à la voie intraveineuse |

**93. Concernant un médicament ciblant un récepteur situé dans le tissu nerveux central, quelle(s) est (sont) la (les) proposition(s) exacte(s) ? :**

| | | |
|---|---|---|
| A. | | Si ce médicament n'est pas substrat d'un transporteur actif situé sur la barrière Hémato-encéphalique, ce médicament doit être lipophile pour être actif |
| B. | | Si les essais précliniques montrent que le volume de distribution est réduit au volume plasmatique de l'animal, les essais cliniques ne se feront pas |
| C. | | Son élimination est principalement hépatique, les patients ayant une clairance rénale comprise entre 30 et 59 ml/min doivent avoir une modification de la posologie |
| D. | | Si la demi-vie est de 2 heures, l'effet pharmacologique au niveau du tissu nerveux central sera prolongé du fait de la métabolisation hépatique |
| E. | | Une interaction médicamenteuse induisant une augmentation de la concentration plasmatique augmente le risque de survenue d'effet indésirable de type A |

**94. Concernant l'aspirine (acide acétylsalicylique), quelle(s) est (sont) la (les) proposition(s) exacte(s) ? :**

| | | |
|---|---|---|
| A. | | Elle est extraite directement de l'écorce du saule |
| B. | | Lors d'une administration par voie orale, elle est principalement absorbée à pH basique |
| C. | | Comme la plupart des médicaments, elle ne traverse pas la barrière placentaire |
| D. | | L'alcalinisation des urines modifie la réabsorption tubulaire |
| E. | | Sa sécrétion tubulaire s'effectue par diffusion passive |

**95. Concernant l'élimination des médicaments, quelle(s) est (sont) la (les) proposition(s) exacte(s) ? :**

| | | |
|---|---|---|
| A. | | Tous les médicaments sont métabolisés par l'organisme |
| B. | | L'élimination d'un médicament décrit une courbe à croissance exponentielle |
| C. | | A tout instant, le débit d'élimination est proportionnel à la concentration plasmatique en médicament |
| D. | | Un médicament peut être retrouvé dans le plasma plusieurs centaines de jours après sa dernière administration |
| E. | | Plus le volume de distribution d'un médicament est important, plus sa demi-vie est longue |

**96. Concernant la pharmacocinétique, quelle(s) est (sont) la (les) proposition(s) exacte(s) ? :**

| | | |
|---|---|---|
| A. | | L'administration d'une dose de charge est utile pour les médicaments à demi-vie courte |
| B. | | Un médicament administré par voie intraveineuse (IV) présente une absorption en 2 phases |
| C. | | Lors de l'administration IV d'un médicament, le volume de distribution est 3 fois plus important que lors d'une administration par voie orale |
| D. | | La biodisponibilité d'un médicament par voie IV est toujours de 100% |
| E. | | La prise orale répétée d'un médicament avec cumul de dose permet d'atteindre une concentration moyenne d'équilibre en 5 demi-vies |

**97. Parmi les propositions suivantes lesquelles sont exactes ?**
**L'absorption d'un médicament dépend**

| | | |
|---|---|---|
| A | | de sa forme galénique |
| B | | de sa liposolubilité |
| C | | de sa biodisponibilité |
| D | | de sa proportion sous forme non ionisée |
| E | | de son excrétion |

**98. Parmi les propositions suivantes laquelle est exacte ?**
**Un médicament est administré à la dose de 15 mg par voie i.v. et sa concentration plasmatique est de 1mg/L. Quel est son volume de distribution ?**

| | | |
|---|---|---|
| A | | 1,5 L |
| B | | 10 L |
| C | | 0,15 L |
| D | | 15 L |
| E | | 1 L |

**99. Indiquez les réponses exactes :**

| | | |
|---|---|---|
| A | | La taille des particules d'aérosols conditionne leur trajet dans les poumons |
| B | | Un patch transdermique (dispositif transdermique) est une forme cutanée à effet systémique |
| C | | L'administration conjonctivale d'un médicament (collyre) exclut la possibilité d'absorption gastrointestinale par déglutition |
| D | | L'administration conjonctivale d'un médicament (collyre) est une administration locale sans effet potentiel systémique |

**100. Indiquez les réponses exactes : L'administration par voie muqueuse comprend la ou les voie(s) :**

| | | |
|---|---|---|
| A | | Pulmonaire |
| B | | Buccale |
| C | | Nasale |
| D | | Rectale |
| E | | Transdermique |

VIII

**101. Indiquez les réponses exactes :**

| | | |
|---|---|---|
| A | | La muqueuse de l'intestin grêle est la voie de résorption principale des médicaments administrés par voie orale |
| B | | La muqueuse de l'intestin grêle favorise l'absorption des acides et des bases faibles liposolubles |
| C | | La muqueuse de l'intestin grêle favorise l'absorption des médicaments hydrosolubles |
| D | | L'absorption des médicaments par la muqueuse de l'intestin grêle peut être suivie par un effet de premier passage hépatique |
| E | | La voie rectale peut majorer l'effet de premier passage hépatique |

**102. La liaison aux protéines plasmatiques est un processus qui :**

| | | |
|---|---|---|
| A | | Concerne tous les médicaments |
| B | | Dépend de la vitesse d'apparition du médicament dans le sang |
| C | | Dépend de l'alimentation |
| D | | Est réversible |
| E | | Nécessité une étape d'activation préalable |

**103. Les réactions de phase I du métabolisme des médicaments :**

| | | |
|---|---|---|
| A | | Sont catalysées par les cytochromes P450 |
| B | | Sont catalysées par les UDP-glucuronyl-transférases |
| C | | Peuvent être sujettes à un polymorphisme génétique |
| D | | Peuvent être inhibées |
| E | | Ne peuvent être induites |

**104. La sécrétion tubulaire est un processus d'élimination qui :**

| | | |
|---|---|---|
| A | | Concerne tous les médicaments |
| B | | Ne concerne que les médicaments préalablement réabsorbés |
| C | | Peut être à l'origine d'interactions médicamenteuses |
| D | | Ne dépend que des différences de pression de part et d'autre du tubule |
| E | | Est sensible au pH urinaire |

**105. Cinq fois la demi-vie d'élimination est le temps nécessaire :**

| | | |
|---|---|---|
| A | | Pour qu'un médicament soit totalement absorbé |
| B | | Pour qu'un médicament soit totalement éliminé |
| C | | Pour qu'un médicament soit efficace |
| D | | Pour atteindre l'état d'équilibre après administration unique d'un médicament |
| E | | Pour atteindre l'état d'équilibre après administrations répétées d'un médicament |

**106. Un médicament qui présente un coefficient d'extraction hépatique élevé (> 0,7) est un médicament dont :**

| | | |
|---|---|---|
| A | | La clairance hépatique ne dépend que de sa clairance intrinsèque |
| B | | La clairance hépatique ne dépend que du débit sanguin hépatique |
| C | | La biodisponibilité absolue est élevée |
| D | | La biodisponibilité absolue est faible |
| E | | La biodisponibilité absolue dépend de sa fraction libre |

**107. Un médicament totalement éliminé de l'organisme sous forme inchangée dans les urines et qui présente une clairance rénale de 240 mL/min est :**

| | | |
|---|---|---|
| A | | Davantage secrété que réabsorbé |
| B | | Davantage réabsorbé que secrété |
| C | | Hydrosoluble |
| D | | Liposoluble |
| E | | Éliminé, au moins en partie, par transport actif |

**108. Après administration orale répétée d'un médicament, sa concentration à l'état d'équilibre (Css) dépend de :**

| | | |
|---|---|---|
| A | | Sa clairance totale |
| B | | Sa biodisponibilité |
| C | | Sa fraction libre |
| D | | L'intervalle entre les prises |
| E | | Sa demi-vie d'élimination |

**109. La concentration plasmatique d'un médicament dont la cinétique est linéaire est de 100 mg/L. Quelle serait la concentration plasmatique restante au bout de 3 fois la demi-vie d'élimination ?**

| | | |
|---|---|---|
| A | | 1,25 mg/L |
| B | | 6,25 mg/L |
| C | | 12,5 mg/L |
| D | | 62,5 mg/L |
| E | | Ne peut être calculée car le volume de distribution n'est pas connu |

**110. Un volume de distribution élevé est généralement observé :**

| | | |
|---|---|---|
| A | | Lorsqu'on augmente la dose administrée |
| B | | Lorsqu'on augmente l'apport calorique |
| C | | Lorsqu'on augmente l'apport hydrique |
| D | | Lorsqu'on augmente la biodisponibilité |
| E | | Toutes les réponses précédentes sont fausses |

**111. L'effet d'un médicament, métabolisé par le foie en métabolites inactifs, peut être diminué du fait de :**

| | | |
|---|---|---|
| A | | Une auto-inhibition métabolique |
| B | | Une induction des enzymes de conjugaison |
| C | | Une inhibition des enzymes de phase I |
| D | | La prise régulière de jus de pamplemousse |
| E | | Une mauvaise observance |

**112. Chez la personne âgée, comparativement à l'adulte jeune, on observe :**

| | | |
|---|---|---|
| A | | Une diminution du flux sanguin rénal |
| B | | Une diminution de la filtration glomérulaire |
| C | | Une diminution de la sécrétion tubulaire |
| D | | Une augmentation de la réabsorption tubulaire |
| E | | Une augmentation de la clairance totale des médicaments non métabolisés |

**113. Les polymorphismes génétiques peuvent influencer :**

| | | |
|---|---|---|
| A | | Le transport passif des médicaments |
| B | | Le transport actif des médicaments |
| C | | Les enzymes de phase I et de phase II du métabolisme |
| D | | La fixation protéique |
| E | | La biodisponibilité orale des médicaments |

**114. En cas d'insuffisance hépatique sévère, pour un médicament ayant un effet de 1er passage hépatique important, on observe :**

| | | |
|---|---|---|
| A | | Une diminution de la biodisponibilité orale |
| B | | Une augmentation de la demi-vie d'élimination |
| C | | Une diminution de la clairance totale |
| D | | Une augmentation de la concentration maximale (Cmax) |
| E | | Une diminution de l'aire sous la courbe |

**115. Une insuffisance rénale sévère est associée à :**

| | | |
|---|---|---|
| A | | Une hypoalbuminémie |
| B | | Une hypocholestérolémie |
| C | | Une diminution du pH gastrique |
| D | | Une diminution de la glycémie |
| E | | Une diminution de l'activité des cytochromes P450 |

**116. En cas d'interaction médicamenteuse au niveau gastro-intestinal, peuvent être modifiés :**

| | | |
|---|---|---|
| A | | La concentration plasmatique maximale (Cmax) des médicaments |
| B | | La concentration plasmatique résiduelle (Cmin) des médicaments |
| C | | Le volume de distribution des médicaments |
| D | | La demi-vie d'élimination des médicaments |
| E | | La biodisponibilité orale des médicaments |

**117. Concernant la notion de clairance :**

| | | |
|---|---|---|
| A | | elle dépend du flux sanguin au niveau des organes impliqués dans le métabolisme et/ou l'élimination de la molécule |
| B | | elle correspond à un volume totalement épuré par unité de temps |
| C | | la clairance peut varier dans le cas de certaines pathologies |
| D | | la clairance hépatique se calcule directement grâce à la mesure de la quantité de substance active éliminée dans la bile |
| E | | aucune des propositions précédentes n'est exacte |

**118. Lors de l'administration répétée d'un médicament de demi-vie courte (1 à 2 heures) :**

| | | |
|---|---|---|
| A | | l'atteinte de l'état d'équilibre prendra quelques semaines |
| B | | l'effet est maximal dès la première administration |
| C | | leur cinétique permet de ne les prendre que tous les 2 à 3 jours |
| D | | doubler la dose administrée permettra de diminuer la vitesse d'élimination de la substance active |
| E | | aucune des propositions précédentes n'est exacte |

**119. Concernant le volume de distribution :**

| | | |
|---|---|---|
| A | | le volume de distribution est au maximum égal au volume du corps humain |
| B | | il peut permettre de prévoir la dose à administrer si l'on connaît la concentration cible de la molécule |
| C | | si ce volume est élevé (180 litres), il y a concentration dans certains tissus de l'organisme |
| D | | il peut dépasser 1 litre par kilogramme |
| E | | aucune des propositions précédentes n'est exacte |

**120. La prise d'un inhibiteur enzymatique en plus d'une autre substance active (appelée « molécule A ») qui ne possède pas de métabolite actif :**

| | | |
|---|---|---|
| A | | entraînera parfois une baisse de l'effet thérapeutique de la molécule A |
| B | | entraînera toujours une augmentation de l'effet thérapeutique de la moléculeA |
| C | | n'aura d'effet sur la molécule A que si la molécule A est métabolisée par l'enzyme ou les enzymes dont l'activité est diminuée par cet inhibiteur |
| D | | n'a jamais de conséquence sur l'effet thérapeutique de la molécule A |
| E | | aucune des propositions précédentes n'est exacte |

**121. Lors de l'administration d'un médicament en perfusion continue**

| | | |
|---|---|---|
| A | | il faut obligatoirement diminuer la concentration en substance active de la perfusion pour réduire la concentration circulante |
| B | | la concentration maximale est atteinte immédiatement après le début de la perfusion |
| C | | la concentration à l'équilibre dépend notamment de la vitesse de perfusion |
| D | | diminuer la vitesse de perfusion entraîne une stabilisation immédiate des concentrations à une valeur inférieure à celle présente avant la baisse de cette vitesse de perfusion |
| E | | aucune des propositions précédentes n'est exacte |

**122. Les substances suivantes peuvent accélérer le métabolisme de médicament auquel elles sont associées**

| | | |
|---|---|---|
| A | | Millepertuis |
| B | | Alcool |
| C | | Rifampicine |
| D | | Antimycosiques azolés |
| E | | Barbituriques |

**123. L'étude pharmacogénétique**

| | | |
|---|---|---|
| A | | A pour objectif d'identifier les polymorphismes génétiques pouvant expliquer certaines variations interindividuelles des effets des médicaments |
| B | | Ne concerne pas les mutations génétiques qui ne touchent qu'un seul nucléotide |
| C | | Ne s'intéresse pas à l'expression des protéines impliquées dans le métabolisme des médicaments |
| D | | Peut permettre l'adaptation posologique de certains médicaments |
| E | | Peut être obligatoire avant d'instaurer certains traitements anticancéreux |

**124. Le cycle entéro-hépatique**

| | | |
|---|---|---|
| A | | Peut diminuer la biodisponibilité orale d'un médicament |
| B | | Est observé en cas d'obstruction des voies biliaires |
| C | | Peut provoquer une ré-élévation la concentration plasmatique du médicament quelques heures après l'administration orale |
| D | | Ne concerne pas les médicaments qui subissent une métabolisation hépatique |
| E | | Peut favoriser l'élimination du médicament par voie fécale |

**125. Votre patient reçoit un traitement antibiotique, la gentamicine, en une injection intraveineuse par jour. Pour ce patient, la constante d'élimination Ke de la gentamicine est estimée à 0,231 $h^{-1}$. En supposant que le médicament suit ici un modèle mono-compartimental, combien de temps environ faut-il attendre après une administration pour que 97% du médicament soient éliminés de l'organisme ? Pour information : ln 2= 0,693 ; ln 0,03 = -3,5**

| | | |
|---|---|---|
| A | | 3h |
| B | | 8h |
| C | | 9h |
| D | | 15h |
| E | | 24h |

**126. Dans les voies d'administration suivantes lesquelles sont parentérales locales**

| | | |
|---|---|---|
| A | | voie intra-articulaire |
| B | | voie intradermique |
| C | | voie intraveineuse |
| D | | voie intrarachidienne |
| E | | voie épidurale |

**127. La voie rectale peut proposer un médicament**

| | | |
|---|---|---|
| A | | non stérile |
| B | | toujours à l'état solide |
| C | | conditionné en unitaire |
| D | | toujours d'usage non systémique |
| E | | aucune réponse valable ci-dessus |

**128. Quel(les) est(sont) la(les) réponse(s) correcte(s) ?**

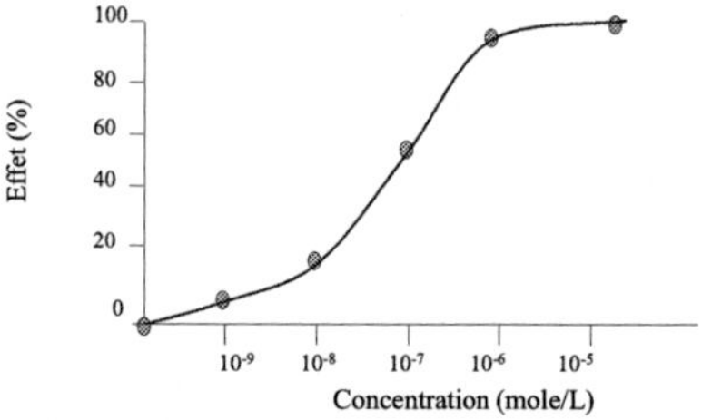


| | | |
|---|---|---|
| A | | La CE50 correspondant au graphique est de $10^{-5}$ mole/L |
| B | | La CE50 correspondant au graphique est de $10^{-7}$ mole/L |
| C | | Le PD2 correspondant au graphique est de 7 |
| D | | Le pA2 correspondant au graphique est de 5 |
| E | | Plus le PD2 est élevé plus l'efficacité est faible |

# 9 - Règles de prescription. Rapport bénéfice/risque

**1. Parmi les propositions suivantes relatives aux modalités de prescription des médicaments, quelle est (quelles sont) celle(s) qui est (sont) exacte(s) ?**

| | | |
|---|---|---|
| A | | Tout docteur en Médecine peut prescrire sans aucune limitation |
| B | | La durée de prescription des hypnotiques est limitée |
| C | | Les stupéfiants se prescrivent sur une ordonnance ATU (Autorisation Temporaire d'Utilisation) |
| D | | La prescription pour ALD (Affection de Longue Durée) concerne dune liste de maladies chroniques |
| E | | Le numéro d'identification du médecin doit apparaître sur l'ordonnance |

**2. Dans le chapitre 4.6 des RCP intitulé « Fécondité, Grossesse et Allaitement», lorsque entre 300 et 1000 grossesses ont été exposées au premier trimestre sans augmentation du risque de malformation, alors que les données chez l'animal étaient non concluantes ou montrant un effet tératogène, il est mentionné concernant l'utilisation de ce médicament chez la femme enceinte :**

| | | |
|---|---|---|
| A | | Contre indiqué |
| B | | Déconseillé |
| C | | A éviter par prudence au cours de la grossesse |
| D | | Utilisation envisageable au cours de la grossesse |
| E | | Utilisation possible au cours de la grossesse |

**3. Lesquels de ces éléments sont à prendre en compte dans la décision thérapeutique ?**

| | | |
|---|---|---|
| A | | La balance bénéfice/risque du médicament. |
| B | | Le résumé des caractéristiques du produit. |
| C | | L'état physiologique du patient. |
| D | | Les conditions socio-économiques du patient. |
| E | | La réglementation encadrant la prescription médicale envisagée. |

**4. Concernant le résumé des caractéristiques du produit, indiquer lesquelles de ces propositions sont fausses.**

| | | |
|---|---|---|
| A | | Il est rédigé à l'issue des étapes précliniques de développement du médicament. |
| B | | Il permet d'obtenir une Autorisation de Mise sur le Marché. |
| C | | Il précise le bénéfice attendu du produit. |
| D | | Il précise si le médicament peut être indiqué chez la femme enceinte. |
| E | | Il détaille le mécanisme d'action du médicament. |

**5. La rédaction d'une ordonnance dans notre pays est soumise à des règles strictes. Parmi les propositions suivantes, lesquelles sont justes ?**

| | | |
|---|---|---|
| A | | L'ordonnance doit toujours être rédigée en langue française. |
| B | | Le médecin rédigeant l'ordonnance doit obligatoirement être inscrit à l'Ordre des Médecins. |
| C | | L'ordonnance destinée à un enfant doit comporter le nom de l'un des deux parents. |
| D | | Un exemplaire de l'ordonnance est destiné au malade et un autre à la pharmacie. |
| E | | Les règles de rédaction de l'ordonnance sont encadrées par le Code de Déontologie et le Code Civil. |

6. **En France, le droit de prescription est accordé à certains professionnels de santé sous certaines conditions. Lesquelles de ces propositions sont fausses ?**

| | | |
|---|---|---|
| A | | Les infirmier(e)s peuvent renouveler une prescription de certains contraceptifs oraux. |
| B | | Les chirurgiens-dentistes peuvent prescrire des médicaments stupéfiants dans l'exercice de leur art. |
| C | | Les vétérinaires peuvent choisir indifféremment les médicaments destinés aux animaux ou aux humains. |
| D | | Les pédicures-podologues peuvent prescrire des traitements antalgiques par voie orale. |
| E | | Les sages-femmes peuvent prescrire tous les médicaments qui n'ont pas de contre-indication chez les femmes enceintes. |

7. **Parmi les propositions suivantes, indiquer celle(s) qui est (sont) exacte(s) concernant les ordonnances "bi-zones" utilisées pour les affections longue-durée :**

| | | |
|---|---|---|
| A | | Elles ont une utilisation restreinte à certains médecins spécialistes |
| B | | Elles doivent être utilisées pour toute maladie chronique |
| C | | Elles permettent le remboursement à 100% de l'ensemble des prescriptions |
| D | | Elles sont réservées aux établissements de santé publiques ou privés |
| E | | Elles permettent la prescription de thérapeutiques pour une pathologie intercurrente survenant au décours de l'affection longue durée |

8. **Certains médicaments sont soumis à des règles restreignant leurs prescriptions. Ce sont :**

| | | |
|---|---|---|
| A | | Les Médicaments Réservés à l'usage professionnel |
| B | | Les Médicaments à Prescription Hospitalière |
| C | | Les Médicaments à Prescription Initiale par certains spécialistes |
| D | | Les Médicaments à Prescription Réservée à certains médecins Spécialistes |
| E | | Les Médicaments nécessitant une Surveillance Particulière pendant le traitement |

9. **Un médicament à dose exonérée :**

| | | |
|---|---|---|
| A | | Contient une dose de principe actif suffisamment faible pour que le médicament soit délivrable sans ordonnance |
| B | | Est inscrit sur la liste des substances vénéneuses |
| C | | Est délivré sur présentation d'une prescription médicale |
| D | | Peut être délivré par quantité maximale de 2 boites |
| E | | Nécessite une inscription sur l'ordonnancier des spécialités |

10. **L'étiquetage d'une spécialité de liste II :**

| | | |
|---|---|---|
| A | | Comporte un cadre blanc délimité par un filet rouge |
| B | | Comporte un cadre blanc délimité par un filet vert |
| C | | Comporte une étiquette rouge |
| D | | Comporte un sigle SGH comportant une tête de mort à tibias croisés et la mention toxicité aiguë |
| E | | Comporte une croix de Saint André |

11. **Le médecin**

| | | |
|---|---|---|
| A | | est totalement libre de ses prescriptions |
| B | | a une liberté de prescription dans les limites fixées par la loi |
| C | | fait les prescriptions qu'il estime les plus appropriées |
| D | | doit limiter ses prescriptions à ce qui est nécessaire à la qualité, à la sécurité et à l'efficacité des soins |
| E | | doit tenir compte des avantages, des inconvénients et des conséquences des différentes investigations et thérapeutiques possibles |
| F | | toutes les propositions précédentes sont inexactes |

**12. L'ordonnance**

| | | |
|---|---|---|
| A | | est un vecteur d'informations et d'instructions pour un seul malade |
| B | | doit être complétée d'une information orale du malade et/ou de son entourage |
| C | | doit avoir un duplicata |
| D | | doit comporter l'identification du prescripteur |
| E | | doit être datée et signée |
| F | | toutes les propositions précédentes sont inexactes |

**13. L'inscription d'un médicament**

| | | |
|---|---|---|
| A | | sur une liste (I, II, stupéfiants) rend sa prescription médicale obligatoire et conditionne les modalités de sa délivrance |
| B | | sur la liste I oblige à une prescription sur une ordonnance simple, non renouvelable sauf mention contraire du prescripteur |
| C | | sur la liste II impose une délivrance limitée à 14 jours |
| D | | sur la liste des stupéfiants oblige à une prescription sur une ordonnance sécurisée |
| E | | sur la liste des stupéfiants fait que sa prescription a une validité d'exécution limitée à 30 jours |
| F | | toutes les propositions précédentes sont inexactes |

**14. Quels facteurs peuvent influencer le rapport bénéfice / risque individuel d'un traitement médicamenteux ?**

| | | |
|---|---|---|
| A | | Les médicaments coprescrits. |
| B | | La prescription initiale hospitalière. |
| C | | La prescription dans le cadre d'une autorisation temporaire d'utilisation (ATU). |
| D | | Les pathologies associées (insuffisance rénale, etc.). |
| E | | Les facteurs génétiques. |

**15. Les médicaments inscrits sur la liste I :**

| | | |
|---|---|---|
| A | | Sont des médicaments toxiques. |
| B | | Sont des substances à risque toxicomanogène. |
| C | | Doivent être prescrits sur une ordonnance sécurisée. |
| D | | Doivent être stockés hors de portée du public. |
| E | | Les spécialités portent un cadre rouge. |

**16. Texte de l'énoncé**

| | | |
|---|---|---|
| A | | A l'hôpital, le médecin est habilité à délivrer des médicaments |
| B | | Les internes et externes en médecine sont autorisés à prescrire lorsqu'ils sont à l'hôpital |
| C | | les chirurgiens dentistes ne peuvent prescrire que des médicaments inscrits sur une liste spécifique |
| D | | Une ordonnance peut servir également à la prescription d'examens diagnostiques |
| E | | l'ordonnance bi-zone ne sert qu'à la prescription de médicaments d'exception |

**17. Texte de l'énoncé**

| | | |
|---|---|---|
| A | | Certains médicaments non classés stupéfiants comme le flunitrazépam (Rohypnol®) doivent être prescrits sur une ordonnance sécurisée |
| B | | Les médicaments de la liste I sont systématiquement renouvelables sauf mention contraire spécifiée sur l'ordonnance |
| C | | la morphine sous forme de comprimés peut être prescrite pour une durée maximale de 7 jours |
| D | | Un patient dispose de 96 heures pour se présenter dans une pharmacie pour obtenir la délivrance complète d'une prescription de médicaments classés comme stupéfiants |
| E | | le rapport bénéfice/risque d'un médicament peut varier au cours du suivi d'un traitement |

**18. Concernant l'ordonnance, quelle(s) est (sont) la (les) proposition(s) exacte(s)? :**

| | | |
|---|---|---|
| A. | | Les règles de rédaction de l'ordonnance sont définies dans le code de la santé publique |
| B. | | Le pharmacien délivre la quantité totale de médicaments nécessaire pour la durée de prescription sauf si celle-ci dépasse 6 mois |
| C. | | Les médicaments de la liste II ne sont pas renouvelables sauf mention contraire |
| D. | | Il n'est pas nécessaire au prescripteur d'indiquer la posologie car elle doit être celle indiquée par la pharmacopée Française et elle sera précisée par le pharmacien |
| E. | | Dans certaines conditions, il est possible de prescrire par courrier électronique |

**19. Parmi les propositions suivantes, quelle(s) est (sont) celle(s) qui est (sont) exacte(s) ?**

| | | |
|---|---|---|
| A | | Les médicaments inscrits sur la liste II contiennent des substances vénéneuses |
| B | | Pour les médicaments inscrits sur la liste I tout renouvellement est interdit sauf mention expresse contraire du prescripteur |
| C | | Les médicaments inscrits sur la liste des stupéfiants et la liste I sont prescrits sur des ordonnances dites " sécurisées " |
| D | | Les médicaments non inscrits sur une liste peuvent être délivrés sans ordonnance |
| E | | Les médicaments inscrits sur la liste des psychotropes ont une durée maximale de prescription limitée à quatre semaines pour les substances à propriétés hypnotiques et dont l'indication de l'AMM est l'insomnie |

**20. Parmi les propositions suivantes, quelle(s) est (sont) celle(s) qui est (sont) exacte(s) ?**

| | | |
|---|---|---|
| A | | Un médicament générique est une copie d'un médicament original |
| B | | Les prescriptions réalisées dans le cadre des affections de longue durée sont réalisées sur des ordonnances dites bizones |
| C | | Les médicaments d'exception sont des médicaments d'indication précise dont le coût représente un enjeu économique important |
| D | | Les médicaments à prescription initiale hospitalière ne font pas partie des médicaments soumis à prescription restreinte |
| E | | Les prescriptions "hors AMM" donnent lieu à un remboursement |

**21. Un chirurgien-dentiste peut réglementairement prescrire :**

| | | |
|---|---|---|
| A | | Un anti-inflammatoire non stéroïdien après une avulsion dentaire ; |
| B | | Une antibiothérapie ciblée sur un abcès gingival ; |
| C | | Une chimiothérapie anti cancéreuse pour un cancer de la mandibule ; |
| D | | Une irradiation localisée pour un cancer de la mandibule. |
| E | | Les propositions A, B, C et D sont fausses. |

**22. Sur une ordonnance sécurisée, vous devez mentionner dans le cadre situé dans le coin inférieur droit :**

| | | |
|---|---|---|
| A | | La durée de la prescription ; |
| B | | Le nombre de boîtes à délivrer par le pharmacien ; |
| C | | Le nombre de comprimés à délivrer par le pharmacien ; |
| D | | Le nombre de médicaments prescrits. |
| E | | Les propositions A, B, C et D sont fausses. |

**23. Le clonazépam (Rivotril®) est une benzodiazépine utilisée dans sa forme orale pour le traitement de certaines formes d'épilepsie de l'enfant ; elle est assimilée à un stupéfiant :**

| | | |
|---|---|---|
| A | | La prescription initiale doit en être effectuée par un pédiatre ou un neurologue ; |
| B | | La prescription doit être effectuée sur une ordonnance bi-zone, dans le cadre d'une affection de longue durée (ALD) ; |
| C | | La prescription doit être effectuée sur une ordonnance normale, en précisant « non substituable » ; |
| D | | La prescription doit être effectuée sur une ordonnance sécurisée. |
| E | | Les propositions A, B, C et D sont fausses. |

**24. Concernant la classification des études selon le niveau de preuve scientifique, quelle(s) est (sont) la (les) proposition(s) exacte(s) ?**

| | | |
|---|---|---|
| A. | | Elle est utilisée dans la rédaction de référentiels |
| B. | | Une étude de niveau 1 a plus de poids qu'une étude niveau 5 |
| C. | | Une étude cas-témoin est de niveau 3 |
| D. | | Une métaanalyse est en général considérée comme une étude de niveau 1 |
| E. | | Un suivi de cohorte est en général une étude de niveau 2 |

**25. Concernant les médicaments contenant un principe actif inscrit à une liste de substances vénéneuses et soumis à exonération, quelle(s) est (sont) la (les) proposition(s) exacte(s) ? :**

| | | |
|---|---|---|
| A. | | La dose de principe actif par unité de prise doit être inférieure à celle de la spécialité contenant le même principe actif inscrite à une liste |
| B. | | On dit que la spécialité exonérée est un générique de la spécialité inscrite à la liste des substances vénéneuses |
| C. | | Ils doivent être prescrits sur une ordonnance de médicaments d'exception |
| D. | | Ils peuvent être achetés à la pharmacie sans ordonnance |
| E. | | Lorsqu'ils sont prescrits, il faut indiquer la mention « NR » sur l'ordonnance |

IX

**26. Parmi les propositions suivantes lesquelles sont exactes ?**
**A propos des prescriptions**

| | | |
|---|---|---|
| A | | Un médicament en vente libre n'existe pas sous forme remboursable |
| B | | Un médicament remboursable nécessite une ordonnance pour être remboursé |
| C | | Un renouvellement par le pharmacien n'implique pas toujours un remboursement |
| D | | Les prescriptions de stupéfiants peuvent mentionner un renouvellement |
| E | | L'amélioration de service médical rendu (ASMR) sert pour l'établissement du prix du médicament |

**27. Une ordonnance de médicament :**

| | | |
|---|---|---|
| A | | Peut être faite, dans certaines limites, par une infirmière |
| B | | Peut être faite, dans certaines limites, par un kinésithérapeute |
| C | | Peut être faite, dans certaines limites, par une Sage-Femme |
| D | | Peut être faite par un pharmacien pour les médicaments à prescription médicale facultative |
| E | | Peut être faite par tout Docteur en Médecine |

**28. Les médicaments de prescription médicale facultative :**

| | | |
|---|---|---|
| A | | Sont remboursés par la sécurité sociale |
| B | | Peuvent être prescrits sur ordonnance |
| C | | Sont une source majeure d'effets indésirables |
| D | | Peuvent figurer sur la liste des médicaments à prescription restreinte |
| E | | N'ont pas besoin d'une autorisation de mise sur le marché (AMM) |

**29. Les médicaments génériques :**

| | | |
|---|---|---|
| A | | Sont toujours moins chers que le médicament princeps qu'ils copient |
| B | | Ne peuvent avoir des noms de spécialité comme le peuvent les produits brevetés |
| C | | Doivent faire la preuve de leur efficacité thérapeutique |
| D | | Peuvent être substitués entre eux pour un même principe actif |

**30. Le rapport bénéfice/risque d'une prescription médicamenteuse :**

| | | |
|---|---|---|
| A | | Peut-être mesuré pour un patient donné |
| B | | Est évalué de manière définitive avant la mise sur le marché |
| C | | Estime le bénéfice attendu au regard du risque encouru |
| D | | Détermine le prix du médicament |
| E | | Dépend des doses du médicament |

**31. Parmi les propositions suivantes, indiquer les intervenants qui engagent leur responsabilité lors d'une prescription médicamenteuse :**

| | | |
|---|---|---|
| A | | La sage-femme |
| B | | Le kinésithérapeute |
| C | | Le brancardier |
| D | | L'industriel qui commercialise le produit responsable |
| E | | Le pharmacien qui délivre le produit |

**32. Concernant la prescription des stupéfiants :**

| | | |
|---|---|---|
| A | | elle peut se faire sur une ordonnance simple |
| B | | c'est seulement le nombre de prises qui doit être écrit en toutes lettres |
| C | | l'ordonnance a une validité d'exécution de 12 mois |
| D | | le patient dispose seulement de 2 jours pour obtenir la totalité de son traitement dans une pharmacie |
| E | | aucune des propositions précédentes n'est exacte |

**33. L'ordonnance sécurisée :**

| | | |
|---|---|---|
| A | | concerne les médicaments prescrits pour les maladies de longue durée |
| B | | est obligatoire pour les médicaments des Listes officielles I et II |
| C | | est conseillée mais facultative pour les stupéfiants |
| D | | est caractérisée par un numéro de lot |
| E | | aucune des propositions précédentes n'est exacte |

**34. Une sage-femme peut prescrire :**

| | | |
|---|---|---|
| A | | des anesthésiques locaux et antiseptiques locaux à la patiente et au nouveau-né |
| B | | tout antibiotique |
| C | | de l'adrénaline dans l'urgence et dans l'attente du médecin |
| D | | du paracétamol par voie intra-veineuse au nouveau-né |
| E | | aucune des propositions précédentes n'est exacte |

**35. Concernant la prescription des médicaments**

| | | |
|---|---|---|
| A | | Tous les médecins peuvent prescrire tous les médicaments à condition qu'ils aient soutenu leur thèse |
| B | | Les sages-femmes ne peuvent pas prescrire de médicaments |
| C | | Elle doit se faire obligatoirement de façon manuscrite |
| D | | Implique une ordonnance sécurisée lorsqu'il s'agit de médicaments stupéfiants |
| E | | Peut se faire en DCI |

**36. Concernant les médicaments génériques**

| | | |
|---|---|---|
| A | | Ils contiennent le ou les même(s) principe(s) actif(s) que le médicament de référence |
| B | | Ils n'ont pas besoin d'AMM pour être dispensés |
| C | | Ils doivent justifier d'une bioéquivalence avec le médicament de référence |
| D | | Ils pourraient ne pas contenir d'excipient à effet notoire alors que le médicament de référence en contiendrait |
| E | | Ils doivent strictement avoir la même allure que le médicament de référence |

**37. Une prescription de médicament stupéfiant doit :**

| | | |
|---|---|---|
| A | | être faite sur une ordonnance bizone |
| B | | indiquer la durée du traitement |
| C | | indiquer en toutes lettres le nombre d'unités par prise |
| D | | indiquer l'âge du malade |
| E | | indiquer la pathologie du malade |

**38. Les médicaments à prescription médicale restreinte correspondent à des médicaments**

| | | |
|---|---|---|
| A | | en accès libre dans les officines |
| B | | pouvant cependant être prescrits ou conseillés par le pharmacien |
| C | | disponibles sans ordonnance |
| D | | ayant une vignette verte |
| E | | bénéficiant d'une surveillance particulière |

**39. L'automédication est définie par 3 critères :**

| | | |
|---|---|---|
| A | | une autorisation de remboursement par l'Assurance maladie |
| B | | une absence de prescription médicale |
| C | | une autorisation de substitution |
| D | | une absence de remboursement par l'Assurance maladie |
| E | | une autorisation de publicité grand public |

# 10 - L'évaluation des médicaments commercialisés

**1. Parmi les propositions suivantes relatives à la Pharmacovigilance, quelle est (quelles sont) celle (celles) qui est (sont) exacte(s) ?**

| | | |
|---|---|---|
| A | | La définition du risque médicamenteux exclut les problèmes de surdosage et de toxicité |
| B | | Les effets indésirables de type B ont une fréquence élevée |
| C | | L'incidence des effets indésirables médicamenteux est plus importante en pratique clinique que dans les essais thérapeutiques |
| D | | La surveillance des effets indésirables repose en particulier sur la notification spontanée |
| E | | La pharmaco-épidémiologie n'apporte rien en termes d'évaluation du risque médicamenteux |

**2. Les études d'utilisation des médicaments :**

| | | |
|---|---|---|
| A | | sont les études de la commercialisation, de la prescription et de la consommation de médicaments dans une société |
| B | | permettent d'évaluer l'efficacité des médicaments dans la vraie vie |
| C | | peuvent évaluer les données de prescription médicale (facteurs influençant la prescription, respect des recommandations de bon usage) |
| D | | ne s'intéressent pas à l'automédication |
| E | | permettent d'évaluer le risque associé à l'utilisation d'un médicament |

**3. Concernant les structures d'évaluation du médicament :**

| | | |
|---|---|---|
| A | | L'Agence Nationale de Sécurité du Médicament et des produits de santé (ANSM) est chargée de la pharmacovigilance |
| B | | L'ANSM est chargée de définir les conditions de prescription et de délivrance d'un médicament |
| C | | La Haute Autorité de Santé (HAS) est chargée de la pharmacodépendance |
| D | | Le Comité Economique des Produits de Santé (CEPS) est chargé de fixer le prix du médicament |
| E | | Le CEPS est chargé de fixer le taux de remboursement du médicament |

**4. Concernant la surveillance des médicaments après l'Autorisation de Mise sur le Marché (AMM) :**

| | | |
|---|---|---|
| A | | Elle permet une réévaluation du rapport bénéfice/risque d'un médicament |
| B | | Elle permet de détecter un mésusage du médicament par les malades |
| C | | Elle permet de détecter précocement un nouvel effet indésirable |
| D | | La pharmaco-épidémiologie est complémentaire de la pharmacovigilance |
| E | | Le plan de gestion des risques est développé avant la mise sur le marché du médicament |

**5. La pharmacovigilance concerne :**

| | | |
|---|---|---|
| A | | Les vaccins |
| B | | Les contraceptifs oraux |
| C | | Les produits de diagnostic |
| D | | Les rayonnements ionisants en radiothérapie |
| E | | Le mauvais usage des médicaments |

**6. Concernant les études de cohorte en pharmacovigilance, indiquer lesquelles de ces réponses sont justes.**

| | | |
|---|---|---|
| A | | Le risque relatif ne peut être calculé que si on connait le risque absolu de l'effet indésirable dans une population exposée au médicament. |
| B | | Une étude de cohorte est une étude observationnelle. |
| C | | Une étude de cohorte bien menée va choisir par tirage au sort quels patients recevront le médicament et quels patients recevront le placebo (ou un médicament de référence). |
| D | | L'étude de cohorte permet de calculer l'incidence de l'effet indésirable étudié, sur une période donnée. |
| E | | Une incidence est toujours supérieure à une prévalence pour un effet donné. |

**7. Concernant les études cas-témoins en pharmacovigilance, indiquer parmi ces propositions lesquelles sont justes.**

| | | |
|---|---|---|
| A | | Il s'agit d'études de pharmaco-épidémiologie généralement prospectives. |
| B | | Les cas correspondent aux patients présentant l'effet indésirable. |
| C | | Il n'y a pas de biais dans ce type d'études. |
| D | | Les études cas-témoins sont conseillées quand il s'agit d'effets indésirables rares par rapport à l'exposition |
| E | | Les études cas-témoins sont déconseillées quand il s'agit d'effets indésirables d'apparition retardée par rapport à l'exposition |

**8. Parmi les propositions suivantes, indiquer celle(s) qui est (sont) exacte(s) concernant la pharmacovigilance :**

| | | |
|---|---|---|
| A | | Elle concerne la phase IV post autorisation de mise sur le marché des médicaments |
| B | | Elle aboutit souvent au retrait de commercialisation de médicaments |
| C | | Elle peut faire initier des essais thérapeutiques pour évaluer la sécurité d'emploi des médicaments |
| D | | Elle repose sur la notification des effets inattendus des médicaments |
| E | | Le Centre Régional de Pharmacovigilance doit rendre une réponse à une notification par un professionnel de santé sous 48 heures |

**9. Parmi les propositions suivantes, indiquer celle(s) qui est (sont) exacte(s) :**

| | | |
|---|---|---|
| A | | Le résultat clinique d'une étude économique tient compte uniquement de l'efficacité médicale |
| B | | Les études économiques sont des études comparatives |
| C | | Dans les études pharmaco-économiques, on évalue les coûts des médicaments étudiés ainsi que les coûts associés et les coûts évités |
| D | | Pour l'identification des items de coût, il est nécessaire de recueillir les coûts communs à toutes les stratégies |
| E | | Les études de minimisation de coûts sont utilisées dans le cas où les résultats cliniques des différentes stratégies thérapeutiques sont équivalents |

**10. Qui a une obligation légale de déclaration des effets indésirables médicamenteux**

| | | |
|---|---|---|
| A | | Les patients |
| B | | Les médecins |
| C | | Les pharmaciens |
| D | | Les odontologistes |
| E | | Les sages-femmes |

**11. L'imputabilité en pharmacovigilance repose sur des critères**

| | | |
|---|---|---|
| A | | Galéniques |
| B | | Chimiques |
| C | | Chronologiques |
| D | | Sémiologiques |
| E | | Bibliographiques |

**12. Les effets indésirables médicamenteux de type B sont**

| | | |
|---|---|---|
| A | | Des effets fréquents |
| B | | Des effets prévisibles |
| C | | Des effets souvent sévères |
| D | | Des effets rarement dépistés au cours des essais cliniques de phase III |
| E | | Des effets liés à la pharmacocinétique du médicament |

**13. Les études de prévalence**

| | | |
|---|---|---|
| A | | Mesurent la fréquence à un moment donné d'une caractéristique dans une population |
| B | | Sont des études transversales |
| C | | Sont des études réalisées à un instant t |
| D | | Suivent l'état de santé des sujets dans le temps |
| E | | Possèdent un niveau de preuve élevé |

**14. La pharmacoépidémiologie**

| | | |
|---|---|---|
| A | | Est une discipline ancienne |
| B | | Etudie les effets des médicaments à l'échelle de la population |
| C | | Etudie des effets des médicaments dans la vraie vie |
| D | | Etudie le médicament dans un environnement contrôlé |
| E | | Permet de vérifier dans la vie réelle les résultats obtenus dans les essais cliniques |

**15. Les études de pharmacoépidémiologie :**

| | | |
|---|---|---|
| A | | Utilisent les méthodes épidémiologiques pour évaluer l'effet des médicaments. |
| B | | Se situent avant l'AMM. |
| C | | Sont de type cohortes, cas-témoins ou transversales. |
| D | | Sont observationnelles. |
| E | | S'intéressent à l'usage du médicament chez le volontaire sain. |

**16. La pharmacovigilance :**

| | | |
|---|---|---|
| A | | Est un système de surveillance des effets indésirables des médicaments. |
| B | | Permet de détecter des effets indésirables rares. |
| C | | Repose sur des essais cliniques de phase III. |
| D | | Est structurée en un réseau de centres régionaux de pharmacovigilance |
| E | | Transmet les effets indésirables au Comité Economique des Produits de Santé (CEPS). |

**17. Pharmacoépidémiologie - A propos des études de prévalence :**

| | | |
|---|---|---|
| A | | Ce sont des séries chronologiques |
| B | | Elles permettent d'étudier l'association entre une exposition et la survenue ultérieure d'une maladie |
| C | | Elles permettent la mesure d'association au moyen de rapport de cotes |
| D | | Elles offrent un faible niveau de preuve pour l'étude des associations |
| E | | Elles permettent de faire des hypothèses |

**18. Pharmacoépidémiologie - A propos de la population rejointe d'un médicament :**

| | | |
|---|---|---|
| A | | Elle correspond à la population traitée dans les essais cliniques |
| B | | Elle est plus hétérogène que la population cible |
| C | | Elle peut comprendre des patients présentant une autre indication que celle reconnue pour le médicament |
| D | | Elle exclut systématiquement les patients présentant des contre-indications |
| E | | Elle comprend tous les patients présentant l'indication du médicament |

**19. A propos de la pharmacovigilance :**

| | | |
|---|---|---|
| A | | Elle a pour but d'améliorer le rapport bénéfices / risques des médicaments |
| B | | La Haute Autorité de Santé (HAS) coordonne la pharmacovigilance |
| C | | Le mauvais usage d'un médicament peut être une cause évitable d'effet indésirable |
| D | | Il faut toujours adapter la posologie d'un médicament en cas d'insuffisance rénale |
| E | | La déclaration des effets indésirables est obligatoire pour tous les professionnels de santé |

**20. La définition de la pharmacovigilance est la suivante :**

| | | |
|---|---|---|
| A | | C'est la surveillance, la prévention du risque d'effet indésirable des médicaments |
| B | | C'est la surveillance, l'évaluation et la prévention du risque d'effet indésirable des médicaments |
| C | | C'est la surveillance, l'évaluation, la prévention et la gestion du risque d'effet indésirable des médicaments |
| D | | C'est le dépistage, le diagnostic et le traitement des effets indésirables des médicaments |
| E | | C'est l'évaluation, la prévention et la gestion du risque d'effet indésirable des médicaments |

**21. Concernant les sources de l'information, quelle(s) est (sont) la (les) proposition(s) exacte(s) ?**

| | | |
|---|---|---|
| A. | | Toutes les revues médicales ont un comité de lecture |
| B. | | Les livres sont une source d'information et sont rapidement actualisables |
| C. | | Les revues qualifiées d'indépendantes correspondent à des revues très peu soumises aux influences de l'industrie Pharmaceutique |
| D. | | Les articles médicaux sont rédigés de telle façon qu'ils sont aisément compréhensibles du corps médical |
| E. | | L'accès à un article médical en ligne est en général gratuit pour les patients |

**22. Cocher les propositions vraies à propos des Etudes Cas / Témoins : les résultats des études « cas /témoins » s'expriment sous forme d'un tableau à quatre cases, ci-après :**

| | Malades(cas) | Non-malades (témoins) |
|---|---|---|
| Exposés aux médicaments | a | b |
| Non-exposés aux médicaments | c | d |
| Total | a + c | b + d |

| | | |
|---|---|---|
| A | | Le rapport des cotes (RC ou « odds ratio ») correspond à : (a/c) / (b/d) |
| B | | Pour simplifier on peut donc écrire RC = ab /cd |
| C | | Si le rapport des cotes RC est < 1, cela signifie que l'exposition au médicament entraîne moins de risque d'évènement indésirable que leur non consommation |
| D | | On peut calculer une incidence dans les études cas /témoins bien que ce soit un 'instantané', car celui-ci équivaut à un suivi dans le temps |
| E | | Si le risque global est faible le RC est proche ou similaire au RR (risque relatif) des études de cohortes |

**Texte de l'énoncé**

**23. Notion de risque relatif en pharmacoépidémiologie :**
**L'analyse des cohortes permet de répartir les sujets de la façon suivante :**

| | **Ayant présenté l'événement** | **N'ayant pas présenté l'événement** | **Total** |
|---|---|---|---|
| Sujets exposés | a | b | a + b |
| Sujets non exposés | c | d | c + d |

| | | |
|---|---|---|
| A | | le taux d'incidence de l'évènement chez les exposés est défini comme = a/(a+b) |
| B | | les études de cohortes nécessitent une durée de suivi de la population |
| C | | le risque relatif (RR) est = (a / a+b) / (c / c+d) |
| D | | la prévalence de l'évènement chez les non exposés est = (a+b) / (c+d) |
| E | | un risque relatif est <1 signifie que la population exposée a une plus grande incidence de l'évènement |

**24. Cocher la (les) réponse(s) exacte(s) sur les objectifs de la pharmacovigilance :**

| | | |
|---|---|---|
| A | | L'indemnisation des patients ayant eu à souffrir d'un effet iatrogène médicamenteux |
| B | | La participation à la lutte contre la iatrogenèse médicamenteuse |
| C | | Le suivi de la fabrication et de la vente des médicaments |
| D | | La communication et la diffusion de toute information relative à la sécurité d'emploi des médicaments |
| E | | L'information directe des prescripteurs et la correction du RCP des médicaments mis sur le marché |

**25. La prévalence de la prise de poids (effet indésirable) dans une population de malades traités par le médicament X**

| | | |
|---|---|---|
| A | | Représente la proportion de patients présentant une augmentation de poids dans cette population, à un moment donné |
| B | | Représente le nombre de nouveaux cas de patients présentant une augmentation de poids dans cette population par unité de temps |
| C | | A pour valeur le nombre de cas rapportés à cette population |
| D | | Peut être évaluée par une étude descriptive transversale de pharmaco-épidémiologie |
| E | | Doit être évaluée par une étude cas témoin |

**26. Une étude de cohorte a été organisée pour rechercher une association entre l'exposition au médicament X et le risque de survenue d'un événement pathologique Y**

| | | |
|---|---|---|
| A | | L'étude devra comprendre un groupe de sujets exposés au médicament et un groupe de sujets non exposés |
| B | | Les deux groupes devront être constitués par tirage au sort |
| C | | Le risque de référence est calculé par le nombre de cas ayant présenté l'événement pathologique Y dans le groupe exposé par rapport à l'effectif total de ce groupe |
| D | | Un risque relatif supérieur à 1 avec un intervalle de confiance à 95 % ne comportant pas la valeur 1 indique une augmentation significative du risque dans le groupe exposé |
| E | | La persistance de cette augmentation significative de risque après ajustement sur toutes les variables de confusion connues permet d'affirmer que le médicament X est réellement la cause de l'événement pathologique Y |

**27. La tachycardie que l'on peut observer lors de la perfusion de salméterol est :**

| | | |
|---|---|---|
| A | | Dépendante d'une action antagoniste sur les récepteurs bêta 2 adrénergiques. |
| B | | Est un effet indésirable attendu indépendant des propriétés pharmacodynamiques du salméterol |
| C | | Liée à une différence d'activité intrinsèque sur le récepteur bêta 1 adrénergique par rapport à l'activité intrinsèque sur le récepteur bêta 2 adrénergique |
| D | | Un effet indésirable peu fréquent |
| E | | Liée à une action agoniste sur les récepteurs bêta 1 adrénergiques |

**28. La méthode d'imputabilité utilisée par les centres Régionaux de Pharmacovigilance :**

| | | |
|---|---|---|
| A | | Est une méthode générale qui permet d'imputer tous les types d'effets indésirables médicamenteux |
| B | | Comprend un score bibliographique allant de B0 à B5. |
| C | | Comprend 4 critères séméiologiques |
| D | | Permet d'évaluer la relation de cause à effet entre une prise médicamenteuse et un évènement indésirable chez un patient donné. |
| E | | Est une méthode qui prend en compte les autres pathologies que présente un patient pour imputer un effet indésirable donné. |

**29. Parmi les propositions suivantes, quelle(s) est (sont) celle(s) qui est (sont) exacte(s)?**

| | | |
|---|---|---|
| A | | Tout médecin ayant eu connaissance d'un effet indésirable susceptible d'être dû à un médicament doit en faire la déclaration à la Haute Autorité de Santé |
| B | | Tout chirurgien dentiste ayant eu connaissance d'un effet indésirable susceptible d'être dû à un médicament doit en faire la déclaration au Centre Régional de Pharmacovigilance |
| C | | La notification spontanée n'a pas valeur de signal d'alerte |
| D | | Un effet indésirable est grave s'il entraîne une prolongation d'hospitalisation |
| E | | Une Sage Femme ayant eu connaissance d'un effet indésirable susceptible d'être dû à un médicament doit en faire la déclaration au laboratoire pharmaceutique qui commercialise ce médicament |

**30. Parmi les propositions suivantes, quelle(s) est (sont) celle(s) qui est (sont) exacte(s) ?**

| | | |
|---|---|---|
| A | | La pharmacovigilance est un système de surveillance reposant sur la mobilisation des professionnels de santé |
| B | | En pharmacovigilance, il n'y a pas de problème de sous-notification des effets indésirables car le signalement est obligatoire |
| C | | La pharmacovigilance est une vigilance organisée uniquement au niveau national |
| D | | La pharmacovigilance peut conduire au retrait de l'Autorisation de Mise sur le Marché d'un médicament |
| E | | Les centres régionaux de pharmacovigilance évaluent le rôle du (des) médicament(s) dans la survenue de l'effet indésirable |

**31. Parmi les propositions suivantes, quelle(s) est (sont) celle(s) qui est (sont) exacte(s) ?**

| | | |
|---|---|---|
| A | | Une étude de pharmacoépidémiologie est suffisante pour obtenir l'AMM |
| B | | La pharmacoépidémiologie se positionne après les études chez l'animal et avant la commercialisation du médicament |
| C | | La pharmacoépidémiologie évalue le risque lié à la prise du médicament au niveau populationnel |
| D | | L'évaluation du risque lié à la prise du médicament est indispensable |
| E | | Les études de pharmacoépidémiologie sont inutiles pour les médicaments commercialisés depuis plus de 2 ans |

**32. Parmi les objectifs du système national de pharmacovigilance figurent :**

| | | |
|---|---|---|
| A | | La surveillance des médicaments ayant une autorisation de mise sur le marché ; |
| B | | La surveillance des produits labiles de transfusion sanguine ; |
| C | | La surveillance des pesticides utilisés en agro-alimentaire ; |
| D | | L'amélioration de la sécurité d'emploi des médicaments. |
| E | | Les propositions A, B, C et D sont fausses. |

**33. Concernant le biduloprofène Ge 200 mg, générique du Gemalalatete® comprimé 200 mg voie orale, quelle(s) est (sont) la (les) proposition(s) exacte(s) ? :**

| | | |
|---|---|---|
| A. | | Le biduloprofène Ge 200 mg peut être commercialisé sous forme de gélule |
| B. | | Le tiers payant ne s'applique pas si la mention « non substituable » est écrite en toutes lettres devant le Gemalalatete® |
| C. | | Le biduloprofène Ge peut ne pas contenir d'excipient à effets notoires, alors que le Gemalalatete® contient du lactose |
| D. | | Les études de bioéquivalence seront obligatoires pour qu'un autogénérique du Gemalalatete® obtienne une Autorisation de Mise sur le Marché |
| E. | | Le biduloprofène Ge 200mg doit être inscrit au répertoire des groupes génériques pour permettre la substitution |

**34. Parmi les propositions suivantes lesquelles sont exactes ?**
**A propos des remboursements**

| | | |
|---|---|---|
| A | | Le taux de remboursement des médicaments homéopathiques est fixé à 30 % |
| B | | Les mutuelles complètent toujours le remboursement de l'assurance maladie lorsque cette dernière rembourse 30% du prix d'un médicament |
| C | | Les médicaments particulièrement coûteux ne sont pas pris en charge par les mutuelles |
| D | | Les médicaments non remboursés par l'Assurance Maladie le sont par les Mutuelles |
| E | | Les taux de remboursement dans le régime général de sécurité sociale sont 100%, 70%, 30% et 15% |

**35. Parmi les propositions suivantes lesquelles sont exactes ?**
**A propos de l'imputabilité en pharmacovigilance**

| | | |
|---|---|---|
| A | | L'imputabilité intrinsèque inclut un élément chronologique |
| B | | L'imputabilité extrinsèque fait référence aux publications |
| C | | L'imputabilité se calcule à l'échelon individuel |
| D | | L'examen clinique apporte des éléments de causalité |
| E | | Une réintroduction d'un médicament source d'un effet indésirable immuno-allergique pourrait engendrer une réaction grave et précoce |

**36. Un médicament nouveau qui vient d'être commercialisé est moins sûr qu'un médicament ancien car :**

| | | |
|---|---|---|
| A | | Les effets très rares ne sont pas détectés par les essais cliniques, |
| B | | La durée d'exposition au médicament dans les essais cliniques ne permet pas de dépister les effets indésirables qui apparaissent après plusieurs années de traitement |
| C | | La population traitée après la mise sur le marché est différente de la population incluse dans les essais cliniques |
| D | | On connaît peu le risque d'interaction médicamenteuse |

**37. Les études pharmaco-épidémiologiques cas-témoins**

| | | |
|---|---|---|
| A | | Sont des études rétrospectives |
| B | | Sont des études transversales (un jour donné) |
| C | | Reposent sur la détermination d'un risque relatif |
| D | | Reposent sur la détermination d'un rapport de côtes (odds ratio) |
| E | | Correspondent à des études prospectives |

**38. Pour être imputé à un médicament, un effet indésirable**

| | | |
|---|---|---|
| A | | Doit survenir pendant la durée d'exposition à ce médicament |
| B | | Doit être nécessairement associée à une prise prolongée |
| C | | Doit être associée à des concentrations excessives si le médicament est dosé chez le patient |
| D | | Peut correspondre à un effet non attendu des propriétés pharmacologiques du médicament |
| E | | Doit figurer dans le résumé des caractéristiques du produit (RCP) de ce médicament |

**39. Quelles sont les propositions exactes concernant les effets indésirables des médicaments**

| | | |
|---|---|---|
| A | | Les effets de type a sont les plus fréquents |
| B | | Les effets de type b sont prévisibles du fait des propriétés pharmacologiques connues du médicament |
| C | | Ils peuvent être observes même en cas de respect strict du résumé des caractéristiques du produit (RCP) |
| D | | Environ 10 % sont considérés comme évitables |
| E | | Ils sont responsables de 3 % environ des hospitalisations |

**40. Indiquer les propositions exactes concernant l'organisation de la pharmacovigilance en France**

| | | |
|---|---|---|
| A | | La notification des effets indésirables médicamenteux graves est obligatoire pour les médecins qui les ont constates |
| B | | La notification doit se faire directement à l'ANSM (agence nationale de sécurité du médicament et des produits de sante) |
| C | | Les centres régionaux de pharmacovigilance sont au nombre de 22 (1 par région) |
| D | | Les CRPV ont une mission d'information et de renseignement sur le médicament |
| E | | Les notifications d'effets indésirables sont transmises (après avoir été complétées et validées) par les CRPV a l'ANSM |

**41. Le centre régional de pharmacovigilance va recueillir les effets indésirables résultant**

| | | |
|---|---|---|
| A | | d'un abus de médicament |
| B | | d'un mésusage |
| C | | d'une exposition pendant la grossesse |
| D | | d'une exposition professionnelle quand elle résulte de l'exposition à un médicament fini |
| E | | d'une absence d'effet thérapeutique |

**42. En France, la pharmacovigilance s'applique**

| | | |
|---|---|---|
| A | | aux médicaments labiles dérivés du sang |
| B | | aux concentrés de culot globulaire |
| C | | aux culots plaquettaires |
| D | | aux médicaments stables dérivés du sang |
| E | | aux insecticides et acaricides destinés à être appliqués sur l'Homme |

**43. PRAC ou Pharmacovigilance Risk Assessment Committee**

| | | |
|---|---|---|
| A | | donne un avis scientifique au Committee for Medicinal Products for Human Use (CHMP) sur toute question relative aux activités de pharmacovigilance |
| B | | donne un avis scientifique au Co-Ordination Group for Mutual Recognition and Decentralised Procedures – human (CMDh) sur l'efficacité des systèmes de gestion des risques |
| C | | publie sur le site de l'European Medicines Agency (EMA) des recommandations après celles du CHMP |
| D | | publie sur le site de l'EMA des recommandations avant celles du CMDh |
| E | | publie sur le site de l'EMA des recommandations après celles de l'Agence Nationale de Sécurité du Médicament et des produits de santé (ANSM) |

X

# 11 - Bon usage du médicament et iatrogenèse

**1. Parmi les propositions suivantes relatives à la toxicité directe d'un médicament ou de ses métabolites, quelle est (quelles sont) celle(s) qui est (sont) exacte(s) ?**

| | | |
|---|---|---|
| A | | L'incidence en est faible chez les sujets exposés |
| B | | Les effets sont dépendants de la dose |
| C | | Le plus souvent, il n'y a aucun intervalle entre la prise et la survenue de l'effet indésirable |
| D | | L'effet toxique peut être reproduit chez l'animal |
| E | | Sur le plan anatomique, les lésions témoignent d'une réaction humorale |

**2. Le Dossier Pharmaceutique :**

| | | |
|---|---|---|
| A | | est un outil d'aide au bon usage du médicament |
| B | | est mis à disposition des médecins |
| C | | permet de connaître l'identité du prescripteur |
| D | | est mis à jour automatiquement à chaque délivrance |
| E | | permet de consulter les traitements délivrés sur les 4 derniers mois |

**3. Dans sa démarche de bon usage du médicament, le médecin :**

| | | |
|---|---|---|
| A | | sait prescrire des thérapeutiques non médicamenteuses |
| B | | sensibilise le patient à l'importance de l'observance au traitement |
| C | | assure le suivi de l'efficacité d'un traitement prescrit |
| D | | applique systématiquement les résultats des essais cliniques qu'il juge intéressants, dès leur parution dans la littérature scientifique |
| E | | renouvelle régulièrement ses connaissances en participant à des programmes de développement professionnel continu |

**4. Un effet indésirable grave :**

| | | |
|---|---|---|
| A | | n'est pas décrit dans le RCP du médicament |
| B | | modifie à la fois la pharmacocinétique et la pharmacodynamie du médicament |
| C | | peut entraîner des anomalies congénitales ou des malformations |
| D | | peut mettre en jeu le pronostic vital |
| E | | apparaît indépendamment d'un surdosage ou d'une interaction médicamenteuse |

**5. Soit un médicament M de faible marge thérapeutique, métabolisé par les cytochromes P450 en dérivés inactifs et éliminés par voie biliaire. Quel(s) est(sont) le(s) facteur(s) de risque d'un surdosage de M ?**

| | | |
|---|---|---|
| A | | patient insuffisant rénal |
| B | | patient insuffisant hépatique |
| C | | patient insuffisant respiratoire |
| D | | prise concomitante d'un médicament inhibiteur des cytochromes P450 |
| E | | prise concomitante d'un pansement gastrique |

**6. A propos de la biodisponibilité** d'une substance active :

| | | |
|---|---|---|
| A | | Elle est toujours égale à 100 % lorsque le principe actif est administré par voie injectable. |
| B | | Elle est de 100 % en l'absence d'effet de premier passage hépatique |
| C | | Elle correspond à la concentration plasmatique à l'état d'équilibre |
| D | | Elle correspond au volume plasmatique épuré de la substance par unité de temps. |
| E | | Les items A, B, C et D sont faux |

**7. Concernant la notion de risque :**

| | | |
|---|---|---|
| A | | Le risque se définit comme l'exposition à un danger |
| B | | Le prescripteur a tendance à sous-estimer le risque d'effet indésirable d'un médicament |
| C | | Le malade a tendance à sous-estimer le risque d'effet indésirable d'un médicament |
| D | | Il faut un accord entre le patient et le soignant dans la prise d'un risque thérapeutique |
| E | | La prise d'un médicament est risquée uniquement en cas d'automédication |

**8. Concernant les effets indésirables des médicaments :**

| | | |
|---|---|---|
| A | | Ils peuvent se manifester dans un domaine différent de celui de l'indication |
| B | | Ils peuvent survenir même pour des doses habituelles |
| C | | Ils ont le plus souvent des expressions spécifiques |
| D | | Si une sage-femme constate un effet indésirable avec un médicament qu'elle a prescrit, elle doit le signaler à la pharmacie qui a délivré ce médicament |
| E | | Si un chirurgien-dentiste constate un effet indésirable avec un médicament qu'il a prescrit, il doit le signaler à la pharmacie qui a délivré ce médicament |

**9. Concernant le bon usage des médicaments :**

| | | |
|---|---|---|
| A | | Chez la personne âgée, les traitements doivent toujours être plus courts que chez l'adulte jeune |
| B | | Chez la personne âgée, certains médicaments sont potentiellement inappropriés |
| C | | Chez la personne âgée, l'absorption digestive des médicaments est habituellement sensiblement la même que chez l'adulte jeune |
| D | | Chez la personne âgée, l'élimination des médicaments est habituellement sensiblement la même que chez l'adulte jeune |
| E | | Certains médicaments donnés en fin de grossesse peuvent retentir sur le nouveau-né encore plusieurs jours après la naissance |

**10. Concernant les effets indésirables, indiquer parmi ces propositions lesquelles sont justes.**

| | | |
|---|---|---|
| A | | Un effet indésirable évitable est un aléa thérapeutique. |
| B | | Les effets indésirables d'origine médicamenteuse constituent la première cause des affections iatrogènes. |
| C | | La prévalence des effets indésirables médicamenteux dans un groupe de patients hospitalisés est calculée à partir du nombre de nouveaux cas d'effets indésirables survenus sur une période donnée de leur hospitalisation. |
| D | | Le risque de toxicité fœtale des anti-inflammatoires non stéroïdiens est maximal au cours des 3-4 premiers mois de la grossesse. |
| E | | Le risque d'effets indésirables lié à l'accumulation de médicaments sans biotransformation normalement éliminés par le rein est augmenté chez les insuffisants rénaux. |

**11. Concernant l'oméprazole ou les anti-inflammatoires non stéroïdiens (AINS), indiquer parmi ces propositions lesquelles sont justes.**

| | | |
|---|---|---|
| A | | L'oméprazole qui augmente le pH gastrique est un inhibiteur de pompe à protons. |
| B | | Les AINS inhibent les enzymes cyclooxygénases. |
| C | | L'oméprazole peut être utilisé pour prévenir la toxicité digestive (gastrique/duodénale) des AINS. |
| D | | La prise d'un AINS par une femme enceinte proche du terme peut induire la mort in utero par fermeture du canal cholédoque. |
| E | | Les effets indésirables rénaux et gastriques des AINS sont liés à l'inhibition, par ces médicaments, de la synthèse des prostaglandines. |

**12. Indiquer lesquelles de ces méthodes permettent le contrôle de l'observance ?**

| | | |
|---|---|---|
| A | | Dosage des médicaments dans le sang. |
| B | | Compte des comprimés restant dans la boîte. |
| C | | Dosage des médicaments dans les urines. |
| D | | Contrôle de la prise grâce à un boîtier électronique. |
| E | | Vérification de l'effet clinique. |

**13. Parmi les propositions suivantes, lesquelles caractérisent l'erreur médicamenteuse ?**

| | | |
|---|---|---|
| A | | Elle peut être liée à une confusion entre noms commerciaux. |
| B | | C'est un événement évitable. |
| C | | Elle peut être lié à un mauvais étiquetage. |
| D | | Elle peut être lié à une erreur d'interprétation de l'ordonnance. |
| E | | Elle peut être la conséquence d'une intoxication volontaire. |

**14. Parmi les erreurs médicamenteuses suivantes, lesquelles sont des erreurs que l'on peut classer dans le niveau d'erreur sans préjudice ?**

| | | |
|---|---|---|
| A | | Une erreur s'est produite, mais le médicament n'est pas parvenu jusqu'au patient. |
| B | | Une erreur s'est produite en entraînant ou en allongeant un séjour hospitalier. |
| C | | Une erreur s'est produite et a provoqué une surveillance accrue pour le patient mais sans atteinte du patient. |
| D | | Une erreur s'est produite qui a nécessité une intervention auprès du patient. |
| E | | Une erreur s'est produite et a provoqué un handicap du patient. |

**15. Parmi les facteurs qui augmentent la iatrogénie on retrouve:**

| | | |
|---|---|---|
| A | | L'âge. Les effets indésirables augmentent avec l'âge |
| B | | L'insuffisance rénale |
| C | | Le nombre de pathologies à prendre en charge |
| D | | Des facteurs génétiques |
| E | | Un défaut de communication entre le professionnel de santé et le patient |

**16. Parmi les propositions suivantes indiquer celle(s) qui est (sont) exacte(s) concernant les causes permettant d'atteindre une concentration toxique du paracétamol :**

| | | |
|---|---|---|
| A | | Le jeûne réduit la production de dérivés glucuro-conjugués |
| B | | Le jeûne réduit la production de dérivés sulfo-conjugués |
| C | | Le jeûne réduit l'élimination du métabolite toxique par le glutathion |
| D | | Certaines de ces causes peuvent mettre en œuvre l'induction d'un certain cytochrome P450 |
| E | | La majoration des doses de paracétamol n'est jamais suffisante à elle seule |

**17. Depuis la Directive 2010/84/EU, un effet indésirable médicamenteux relève du système de pharmacovigilance s'il est observé dans le cadre :**

| | | |
|---|---|---|
| A | | D'un surdosage |
| B | | D'un mésusage |
| C | | D'une erreur médicamenteuse |
| D | | D'une utilisation non définie dans le dossier d'autorisation de mise sur le marché de ce médicament |
| E | | D'une utilisation définie dans le dossier d'autorisation de mise sur le marché de ce médicament |

**18. Un effet indésirable médicamenteux présente un score chronologique élevé si :**

| | | |
|---|---|---|
| A | | L'effet indésirable apparaît au minimum 15 jours après la prise du médicament |
| B | | L'effet indésirable disparaît au minimum 48 heures avant l'arrêt du médicament |
| C | | L'effet indésirable présente des signes cliniques compatibles avec la prise du médicament |
| D | | L'effet indésirable réapparaît en cas d'une nouvelle prise du médicament |
| E | | L'effet indésirable a déjà été décrit dans la littérature |

**19. Concernant la sous-notification des effets indésirables médicamenteux, indiquez les réponses exactes :**

| | | |
|---|---|---|
| A | | Elle concerne 90 à 95 % des effets indésirables médicamenteux |
| B | | Elle entraîne un biais dans l'évaluation de la balance bénéfices/risques des médicaments |
| C | | Elle concerne plus particulièrement les effets indésirables graves et inattendus |
| D | | Elle peut entraîner un retard dans la prise de décision par l'Agence Nationale de Sécurité du Médicament et des Produits de Santé |
| E | | Elle est la conséquence d'une très faible implication des professionnels de santé au système de pharmacovigilance |

**20. Suite à une infection, un patient est traité par un antibiotique à la dose de 30mg/kg/j. Ce médicament présente une demi-vie sérique de 6h, un volume distribution de 20 L et une fixation protéique de 55 %. Trois jours après la fin du traitement antibiotique, le patient présente une éruption cutanée généralisée et consulte son médecin généraliste qui lui prescrit un traitement symptomatique. Indiquez les réponses exactes.**

| | | |
|---|---|---|
| A | | Le patient peut déclarer cet effet indésirable au Centre Régional de Pharmacovigilance de sa région |
| B | | Après avoir été informé par son patient, le médecin traitant doit déclarer cet effet indésirable au Centre Régional de Pharmacovigilance de sa région |
| C | | En tenant compte des seules données de ce cas, le lien chronologique entre la prise de l'antibiotique et l'apparition de l'effet indésirable semble a priori peu probable |
| D | | L'effet indésirable décrit peut être qualifié d'effet indésirable grave |
| E | | Le dosage plasmatique du médicament pourrait être un des examens complémentaires utiles pour établir un lien entre la prise de médicament et l'apparition de cet effet indésirable |

**21. Lors d'une déclaration de pharmacovigilance d'un effet indésirable survenu chez un nouveau né, les informations nécessaires à mentionner sont :**

| | | |
|---|---|---|
| A | | L'identité et les coordonnées du déclarant |
| B | | L'identité du père du nouveau-né |
| C | | La nature de l'effet indésirable |
| D | | La liste des médicaments pris par la mère au cours de la grossesse |
| E | | Le lien de causalité établi par le déclarant |

**22. Le système de Pharmacovigilance en France repose sur :**

| | | |
|---|---|---|
| A | | La déclaration obligatoire des effets indésirables par tous les professionnels de santé exerçant en France |
| B | | Le réseau des 31 centres régionaux appelés Centres Régionaux de Pharmacovigilance |
| C | | L'Agence Nationale de Sécurité du Médicament et des Produits de Santé (ANSM) |
| D | | Les propositions de la Commission Nationale de Pharmacovigilance |
| E | | Les cellules de Pharmacovigilance des industries pharmaceutiques |

**23. Parmi ces médicaments, lesquels ont une AMM dans le traitement de substitution en cas de dépendance à l'héroïne ?**

| | | |
|---|---|---|
| A | | Salbutamol |
| B | | Méthadone |
| C | | Buprénorphine |
| D | | Codéine |
| E | | Naloxone |

**24. Parmi ces propositions concernant les benzodiazépines, indiquez** les réponses exactes :

| | | |
|---|---|---|
| A | | Elles peuvent exposer à des risques de pharmacodépendance |
| B | | Elles peuvent provoquer un syndrome de sevrage à l'arrêt du traitement |
| C | | Elles sont des agonistes des récepteurs au GABA |
| D | | Elles peuvent exposer à des risques de tolérance |
| E | | Elles possèdent des propriétés hypnotiques et anxiolytiques |

**25. Parmi ces propositions concernant** le cannabis, indiquez les réponses exactes :

| | | |
|---|---|---|
| A | | C'est un produit illicite très consommé en France |
| B | | Le THC est l'un de ses principaux composés psychoactifs |
| C | | Sous son emprise, le risque d'accident de la circulation routière est augmenté |
| D | | Sa consommation régulière peut être dangereuse |
| E | | Il peut être consommé sous forme d'huile |

**26. Le thalidomide**

| | | |
|---|---|---|
| A | | Est tératogène |
| B | | Peut en 2013 être administré chez la femme enceinte |
| C | | A été employé comme antiémétique et sédatif chez la femme enceinte dans les années 50 |
| D | | A entraîné des phocomélies chez les enfants dont la mère en avait reçu |
| E | | A entraîné des malformations des membres et des doigts chez les enfants dont la mère en avait reçu |

**27. La tolérance médicamenteuse**

| | | |
|---|---|---|
| A | | Est la diminution observée des effets d'une dose fixe du médicament quand on répète son administration |
| B | | Entraîne la nécessité d'augmenter les posologies du médicament pour obtenir l'effet recherché |
| C | | Génère des surconsommations |
| D | | Génère des comportements frauduleux |
| E | | Est un signe de sevrage médicamenteux |

**28. La iatrogénie**

| | | |
|---|---|---|
| A | | Résulte toujours d'un mauvais usage |
| B | | Résulte obligatoirement d'une erreur de prescription |
| C | | Est plus fréquente chez les sujets polymédiqués |
| D | | Est plus fréquente chez le sujet âgé |
| E | | Entraîne plus de 100 000 hospitalisations par an en France |

**29. Les Centres Régionaux de Pharmacovigilance (CRPV) sont chargés**

| | | |
|---|---|---|
| A | | de recueillir les déclarations que leur adressent les professionnels de santé |
| B | | de recueillir les informations relatives aux effets indésirables médicamenteux |
| C | | de transmettre à l'Agence Nationale de Sécurité du Médicament (ANSM), sans délai, les informations concernant les effets indésirables médicamenteux graves |
| D | | de remplir une mission d'expertise en conduisant les travaux demandés par l'ANSM |
| E | | de contribuer au développement des connaissances sur les méthodes de pharmacovigilance et sur la nature et les mécanismes des effets indésirables médicamenteux |
| F | | toutes les propositions précédentes sont inexactes |

**30. Les principes du bon usage du médicament sont**

| | | |
|---|---|---|
| A | | de fixer des objectifs thérapeutiques |
| B | | de hiérarchiser les objectifs thérapeutiques |
| C | | de discuter les options thérapeutiques et le rapport bénéfice/risque individualisé de chacune |
| D | | de mettre en place un suivi thérapeutique |
| E | | de remettre régulièrement en question la prescription |
| F | | toutes les propositions précédentes sont inexactes |

**31. Indiquez la (les) proposition(s) exacte(s) concernant la pharmacovigilance**

| | | |
|---|---|---|
| A | | La pharmacovigilance intervient dans la surveillance des effets indésirables après l'AMM |
| B | | La mise en place du système français de Pharmacovigilance date des années 1950 |
| C | | Il y a une trentaine de centres régionaux de pharmacovigilance (CRPV) en France |
| D | | Les CRPV ne traitent pas les dossiers d'intoxications aiguës volontaires ou involontaires |
| E | | L'Agence Nationale de Sécurité du Médicament (ANSM) transmet les déclarations d'effets indésirables aux CRPV |

**32. Indiquez la (les) proposition(s) exacte(s) concernant la pharmacovigilance**

| | | |
|---|---|---|
| A | | Son existence est justifiée par le fait que les études pré-AMM ne mettent pas systématiquement en évidence les effets indésirables des médicaments |
| B | | Les médecins ont une obligation légale de déclarer les effets indésirables médicamenteux graves ou inattendus |
| C | | Les pharmaciens ont une obligation légale de déclarer les effets indésirables médicamenteux graves ou inattendus |
| D | | Il existe pour les nouveaux médicaments une identification particulière, associée à une surveillance complémentaire |
| E | | Les dossiers de demande d'AMM sont traités exclusivement par l'Agence Nationale de Sécurité du Médicament (ANSM) |

**33. Texte de l'énoncé**

| | | |
|---|---|---|
| A | | les fiches de Bon Usage du Médicament sont émises par la commission de transparence de la Haute Autorité de Santé |
| B | | les Résumés des Caractéristiques d'un Produit (RCP) sont validés par la commission d'Autorisation de Mise sur le Marché (AMM) de l'Agence Nationale de Sécurité des Médicaments (ANSM) |
| C | | Une association contre-indiquée de deux médicaments signifie qu'il est possible de les associer en respectant certaines recommandations simples comme une adaptation de posologie de l'un des deux médicament |
| D | | les Résumes des Caractéristiques d'un Produit (RCP) sont élaborées par le fabricant du médicament |
| E | | Les trois acteurs majeurs du Bon Usage du Médicament sont le médecin, le pharmacien et le patient lui-même |

**34. Texte de l'énoncé**

| | | |
|---|---|---|
| A | | les études cliniques médicamenteuses avec des résultats positifs ont une plus grande probabilité d'être publiées que les études ayant montré des résultats négatifs |
| B | | la iatrogénie ou iatrogénèse médicamenteuse est toujours la conséquence d'un mauvais usage de médicament ou d'une erreur de prescription |
| C | | Une association synergique de deux médicaments peut être considérée comme une interaction médicamenteuse d'ordre pharmacocinétique |
| D | | l'action de l'antidote (naloxone) administré lors d'une intoxication aux médicaments de type opiacés comme la morphine repose sur une action toxicocinétique en augmentant la vitesse d'élimination des toxiques |
| E | | la dépendance peut être définie comme une diminution des effets d'une dose fixe d'un médicament au fur et à mesure que se répète son administration |

**35. Les règles d'or de la prescription sont :**

| | | |
|---|---|---|
| A | | Prescrire les médicaments les plus récents |
| B | | Prescrire le moins possible |
| C | | Se former régulièrement tout au long de sa carrière |
| D | | Toujours expliquer l'ordonnance au patient |
| E | | Se tenir informé par le pharmacien de la substitution par un générique |

**36. La iatrogenèse médicamenteuse :**

| | | |
|---|---|---|
| A | | Est corrélée à la consommation globale de médicaments en France |
| B | | Peut être prévenue par le respect des règles de bon usage du médicament |
| C | | N'est pas obligatoirement la conséquence d'une erreur de prescription |
| D | | Est responsable de décès |
| E | | N'est pas obligatoirement la conséquence d'un mauvais usage du médicament |

**37. Quelles situations correspondent à un bon usage du médicament ?**

| | | |
|---|---|---|
| A | | Administration de comprimés chez un enfant de 4 ans |
| B | | Privilégier un antipyrétique non absorbé par l'intestin pour traiter une fièvre de l'enfant |
| C | | Prescription de deux psychotropes différents pour traiter l'insomnie d'un patient de 82 ans |
| D | | Utilisation d'un médicament conformément au Résumé des Caractéristiques du Produit |
| E | | Administration de gélules chez un enfant de 5 ans |

**38. La vente de médicaments sur internet :**

| | | |
|---|---|---|
| A | | N'est autorisée que pour des médicaments d'automédication et de liste II |
| B | | Expose au risque d'interactions médicamenteuses |
| C | | Impose au patient de faire la notification au centre de Pharmacovigilance en cas d'effet indésirable |
| D | | Expose au danger de contrefaçons |
| E | | Peut être faite par toute pharmacie physique |

**39. Les définitions des effets indésirables (EI) des médicaments :**

| | | |
|---|---|---|
| A | | étendent la définition du médicament à son usage pour la prophylaxie ou le diagnostic |
| B | | elles soulignent la notion d'effet indésirable grave (EIG) |
| C | | la définition des EIG ne comporte pas la notion de tératogénèse |
| D | | la définition des EI exclue le mésusage du médicament |
| E | | permet d'intégrer la notion d'observation directe d'un EIG par un médecin |

**40. à propos des effets indésirables (EI) après exposition prolongée aux médicaments**

| | | |
|---|---|---|
| A | | les stérilités féminines peuvent être un EI tardif des chimiothérapies anti-cancéreuses |
| B | | le suicide après un traitement antidépresseur de longue durée peut-être un effet indésirable classique de ce type de médicament |
| C | | les allergies aux médicaments sont considérées comme des effets dose-dépendant |
| D | | une hémorragie survenant après une prise d'aspirine chez un patient sous anti-coagulants est une complication grave et fréquente de ceux-ci |
| E | | la prescription prolongée d'immunosuppresseurs puissants induit un risque de cancers Dont l'apparition est différée dans le temps |

**41. Cocher les propositions vraies concernant des informations nouvelles issues de travaux de pharmacovigilance**

| | | |
|---|---|---|
| A | | Elles peuvent entraîner le retrait de l'autorisation de mise sur le marché (AMM) |
| B | | Un nouvel effet indésirable peut apparaître dans le résumé des caractéristiques du produit |
| C | | Les posologies recommandées peuvent être modifiées |
| D | | Après enquêtes nationale ou européenne, des contre-indications comme la prescription de fluoroquinolones chez l'enfant peuvent disparaître |
| E | | L'extension d'indication du médicament dépend des enquêtes de pharmacovigilance |

**42. Concernant le bon usage des médicaments : cocher la (les) proposition(s) exacte(s) :**

| | | |
|---|---|---|
| A | | l'accident iatrogène médicamenteux résulte toujours d'un mauvais usage ou d'un défaut de surveillance du médicament |
| B | | le Résumé des Caractéristiques du Produit (RCP) est approuvé par l'ANSM et/ou par l'EMA |
| C | | la surmortalité par interactions médicamenteuses reste très rare |
| D | | le bon usage du médicament ne concerne que le médecin et le patient |
| E | | on peut observer des cas de surdosage malgré une administration à posologie normale |

**43. Texte de l'énoncé la médecine basée sur des preuves (EBM = Evidence Based Medicine) préconise**

| | | |
|---|---|---|
| A | | de valider une efficacité par une pratique collective normalisée |
| B | | de ne valider les traitements qu'après des méta-analyses |
| C | | d'augmenter les connaissances sur le rapport "bénéfice / risque" par des grilles d'évaluation précises |
| D | | de ne tenir compte que des études de cohorte |
| E | | d'évaluer par comparaison à des placebos ou à un médicament de référence |

**44. La pathologie iatrogène médicamenteuse :**

| | | |
|---|---|---|
| A | | Est inévitable dans 20 % des cas |
| B | | Est observée uniquement avec les médicaments à élimination rénale |
| C | | Peut être liée à des problèmes d'observance thérapeutique |
| D | | Peut résulter d'un suivi clinique et/ou biologique insuffisant |
| E | | Est indépendante du terrain du patient traité |

**45. Parmi les propositions suivantes, laquelle (lesquelles) est (sont) exacte(s) ?**

| | | |
|---|---|---|
| A | | La iatrogénie médicamenteuse peut être la conséquence d'un médicament prescrit pour une mauvaise indication |
| B | | La iatrogénie médicamenteuse peut être la conséquence d'une erreur d'utilisation de la part du patient |
| C | | C. La iatrogénie médicamenteuse n'est jamais liée à une erreur de délivrance de médicament par le pharmacien |
| D | | La iatrogénie médicamenteuse peut être liée à une erreur de la voie d'administration du médicament |
| E | | Une partie de la iatrogénie médicamenteuse est inévitable |

**46. Les effets indésirables des médicaments de type A sont liés à leurs propriétés pharmacologiques. C'est la raison pour laquelle :**

| | | |
|---|---|---|
| A | | Leur incidence est faible ; |
| B | | Leur gravité est fréquente ; |
| C | | Ils sont découverts en phase IV ; |
| D | | Ils ont pour origine les propriétés pharmacocinétiques des médicaments. |
| E | | Les propositions A, B, C et D sont fausses. |

**47. La iatrogenèse médicamenteuse est estimée responsable de dizaines de milliers d'hospitalisations par an. Certains organismes de santé visent à la réduire :**

| | | |
|---|---|---|
| A | | La déclaration au CEIP de cas d'abus médicamenteux est obligatoire pour les médecins ; |
| B | | Les centres régionaux de pharmacovigilance aident au mésusage du médicament ; |
| C | | Les centres anti-poison informent les professionnels de santé et le public ; |
| D | | Les centres anti-poison informent uniquement sur la toxicité des médicaments. |
| E | | Les propositions A, B, C et D sont fausses. |

**48. Parmi les propositions suivantes lesquelles sont exactes ?**
**L'estimation de l'observance d'un traitement médicamenteux peut être facilitée par différents moyens**

| | | |
|---|---|---|
| A | | Compter les comprimés restants |
| B | | Questionnaire rempli par le patient |
| C | | Mesures cliniques |
| D | | Mesures biologiques |
| E | | Réactions colorées (urines par exemple) |

**49. Dans les RCP : Indiquez les réponses exactes :**

| | | |
|---|---|---|
| A | | Le chapitre « Mise en garde » informe que l'utilisation est possible en respectant certaines conditions. |
| B | | Le chapitre « Contre-indication » informe que la prescription est contraire à l'indication |
| C | | Le chapitre « Surdosage » liste les symptômes apparaissant quand le médicament est administré à des doses supérieures aux doses thérapeutiques préconisées |
| D | | Le chapitre « Précautions d'emploi » informe que l'utilisation du médicament est possible avec précaution dans les cas listés. |

**50. Dans les RCP, les « Données pharmaceutiques » décrivent :**

| | | |
|---|---|---|
| A | | La gestion des déchets |
| B | | Les incompatibilités physico-chimiques |
| C | | La voie d'administration |
| D | | Les méthodes de fabrication |
| E | | Les effets indésirables |

**51. Les effets indésirables d'un médicament :**

| | | |
|---|---|---|
| A | | Peuvent être graves |
| B | | Sont exceptionnels |
| C | | Apparaissent souvent à des posologies normalement utilisées |
| D | | Peuvent survenir suite à une interaction médicamenteuse |
| E | | Doivent être notifiés au centre régional de pharmacovigilance |

**52. Pourquoi notifier à la Pharmacovigilance les effets indésirables graves et/ou inattendus susceptibles d'être dus à un médicament :**

| | | |
|---|---|---|
| A | | Parce que c'est obligatoire |
| B | | Pour faire remonter l'information |
| C | | Pour se conformer aux règles des conseils de l'Ordre |
| D | | Pour gagner de l'argent (acte codifié par la Sécurité sociale) |
| E | | Pour contribuer au bon usage des médicaments |

**53. Par définition, un effet indésirable grave est un effet qui :**

| | | |
|---|---|---|
| A | | Entraîne le décès |
| B | | Empêche de conduire |
| C | | Donne des séquelles |
| D | | Empêche d'avoir des relations sexuelles |
| E | | Est responsable d'une hospitalisation |

**54. Les relations suivantes existent entre :**

| | | |
|---|---|---|
| A | | inhibition de la synthèse des prostaglandines et risque d'ulcère gastrique |
| B | | activation des récepteurs 5-HT2B à la sérotonine et valvulopathies cardiaques |
| C | | anti-inflammatoires non stéroïdiens et cyclo-oxygénases |
| D | | dompéridone et allongement de l'espace QT |
| E | | aucune des propositions précédentes n'est exacte |

**55. Un médicament de la famille des anti-inflammatoires non stéroïdiens :**

| | | |
|---|---|---|
| A | | peut sans problème être associé au lithium |
| B | | peut poser problème en fin de grossesse |
| C | | induit des effets indésirables en lien avec son mécanisme d'action |
| D | | peut être utilisé sans risque majoré chez le sujet âgé |
| E | | aucune des propositions précédentes n'est exacte |

**56. Les effets suivants sont de nature atropinique :**

| | | |
|---|---|---|
| A | | constipation |
| B | | hypotension orthostatique |
| C | | sècheresse buccale |
| D | | rétention urinaire |
| E | | aucune des propositions précédentes n'est exacte |

**57. La notification spontanée des effets indésirables :**

| | | |
|---|---|---|
| A | | ne peut pas se faire par télédéclaration |
| B | | n'a pas d'intérêt de santé publique |
| C | | est très fréquente en France |
| D | | est essentiellement faite par les pharmaciens |
| E | | aucune des propositions précédentes n'est exacte |

**58. Le lien entre médicaments et effets indésirables évoqués ci-dessous est valide :**

| | | |
|---|---|---|
| A | | tendinopathies et fluoroquinolones |
| B | | amitriptyline et hypertension artérielle |
| C | | aspirine et hémorragies |
| D | | allopurinol et toxidermies bulleuses |
| E | | aucune des propositions précédentes n'est exacte |

**59. Les erreurs médicamenteuses**

| | | |
|---|---|---|
| A | | Sont évitables |
| B | | Peuvent être associées à la survenue d'un effet indésirable |
| C | | Peuvent être liées à un étiquetage mal adapté |
| D | | Sont totalement évitables grâce aux logiciels de prescription/délivrance |
| E | | Doivent faire l'objet d'une évaluation a posteriori |

**60. Le mésusage d'un médicament peut correspondre**

| | | |
|---|---|---|
| A | | A un défaut d'adaptation posologique en fonction d'un défaut d'élimination |
| B | | Au non-respect de contre-indications |
| C | | Au non-respect de recommandations de surveillance |
| D | | A l'utilisation d'un médicament non remboursé |
| E | | A l'utilisation pour une personne autre que celle pour laquelle le médicament a été prescrit |

**61. La pharmacodépendance**

| | | |
|---|---|---|
| A | | Peut être à l'origine d'un syndrome dit de sevrage à l'arrêt de la prise médicamenteuse |
| B | | Peut être associée à une perte d'efficacité |
| C | | Peut être associée à des troubles du comportement |
| D | | Se définit essentiellement par la réapparition des symptômes qui étaient contrôles par le médicament lors de l'arrêt de celui-ci |
| E | | Peut se traduire par le besoin de majorer progressivement les doses du médicament |

**62.** L'erreur médicamenteuse

| | | |
|---|---|---|
| A | | entre dans le champ de compétence de la pharmacovigilance |
| B | | est porteuse d'événements indésirables |
| C | | est déclarée à la Haute Autorité de Santé (HAS) |
| D | | peut survenir au moment de la dispensation |
| E | | peut être le fait du patient |

# 12 - Divers

**1. Parmi les propositions suivantes relatives aux capsules molles, quelle est (quelles sont) celle (celles) qui est (sont) exacte(s) ?**

| | | |
|---|---|---|
| A | | Elles comportent une enveloppe contenant de la glycérine |
| B | | Elles sont destinées à la seule voie orale |
| C | | Elles sont remplies de poudre ou de granulés |
| D | | Elles sont constituées d'une dose unitaire de principe actif |
| E | | Elles peuvent être ouvertes pour faciliter l'administration du principe actif |

**2. La pharmacie galénique est une discipline qui :**

| | | |
|---|---|---|
| A | | étudie l'action du médicament chez l'Homme |
| B | | vise à mettre au point la forme pharmaceutique la plus adaptée pour le médicament |
| C | | permet de connaître les effets indésirables du médicament |
| D | | comprend des aspects techniques industriels |
| E | | étudie l'influence de la formulation sur la libération de la substance active dans l'organisme |

**3. Les différentes formes galéniques peuvent être classées en fonction :**

| | | |
|---|---|---|
| A | | de l'ordre alphabétique |
| B | | des classes thérapeutiques des substances actives |
| C | | de la posologie de la substance active |
| D | | de leur consistance |
| E | | de leur voie d'administration |

**4. Les excipients :**

| | | |
|---|---|---|
| A | | peuvent avoir un rôle technologique |
| B | | peuvent modifier la stabilité de la substance active |
| C | | présentent des propriétés préventives ou curatives |
| D | | ont un rôle d'identification du médicament |
| E | | n'interfèrent pas avec la cinétique de la substance active |

**5. Les formes pharmaceutiques unitaires :**

| | | |
|---|---|---|
| A | | contiennent une seule substance active |
| B | | sont toujours solides |
| C | | sont favorables au bon usage du médicament |
| D | | nécessitent un système d'administration adapté |
| E | | posent souvent des problèmes de conservation |

**6. Pour adapter la posologie d'un médicament à la fonction rénale il est nécessaire de calculer le débit de filtration glomérulaire. Quels sont les éléments nécessaires pour pouvoir le calculer à l'aide de la formule de Gault et Cockcroft ?**

| | | |
|---|---|---|
| A | | La taille |
| B | | Le poids |
| C | | Le sexe |
| D | | L'uricémie |
| E | | La créatininémie |

**7. Parmi les propositions suivantes, lesquelles sont justes ?**

| | | |
|---|---|---|
| A | | Plusieurs nourrissons sont morts d'une carence en vitamine C à Mayotte. |
| B | | Une anémie peut résulter d'un déficit en acide folique (vitamine B9). |
| C | | La vitamine C a un effet anti-oxydant. |
| D | | Les médicaments antivitamines K augmentent la coagulation sanguine. |
| E | | La peau peut synthétiser la vitamine D2 sous l'effet des rayons ultraviolets. |

**8. Parmi les propositions suivantes, lesquelles sont justes ?**

| | | |
|---|---|---|
| A | | Un dérivé de la vitamine A est utilisé pour traiter une acné sévère. |
| B | | Une anémie peut résulter d'une carence en vitamine B12. |
| C | | L'organisme humain ne synthétise pas de vitamine K. |
| D | | Une carence en vitamine B1 peut aboutir à une cécité. |
| E | | L'insuffisance rénale génère une diminution de la synthèse de calcitriol. |

**9. Parmi les propositions suivantes concernant les eaux, lesquelles sont justes ?**

| | | |
|---|---|---|
| A | | La boisson énergétique Powerade® est une solution hypertonique. |
| B | | L'eau Hépar est riche en magnésium. |
| C | | L'eau de Vichy est riche en sodium. |
| D | | L'eau Contrex est riche en lithium. |
| E | | L'eau de Vichy est riche en bicarbonate. |

**10. Parmi les propositions suivantes, lesquelles sont vraies ?**

| | | |
|---|---|---|
| A | | La théophylline est un hétéroside. |
| B | | La morphine est un alcaloïde. |
| C | | La digitaline est un alcaloïde. |
| D | | Le haschich est une essence. |
| E | | La pénicilline est extraite d'un champignon. |

**11. Lesquelles des opérations pharmaceutiques suivantes peuvent intervenir dans la préparation de gélules à contenu solide ?**

| | | |
|---|---|---|
| A | | Mélange. |
| B | | Granulation. |
| C | | Filtration. |
| D | | Distillation. |
| E | | Tassement. |

**12. Le texte de référence des bonnes pratiques de préparation n'est pas opposable à certaines des structures suivantes : indiquez lesquelles.**

| | | |
|---|---|---|
| A | | Les laboratoires pharmaceutiques |
| B | | Les pharmacies de ville |
| C | | Les laboratoires de biologie médicale |
| D | | Les pharmacies à usage intérieur des établissements de santé |
| E | | Les grossistes répartiteurs |

**13. Indiquer lesquels de ces éléments participent au développement professionnel continu (DPC) ?**

| | | |
|---|---|---|
| A | | La lecture de journaux médicaux. |
| B | | La participation à des congrès médicaux. |
| C | | La participation à des actions de formation. |
| D | | La formation par les visiteurs médicaux. |
| E | | L'exercice médical en cabinet de groupe. |

**14. Parmi les propositions suivantes, indiquer celle(s) qui est (sont) exacte(s) :**

| | | |
|---|---|---|
| A | | Une gélule est une forme solide destinée à la voie orale |
| B | | La solubilisation nécessite l'emploi d'une solution micellaire eau-éthanol |
| C | | Un surfactif permet de stabiliser les systèmes dispersés |
| D | | Le propylène glycol, de formule CH3-CHOH-CH3 est un excipient liquide hydrophile |
| E | | Aucune proposition exacte |

**15. Parmi les propositions suivantes, indiquer celle(s) qui est (sont) exacte(s) :**

| | | |
|---|---|---|
| A | | Le saccharose est une substance solide hydrophile entrant dans la composition du sirop simple |
| B | | Lactose et amidon de blé sont des diluants solides utilisés dans la préparation des comprimés et des gélules |
| C | | La vitamine E (ou acide ascorbique) est un antioxydant lipophile |
| D | | Le chlorure de sodium est un liquide utilisé pour ajuster le pH des préparations injectables |
| E | | Aucune proposition exacte |

**16. Parmi les propositions suivantes, indiquer celle(s) qui est (sont) exacte(s) :**

| | | |
|---|---|---|
| A | | Un lyophilisat est une forme à libération retardée |
| B | | Les liposomes sont des vecteurs modulant la distribution d'un médicament |
| C | | La vitesse de libération d'une suspension est inférieure à celle d'une poudre effervescente |
| D | | Les microsphères sont des systèmes à libération et distribution contrôlées |
| E | | Aucune proposition exacte |

**17. La résistance bactérienne aux antibiotiques :**

| | | |
|---|---|---|
| A | | Est un phénomène constant après l'introduction d'un nouvel antibiotique en thérapeutique |
| B | | Traduit la capacité des bactéries à s'adapter à leur environnement |
| C | | Est plus fréquente dans les pays à forte consommation d'antibiotiques |
| D | | Est plus probable quand l'infection est contractée en milieu hospitalier |
| E | | Définit la virulence bactérienne |

**18. Pour lutter contre l'émergence des mécanismes de résistance bactérienne**

| | | |
|---|---|---|
| A | | Il faut pouvoir disposer de molécules nouvelles actives sur les bactéries résistantes |
| B | | Il faut tenir compte des recommandations officielles sur le Bon Usage des Antibiotiques |
| C | | Il ne faut pas utiliser les antibiotiques dans les infections virales |
| D | | Il faut savoir associer certaines molécules pour éviter l'émergence de la résistance (exemple : la tuberculose) |
| E | | Il faut diminuer les doses d'antibiotiques administrées aux patients |

**19. Les traitements antibiotiques**

| | | |
|---|---|---|
| A | | Ont pour but de lutter contre les infections bactériennes |
| B | | Ont fait disparaître certaines maladies bactériennes |
| C | | Ont réduit la mortalité des maladies infectieuses |
| D | | Doivent être dirigés autant que possible vers les seules bactéries responsables de l'infection |
| E | | Exposent les bactéries du tube digestif à la molécule utilisée après prise par voie orale |

**20. Cochez la (les) proposition(s) correcte(s) concernant les mécanismes des effets indésirables d'origine médicamenteuse :**

| | | |
|---|---|---|
| A | | par effet de type « B » (banal) qui est simplement liés à la dose administrée |
| B | | par hépatotoxicité qui peut être idiosyncrasique |
| C | | par toxicité d'organe liée à leur structure, telle la néphrotoxicité des aminosides |
| D | | par effet de type « C » (de type cumulatif), qui ne surviennent que chez l'enfant |
| E | | par mécanisme de type « D », parce qu'ils surviennent au début du traitement |

**21. Concernant les interactions médicamenteuses cocher les réponses exactes :**

| | | |
|---|---|---|
| A | | Sont nécessairement liées à des variations pharmacocinétiques |
| B | | Peuvent être liées à une modification du métabolisme ou de l'élimination du médicament par un autre médicament |
| C | | La polymédicamentation est une situation à risque pour la survenue d'interactions médicamenteuses |
| D | | Peut se caractériser par l'augmentation de la réponse de l'organisme à un médicament en présence d'un autre médicament |
| E | | Peut se caractériser par la diminution de la réponse de l'organisme à un médicament en présence d'un autre médicament |

**22. Cocher les propositions correctes au sujet de certaines catégories d'effets indésirables graves**

| | | |
|---|---|---|
| A | | des effets indésirables de type 'D' peuvent survenir plusieurs années après l'arrêt du médicament suspecté |
| B | | des effets indésirables peuvent être liés à des interactions pharmacodynamiques |
| C | | les effets indésirables de type 'B' sont directement liés à la dose |
| D | | des effets indésirables peuvent être attribués à une pharmacodépendance |
| E | | certains surdosages sont dus à des déplacements de la fraction liée des médicaments |

**23. Parmi les propositions suivantes laquelle est exacte ?**
**Les gélules**

| | | |
|---|---|---|
| A | | Contiennent toujours des poudres |
| B | | Ne sont jamais fabriquées en officine |
| C | | Peuvent être effervescentes |
| D | | Peuvent contenir des liquides |
| E | | Peuvent être dispersibles |

**24. Parmi les propositions suivantes lesquelles sont exactes ?**
**A propos des comprimés**

| | | |
|---|---|---|
| A | | un comprimé est une forme solide d'un principe actif |
| B | | l'aspirine est dans l'estomac principalement sous sa forme moléculaire |
| C | | on peut recommander d'avaler un comprimé effervescent |
| D | | l'effet de premier passage réduit la biodisponibilité de tous les principes actifs |
| E | | la voie sublinguale est utilisable en cas de trouble de déglutition |

**25. Parmi les composés suivants lesquels peuvent servir d'excipients ?**

| | | |
|---|---|---|
| A | | L'halothane |
| B | | Le gaz moutarde |
| C | | Le formaldéhyde |
| D | | Le norflurane |
| E | | La tartrazine |

**26. Parmi les propositions suivantes lesquelles sont exactes ?**
**A propos des vitamines**

| | | |
|---|---|---|
| A | | L'isotrétinoïne est un dérivé acide de la vitamine A |
| B | | La vitamine B9 est synthétisée par les bactéries intestinales |
| C | | Le déficit en vitamine A est une cause de cécité |
| D | | Le chou est anticoagulant |
| E | | Une carence en vitamine B1 génère une anémie |

**27. Parmi les propositions suivantes lesquelles sont exactes ?**
**A propos des principes actifs des plantes**

| | | |
|---|---|---|
| A | | Les coumarines préviennent les thromboses |
| B | | La nicotine est synthétisée dans les feuilles de tabac |
| C | | La conicine est un hétéroside |
| D | | Le salicoside est un précurseur de l'aspirine |
| E | | Le jus de pamplemousse contient de l'oxygénine |

**28. Parmi les propositions suivantes lesquelles sont exactes ?**
**Les vaccins**

| | | |
|---|---|---|
| A | | La vaccination contre l'hépatite A a fait reculer le cancer du foie |
| B | | Les gammaglobulines antitétaniques servent à fabriquer le vaccin contre le tétanos |
| C | | L'inventeur de la vaccination est Brenner |
| D | | La vaccine protège de la variole |
| E | | La ciclosporine réduit l'efficacité des vaccins |

**29. Parmi les propositions suivantes laquelle est exacte ?**
**Le BCG (vaccin bilié de Calmette et Guérin) utilisé comme vaccin contre la tuberculose a été obtenu**

| | | |
|---|---|---|
| A | | en dénaturant par la chaleur le bacille tuberculeux (de Koch) |
| B | | à partir de sous-unités du bacille tuberculeux conférant l'immunité |
| C | | à partir de la toxine tuberculeuse |
| D | | par repiquages successifs de bacilles tuberculeux sur un milieu appauvri ce qui en a atténué le pouvoir pathogène |
| E | | en dénaturant chimiquement le bacille tuberculeux (de Koch) |

**30. Parmi les propositions suivantes lesquelles sont exactes ?**
**A propos des formes liquides**

| | | |
|---|---|---|
| A | | Un liquide oral est toujours destiné à être avalé |
| B | | Les solutés buvables sont toujours aqueux |
| C | | Un sirop est sucré |
| D | | Une émulsion est un mélange instable |
| E | | Une ampoule buvable correspond à un conditionnement unidose |

**31. Parmi les propositions suivantes lesquelles sont exactes ?**
**A propos des génériques**

| | | |
|---|---|---|
| A | | Ils concurrencent le princeps |
| B | | Le principe actif peut différer de celui du princeps |
| C | | En cas de refus du générique le patient ne sera pas remboursé |
| D | | Les excipients des génériques d'un princeps peuvent être la source d'effets indésirables |
| E | | Les excipients d'un princeps peuvent être la source d'effets indésirables |

**32. Parmi les propositions suivantes lesquelles sont exactes ?**
**A propos du circuit du médicament en établissement de santé**

| | | |
|---|---|---|
| A | | La dispensation du médicament est un acte entièrement pharmaceutique |
| B | | L'administration est l'étape qui fait suite à la prescription |
| C | | L'aide-soignante peut administrer le médicament |
| D | | Le médecin peut administrer le médicament |
| E | | La pharmacie assure le transport du médicament au service clinique |

**33. Parmi les propositions suivantes laquelle est exacte ?**
**Concernant les contraceptifs oraux et les infirmières**

| | | |
|---|---|---|
| A | | Certaines infirmières seulement (infirmières des établissements scolaires) sont autorisées à renouveler dans certaines conditions la contraception orale |
| B | | Les infirmières peuvent renouveler toutes les contraceptions orales datant de moins d'un an |
| C | | Les infirmières peuvent renouveler certaines contraceptions orales datant de moins d'un an pour une durée de neuf mois |
| D | | Les infirmières peuvent renouveler certaines contraceptions orales datant de moins d'un an pour une durée d'un an |
| E | | Les infirmières peuvent renouveler certaines contraceptions orales datant de moins d'un an pour une durée de six mois, non renouvelable |

**34. Parmi les propositions suivantes laquelle est exacte ?**
**L'acronyme ANSM a été choisi pour désigner**

| | | |
|---|---|---|
| A | | l'agence nationale de santé et du médicament |
| B | | l'agence nationale de sécurité des médicaments |
| C | | l'agence nationale de sécurité du médicament et des produits de santé |
| D | | l'agence nationale de sécurité du médicament |
| E | | l'agence nationale de sécurité de la médecine |

**35. Parmi les propositions suivantes laquelle est exacte ?**
**A propos des médicaments radiopharmaceutiques**

| | | |
|---|---|---|
| A | | Ils sont parfois radioactifs |
| B | | Ils sont toujours préparés dans des pharmacies à usage intérieur |
| C | | Ils ne sont utilisés qu'à des fins diagnostiques |
| D | | Ils sont toujours utilisés à des fins thérapeutiques |
| E | | L'iode 99 est un radionucléide |

**36. Parmi les propositions suivantes lesquelles sont exactes ?**
**A propos des différents usages du médicament**

| | | |
|---|---|---|
| A | | Une vaccination est un traitement préventif |
| B | | Un des usages de l'aspirine est substitutif |
| C | | L'administration de sérum immun après une contamination est un traitement préventif |
| D | | Le traitement hormonal de la ménopause est un traitement curatif |
| E | | Le traitement antibiotique d'une infection bactérienne est un traitement symptomatique |

# CORRECTIONS

# UE6

## INITIATION A LA CONNAISSANCE DU MEDICAMENT

# ANNALES 2014

# 1- Histoire des médicaments

**1. Parmi les propositions suivantes relatives à l'histoire des médicaments, quelle est (quelles sont) celle (celles) qui est (sont) exacte(s) ?**

| | | |
|---|---|---|
| A | ■ | Dioscoride est considéré comme l'un des premiers pharmacologues |
| B | | Dès le X$^{\text{ième}}$ siècle, Avicenne, un médecin chinois, a développé l'expérimentation clinique |
| C | ■ | Paracelse est à l'origine de la notion de dose-réponse |
| D | ■ | Eugène Soubeiran est à l'origine de la synthèse du chloroforme |
| E | ■ | Paul Ehrlich a énoncé la théorie des récepteurs |

*Commentaires :*
*Réponse B : Avicenne a bien développé l'expérimentation clinique mais c'était un médecin d'origine arabe…*

**2. Parmi les propositions suivantes relatives à l'histoire des médicaments, quelle est (quelles sont) celle (celles) qui est (sont) exacte(s) ?**

| | | |
|---|---|---|
| A | ■ | L'extraction de la quinine a été réalisée par Pelletier et Caventou en 1820 |
| B | ■ | La découverte de la pénicilline est en grande partie liée au hasard |
| C | ■ | La prométhazine, un des premiers psychotropes, est dérivée du bleu de méthylène |
| D | | La coumadine, extraite du mélilot moisi, a des effets coagulants |
| E | | La ciclosporine est extraite d'un champignon qui pousse exclusivement dans le Dakota |

*Commentaires :*
*Réponse D : la coumadine a des effets anti-coagulants*
*Réponse E : la ciclosporine est extraite d'un champignon du plateau aride de Hardangger en Norvège*

**3. La théorie des signatures :**

| | | |
|---|---|---|
| A | | date du XIXème siècle |
| B | | est à l'origine de la réglementation des substances vénéneuses |
| C | ■ | affirme que le bulbe de colchique traite la goutte car il ressemble à l'oignon d'un pied déformé |
| D | | recommande la saignée pour rééquilibrer l'un des tempéraments du malade |
| E | ■ | est soutenue par le médecin Paracelse |

*Commentaires :*
*Réponse A : elle date de la renaissance*

**4. Parmi les propositions suivantes concernant l'opium et le pavot lesquelles sont fausses ?**

| | | |
|---|---|---|
| A | | L'opium est issu du latex de pavot. |
| B | ■ | L'opium résulte de processus de raffinage complexe du latex de pavot. |
| C | ■ | Le pavot est une plante originaire d'extrême orient. |
| D | | La création de la Régie de l'opium remonte au 19ème siècle. |
| E | ■ | L'usage du pavot et de ses extraits a été importé de Chine au Moyen Age. |

*Commentaires :*
*Réponse B : L'opium contenu dans le latex est obtenu par incision de la capsule de pavot*
*Réponse C : Le pavot est une plante originaire d'Europe*

**5. Parmi les propositions suivantes concernant la morphine, lesquelles sont fausses ?**

| | | |
|---|---|---|
| A | | La morphine est une substance pure qui reproduit les propriétés antalgiques de l'opium. |
| B | | La morphine est un extrait naturel d'un pavot. |
| C | ■ | La morphine a été utilisée plus d'un siècle après sa découverte. |
| D | ■ | La découverte de la morphine date du début du 18ème siècle. |
| E | | C'est le pharmacien Sertürner qui décrit le premier ses principales caractéristiques |

*Réponse D : La découverte date du 19ème siècle*

**6. Parmi les propositions suivantes concernant François Magendie, lesquelles sont justes ?**

| | | |
|---|---|---|
| A | | Il a découvert la morphine. |
| B | ■ | Il a rédigé un Formulaire mettant en valeur l'emploi de la morphine. |
| C | ■ | Il propose une préparation à base de morphine pour calmer les névralgies. |
| D | | Il a découvert la codéine. |
| E | | Il est le premier à avoir utilisé la morphine en clinique. |

*Réponse A : Friedrich SERTURNER a découvert la morphine*
*Réponse D : ROBIQUET a découvert la codéine*
*Réponse E : Friedrich SERTURNER a été le premier à l'utiliser en clinique*

**7. Parmi les propositions suivantes, indiquer celle(s) qui est (sont) exacte(s) :**

| | | |
|---|---|---|
| A | | Les tablettes sumériennes ont permis de mieux connaitre les pratiques médicales et pharmaceutiques de la civilisation arabe |
| B | | C'est grâce aux tablettes sumériennes d'Ebers que nous connaissons mieux les pratiques médicales et pharmaceutiques à Rome à l'époque de César |
| C | | C'est grâce aux écrits sur papyrus retrouvés par Christophe Colomb que nous connaissons mieux les pratiques médicales et pharmaceutiques dans l'Amérique précolombienne |
| D | | Pour Hippocrate la maladie est un « phénomène naturel qu'il faut cacher sous le manteau de la divinité » |
| E | ■ | Toutes les propositions ci-dessus sont fausses |

*Commentaires :*
*Réponse A : Les tablettes sumériennes, datant d'environ 2200 avant JC, regroupent des préparations à base de 250 espèces d'animaux et végétaux*
*Réponse B : Le papyrus d'Ebers a permis de mieux connaitre les pratiques en vigueur dans l'Egypte ancienne*
*Réponse C : Diversion*
*Réponse D : Pour Hippocrate la maladie est un « phénomène naturel qu'il ne faut pas cacher sous le manteau de la divinité »*

**8. A propos du médicament :**

| | | |
|---|---|---|
| A | | La notion de médicament « spécifique » fut développée par Claude Galien |
| B | ■ | La disparition des polypharmaques est contemporaine de la découverte des premiers principes actifs tirés du monde végétal |
| C | | La thérapie cellulaire consiste en l'injection d'hormones naturelles dans des cellules |
| D | | Une pharmacomodulation est une modulation du pharmacophore d'un médicament |
| E | | Dans la Grèce antique, l'automédication a été favorisée par la création de la caste des asclépiades |

*Commentaires :*
*Réponse D : pas seulement il peut aussi s'agir d'ajout ou de retrait de substituants chimiques*

**9. Dioscoride :**

| | | |
|---|---|---|
| A | | Est le fondateur de la théorie des contraires |
| B | | Fut le premier à employer des poisons en thérapeutique |
| C | | A énoncé le principe de quintessence |
| D | ■ | A travaillé au recensement exhaustif des propriétés des drogues utilisées au $1^{er}$ siècle |
| E | | Est contemporain des premières utilisations de l'alcool dans la formulation des médicaments |

**10. La racine d'ipécacuanha**

| | | |
|---|---|---|
| A | | Fut importée d'Orient à l'occasion des croisades |
| B | ■ | Par ses propriétés émétiques, était utilisée dans le traitement la dysenterie |
| C | | Contient de la pénicilline, découverte par Sir Alexander Fleming |
| D | ■ | Son utilisation systématique est à l'origine des premières campagnes de santé publique en France au XVIIème siècle |
| E | | Est exploitée par l'industrie pharmaceutique depuis la fin du XVIIIème siècle |

*Commentaires :*
*Réponse A : Provient d'Amérique du sud*
*Réponse C : La pénicilline est issue d'un champignon*

**11. Indiquez la proposition fausse**

| | | |
|---|---|---|
| A | | La colchicine est utilisée dans le traitement de la goutte |
| B | | L'héparine est utilisée pour ses propriétés anticoagulantes |
| C | ■ | L'insuline est utilisée pour ses activités hyperglycémiantes |
| D | | L'éphédrine a des effets bronchodilatateurs, antiasthmatiques |
| E | | La quinine est antipaludéenne |

*Commentaires :*
*Réponse C :* L'insuline est utilisée pour ses activités hypoglycémiantes

**12. Indiquez les deux propositions fausses**

| | | |
|---|---|---|
| A | ■ | Un agent pharmacologique ne peut affecter qu'une seule cible biologique |
| B | ■ | Les deux énantiomères d'un mélange racémique ont toujours la même activité biologique |
| C | | De légères modifications de la formule chimique d'une molécule peuvent modifier considérablement ses effets pharmacodynamiques |
| D | | De légères modifications de la formule chimique d'une molécule peuvent modifier considérablement ses caractéristiques pharmacocinétiques |
| E | | Un promédicament (prodrug) est une molécule inactive ou peu active qui devient active après avoir subi une métabolisation |

*Commentaires :*
*Réponse A :* Un agent pharmacologique peut affecter plusieurs cibles (sélectivité relative)
*Réponse B :* Deux énantiomères ont la plupart du temps des activités biologiques différentes

**13. Indiquez la proposition fausse**

| | | |
|---|---|---|
| A | | Le criblage à haut débit se traduit en anglais par high throughput screening |
| B | | Il informe sur l'affinité de la molécule à tester pour une cible définie |
| C | ■ | Il informe sur l'activité intrinsèque de la molécule à tester sur cette cible |
| D | | Il fait le plus fréquemment appel à des ligands radioactifs ou fluorescents |
| E | | Il permet d'établir le « réceptogramme » d'une molécule |

*Commentaires :*
*Réponse C :* Lors d'un criblage à haut débit on teste l'affinité, pas l'activité

**14. Indiquez parmi les caractéristiques prêtées au tétrahydrocannabinol (THC) laquelle est fausse**

| | | |
|---|---|---|
| A | | Agit à de très faibles doses |
| B | | Franchit facilement la barrière hémato-encéphalique |
| C | | Se stocke très durablement (jours-semaines) dans le cerveau |
| D | | A une exceptionnelle lipophilie |
| E | ■ | Est psychostimulant |

*Commentaires :*
*Réponse E :* Au contraire, psycholeptique (sédatif), par opposition à la cocaïne psychostimulante

**15. QCM. Dans la période expérimentale de l'histoire de la médecine :**

| | | |
|---|---|---|
| A | | Les plantes médicinales sont cultivées par les alchimistes |
| B | ■ | Les bases de la chimie sont posées |
| C | ■ | La conduction nerveuse est découverte |
| D | ■ | Paracelse initie la notion de dose |
| E | ■ | Le premier statut des apothicaires est promulgué |

*Commentaires :*
*Réponse A : caractéristique de la période empirique (Antiquité) pendant laquelle la démarche de soins était très liée au surnaturel et au religieux*

**16. QCM. Concernant les principes actifs :**

| | | |
|---|---|---|
| A | | Galien a initié la notion de principe actif |
| B | ■ | La notion de principe actif donne une base expérimentale aux remèdes antiques |
| C | ■ | Au XIXe siècle, de nombreux principes actifs sont isolés à partir de plantes |
| D | | L'opium est un principe actif |
| E | ■ | La morphine est un principe actif |

*Commentaires :*
*Réponse A : La notion de principe actif est née au XIXe siècle, avec l'essor de la chimie*
*Réponse D : L'opium est une préparation et non un principe actif*

**17. Ce colorant a été synthétisé à la fin du 19ème siècle par des chimistes allemands. Destiné à l'industrie, en particulier textile, il a pourtant servi de point de départ pour la synthèse de nombreuses molécules médicamenteuses utilisées, avec des fortunes diverses, dans plusieurs indications. En particulier, la modification de cette molécule a permis la synthèse par les laboratoires Rhône-Poulenc en 1950 du premier neuroleptique ayant révolutionné le traitement des troubles psychotiques. Quel est le nom de ce colorant ?**

| | | |
|---|---|---|
| A | ■ | Phénothiazine |
| B | | Chlorpromazine |
| C | | Prométhazine |
| D | | Imipramine |
| E | | Iproniazide |

**18. Les cours et ouvrages sur l'histoire des médicaments font souvent usage d'un anglicisme : la sérendipité (adaptation sommaire du mot anglais *serendipity* introduit en 1754). Que désigne ce mot ?**

| | | |
|---|---|---|
| A | | Le fait que la découverte d'un principe actif permet généralement d'en isoler d'autres en raison du principe de similitude |
| B | | L'inversion des propriétés pharmacologiques d'une substance quand elle se trouve extrêmement diluée |
| C | ■ | Une découverte inattendue due au hasard épaulé par l'intelligence et l'intuition |
| D | | La croyance que, depuis Paracelse, « toute plante manifeste extérieurement l'organe ou le mal auquel elle correspond » |
| E | | Un procédé de cristallisation, aujourd'hui abandonné, ayant notamment servi à obtenir des formes à peu près pures de quinine et de digitaline |

*Commentaires :*
*Réponse D : il s'agit de la théorie des signatures.*

**19. Concernant l'origine des médicaments, quelle(s) est (sont) la (les) proposition(s) exacte(s) ? :**

| | | |
|---|---|---|
| A. | | L'héroïne est préparée à partir de la codéine |
| B. | | L'aspirine est extraite de l'écorce de saule |
| C. | | L'hémisynthèse a permis de fabriquer les bêtabloquants à partir de la molécule d'adrénaline |
| D. | ■ | La modélisation informatique des molécules nécessite la cristallisation de la cible |
| E. | | Le lithium est un radiopharmaceutique |

*Commentaire des propositions fausses:*
*A partir de la morphine*
*C'est l'acide salicylique qui est extrait de l'écorce de saule*
*La molécule de départ est l'isoprénaline*
*C'est un métal utilisé dans le traitement des psychoses bipolaires*

**20. A propos de la recherche de principes actifs :**

| | | |
|---|---|---|
| A | | Le monde végétal a été le seul réservoir de remèdes pendant l'Antiquité. |
| B | ■ | L'exploration des ressources naturelles est encore une voie de découverte de nouveaux principes actifs majeurs. |
| C | | La théorie des signatures est la première stratégie de recherche de médicaments dégagée de tout aspect religieux. |
| D | ■ | La purification des principes actifs a longtemps été l'étape limitante d'une démarche rationnelle de recherche de principe actif. |
| E | ■ | La théorie des radicaux est à l'origine de la pharmacomodulation. |

*Commentaires :*
*Réponse A : par exemple le papyrus d'Ebers fait mention de préparations à base de foie d'animaux*
*Réponse C : théorie faisant état d'un lien morphologique entre la forme de l'organe à traiter et la matière première, ce lien est établi comme un indice divin pour la découverte de la matière première*

**21. A propos de l'influence de l'Antiquité dans l'histoire du médicament :**

| | | |
|---|---|---|
| A | | Etymologiquement le radical pharmaco- est restreint à l'obtention d'un bénéfice thérapeutique pour un individu donné. |
| B | ■ | Dans l'Antiquité en Egypte l'activité sur les troubles de la vision des préparations à base de foie relèvent d'une activité pharmacologique aujourd'hui établie. |
| C | ■ | La théorie des contraires propose un rationnel de l'usage des diurétiques dès l'Antiquité. |
| D | ■ | Les travaux d'Avicenne se situent dans la prolongation des connaissances de l'Antiquité. |
| E | | Les théories de Paracelse en rupture complète avec l'Antiquité provoquent une révolution des pratiques thérapeutiques dès le XIV° siècle. |

*Commentaires :*
*Réponse A : pharmakon : poison et antidote à la fois*
*Réponse E : reprise de la théorie des signatures de Pline l'Ancien*

**22. A propos de l'histoire du développement de l'aspirine :**

| | | |
|---|---|---|
| A | ■ | Gerhardt synthétise l'acide acétylsalicylique ; |
| B | ■ | Hoffmann synthétise l'acide acétylsalicylique ; |
| C | ■ | Piria prépare l'acide salicylique ; |
| D | ■ | Leroux isole la saliciline. |
| E | | Les propositions A, B, C et D sont fausses. |

**23. Galien a décrit la Thériaque, préparation inventée par Nicandros de Colophon. Quelle(s) propriété(s) lui a (ont) été attribuée(s) au cours des siècles ?**

| | | |
|---|---|---|
| A | ■ | Traitement des morsures de serpent ; |
| B | ■ | Antidote ; |
| C | ■ | Remède contre la peste ; |
| D | ■ | Panacée. |
| E | | Les propositions A, B, C et D sont fausses. |

**24. La Thériaque était administrée :**

| | | |
|---|---|---|
| A | ■ | En application sur la peau ; |
| B | | Par inhalation en fumigations ; |
| C | | Par injection par voie sous cutanée ; |
| D | ■ | Par voie orale diluée sous forme de potion. |
| E | | Les propositions A, B, C et D sont fausses. |

**25. Historiquement, la chlorpromazine :**

| | | |
|---|---|---|
| A | | A été initialement développée comme antihistaminique |
| B | ■ | S'est révélée efficace comme antipsychotique pour le traitement des schizophrènes |
| C | | Était un colorant avant d'être développée comme un médicament |
| D | | A été redécouverte comme antipaludéen |
| E | ■ | A été copiée et modifiée pour devenir un antidépresseur |

*Commentaires :*
*Réponse A : c'est la prométhazine qui a été développée comme antihistaminique.*
*Réponse C : c'est la phénothiazine qui a été synthétisée à partir du bleu de méthylène ; elle a donné son nom à la classe des médicaments neuroleptiques et n'a jamais été utilisée comme médicament mais comme insecticide.*
*Réponse D : c'est bien sûr l'écorce de quinquina qui a été redécouverte comme antipaludéen.*

**26. François Magendie :**

| | | |
|---|---|---|
| A | ■ | est le père de la pharmacologie |
| B | | a découvert la pénicilline |
| C | | prônait l'utilisation des Simples au Moyen-Age |
| D | | est à l'origine du vaccin antivariolique en 1796 |
| E | | aucune des propositions précédentes n'est exacte |

*Commentaires*
*B : La pénicilline fut découverte en 1928 par Alexander Fleming*
*C : François Magendie est né en 1783, il n'a donc pas vécu au Moyen Age*
*D : Il s'agit d'Edward Jenner. François Magendie était âgé de 13 ans en 1796*

**27. L'écorce de quinquina :**

| | | |
|---|---|---|
| A | | a permis d'obtenir la quinine, un anti-arythmique majeur |
| B | ■ | est efficace dans la malaria |
| C | | est à l'origine d'un antidépresseur encore utilisé aujourd'hui |
| D | | a permis d'obtenir la quinine, extraite par les Jésuites au 18ème siècle |
| E | | aucune des propositions précédentes n'est exacte |

*Commentaires*

*B : La quinine n'est pas un anti-arythmique majeur*

*C : L'écorce de quinquina est à l'origine de la quinine, un antipaludéen encore utilisé aujourd'hui*

*D : La quinine a été extraite de l'écorce de quinquina en 1820 par Joseph Pelletier et Joseph Caventou*

**28. Les travaux d'Avicenne :**

| | | |
|---|---|---|
| A | | sont contemporains de ceux de Claude Galien |
| B | ■ | ont été enseignés à la faculté de médecine de Montpellier jusqu'en 1650 |
| C | | sont à l'origine de la théorie des signatures |
| D | | ont été fortement encouragés par Paracelse |
| E | | aucune des propositions précédentes n'est exacte |

*Commentaires*

*A : Galien est un médecin grec de l'antiquité. Avicenne est un médecin persan du Moyen Age*

*C : Pline l'Ancien est à l'origine de la théorie des signatures, reprise ensuite par Paracelse*

*D : Paracelse est né plus de 400 ans après la mort d'Avicenne*

**29. Le Codex Badianus :**

| | | |
|---|---|---|
| A | | a été découvert par Ebers en Amérique du Sud au 16ème siècle |
| B | | a été rédigé en 659 |
| C | | appartient à la collection de Caraka |
| D | | a été écrit par Hippocrate |
| E | ■ | aucune des propositions précédentes n'est exacte |

*Commentaires*

*B : Le Codex Badianus a été écrit vers 1552 par Martín de la Cruz, et traduit en latin par Juan Badiano*

*C : La collection de Caraka est un traité médical de l'antiquité*

*D : Cf. B*

**30. Les salicylés. Cocher les affirmations exactes :**

| | | |
|---|---|---|
| A | ■ | Ont initialement été extraits de l'écorce de saule |
| B | ■ | Ont d'abord été utilisés en thérapeutique sous la forme d'acide salicylique |
| C | ■ | L'aspirine (acide acétylsalicylique) a été obtenue par synthèse |
| D | | Son brevet a été déposé par Bayer en 1939 |
| E | | Leur mécanisme d'action (inhibition de la synthèse des prostaglandines) n'a été mis en évidence qu'en 1950. |

*Commentaires :*

*Réponse D : brevet déposé en 1899*

*Réponse E : il faudra attendre les années 1970 pour mettre en évidence le mécanisme d'action de ces médicaments (inhibition de la synthèse des prostaglandines)*

# 2 - Définition, statut et description des médicaments et autres produits de santé

**1. Parmi les propositions suivantes relatives aux médicaments, quelle est (quelles sont) celle (celles) qui est (sont) exacte(s) ?**

| | | |
|---|---|---|
| A | | Les matières premières d'un médicament sont constituées uniquement de principes actifs |
| B | | Le médicament, sous forme de spécialité, est constitué de la forme galénique et du conditionnement primaire |
| C | ■ | Le principe actif contenu dans le médicament peut-être issu de la recherche rationnelle, c'est-à-dire issu de la modification d'une substance endogène |
| D | ■ | L'insuline est aujourd'hui uniquement produite par génie génétique |
| E | ■ | L'imipramine est un antidépresseur issu de la modification d'un antipsychotique, la chlorpromazine |

*Commentaires :*
*Réponse A : il ne faut pas oublier les différents excipients...*

**2. Parmi les propositions suivantes relatives à la préparation magistrale, quelle est (quelles sont) celle (celles) qui est (sont) exacte(s) ?**

| | | |
|---|---|---|
| A | ■ | C'est un médicament préparé extemporanément en pharmacie selon une prescription destinée à un malade déterminé |
| B | | C'est un médicament, à l'exception des produits de thérapies géniques ou cellulaires, préparé selon les indications de la pharmacopée et en conformité avec les bonnes pratiques de fabrication |
| C | | C'est un principe actif simple, un produit chimique ou une préparation stable décrite par la pharmacopée, préparée à l'avance par un établissement pharmaceutique |
| D | | C'est un produit qui entraîne une guérison magistrale, d'où son nom |
| E | ■ | La préparation magistrale est définie à l'article L5121-1 du Code de la Santé Publique |

*Commentaires :*
*Réponse C : la préparation magistrale est préparée de manière extemporanée*

**3. Parmi les propositions suivantes relatives au médicament générique, quelle est (quelles sont) celle (celles) qui est (sont) exacte(s) ?**

| | | |
|---|---|---|
| A | | C'est un médicament sans AMM puisque le médicament de référence a déjà eu une AMM |
| B | ■ | C'est un médicament qui a la même composition qualitative et quantitative en principes actifs, la même forme pharmaceutique et dont la bioéquivalence avec la spécialité de référence est démontrée |
| C | | C'est une préparation hospitalière faite de manière générique |
| D | ■ | C'est un médicament qui appartient à un groupe générique |
| E | ■ | C'est un médicament qui peut être délivré par substitution à la spécialité prescrite du même groupe générique |

*Commentaires :*
*Réponse A : le générique dispose d'une AMM qui lui est propre*

**4. Parmi les propositions suivantes relatives à l'homéopathie, quelle est (quelles sont) celle (celles) qui est (sont) exacte(s) ?**

| | | |
|---|---|---|
| A | ■ | Un médicament homéopathique peut contenir plusieurs principes actifs |
| B | | La théorie des médicaments homéopathiques, inventée par le Docteur Hahnemann, est fondée sur l'application stricte des contraires |
| C | ■ | La préparation des médicaments homéopathiques est basée sur le principe des dilutions successives |
| D | | ARNICA 7 CH signifie qu'il a fallu 7 dilutions au dixième pour obtenir cette dilution |
| E | | La forme galénique des formes homéopathiques est toujours le granule |

*Commentaires :*
*Réponse B : il s'agit plutôt du principe de similitude...*

**5. Une spécialité pharmaceutique se distingue, en France, des dispositifs médicaux car :**

| | | |
|---|---|---|
| A | ■ | elle a un circuit de distribution protégé |
| B | ■ | elle doit obtenir une autorisation de mise sur le marché (AMM) |
| C | | elle a une définition européenne |
| D | | son caractère innovant fait l'objet d'un brevet |
| E | ■ | elle procure une action pharmacologique |

*Commentaires :*
*Réponse D : l'existence d'un brevet est sans rapport avec l'obtention de l'AMM. Par exemple, un médicament générique a une AMM alors que le brevet de son principe actif est tombé dans le domaine public. A l'inverse, un principe actif breveté peut ne jamais obtenir d'AMM.*

**6. Concernant le médicament :**

| | | |
|---|---|---|
| A | ■ | ce n'est pas un produit de consommation comme un autre |
| B | ■ | sa commercialisation et sa publicité font appel à une réglementation spécifique |
| C | | il nécessite une AMM délivrée par la Haute Autorité de Santé (HAS) |
| D | | s'il n'est pas remboursé, c'est qu'il n'est pas efficace |
| E | ■ | s'il s'avère présenter des risques pour la santé humaine, son AMM peut être retirée par l'agence nationale de sécurité des médicaments et produits de santé (ANSM) |

*Commentaires :*
*Réponse C : L'AMM est délivrée par l'ANSM nationalement, ou l'EMA si elle est communautaire*
*Réponse D : Outre le niveau d'efficacité, la décision de remboursement se base sur d'autres critères tels que des données relatives à la population cible, à la gravité de la maladie, aux autres traitements disponibles, etc...*

**7. DRILL® a acquis le statut de médicament car :**

| | | |
|---|---|---|
| A | | il adoucit la gorge |
| B | ■ | il a une propriété antalgique sur la zone oro-pharyngée |
| C | | il ne contient pas de sucre dans sa composition |
| D | | il est fabriqué dans un établissement pharmaceutique |
| E | | il se présente sous forme de pastilles |

*Commentaires :*
*Réponse C : le statut de médicament ne dépend pas de la liste des excipients contenus dans le produit.*
*Réponse D : le statut de médicament ne dépend pas de la forme galénique*

**8. Le fabricant d'une spécialité pharmaceutique soumise à la réglementation de la liste I des substances vénéneuses doit faire figurer sur le conditionnement :**

| | | |
|---|---|---|
| A | | un cadre vert autour de la dénomination commune internationale |
| B | | la mention : « Attention ce médicament contient une substance toxique » |
| C | ■ | la mention : « Uniquement sur ordonnance » |
| D | | un cadre rouge destiné à y inscrire le nom du prescripteur |
| E | | la mention : « Uniquement sur ordonnance sécurisée » |

*Commentaires :*
*Réponse A : le cadre vert est réservé aux spécialités de la liste II. Pour la liste I le cadre est rouge*
*Réponse E : La délivrance de stupéfiants nécessite une ordonnance sécurisée*

**9. Le RCP (résumé des caractéristiques du produit) :**

| | | |
|---|---|---|
| A | | est élaboré par l'ANSM |
| B | ■ | comprend la description des propriétés pharmacologiques du médicament |
| C | ■ | comprend la description des effets indésirables et des interactions médicamenteuses du médicament |
| D | | comprend le formulaire de déclaration des effets indésirables relatifs à ce médicament |
| E | ■ | décrit les conditions de conservation du médicament |

*Commentaires :*
*Réponse A : Il est rédigé par l'industriel responsable de la spécialité*
*Réponse D : Le document de déclaration des effets indésirables est le formulaire CERFA :'déclaration d'effets indésirables susceptibles d'être dû à un médicament ou produit mentionné à l'article R 5144-1'*

**10. Concernant l'Autorisation de Mise sur le Marché (AMM) d'un médicament :**

| | | |
|---|---|---|
| A | | Elle est accordée par la Haute Autorité de Santé (HAS) |
| B | ■ | Elle est accordée sur des critères de qualité, sécurité et efficacité |
| C | | Elle est accordée après les résultats des études cliniques en phase 1 |
| D | | Elle est accordée pour une durée probatoire d'un an |
| E | ■ | Elle peut être suspendue par l'Agence Nationale de Sécurité du Médicament et des produits de santé (ANSM) |

*Commentaires :*
*Réponse A: Elle est accordée par l'ANSM*
*Réponse C : Elle est accordée sur l'ensemble des études pré-cliniques et cliniques jusqu'à la phase III*
*Réponse D : Elle est accordée pour une durée de 5 ans*

**11. Parmi les catégories suivantes de produits, lesquelles sont considérées comme des produits de santé soumis au contrôle de l'ANSM ?**

| | | |
|---|---|---|
| A | ■ | Les produits cosmétiques. |
| B | ■ | Les médicaments dérivés du sang. |
| C | ■ | Les produits de tatouage. |
| D | | Les compléments alimentaires. |
| E | ■ | Les produits sanguins labiles. |

**12. Parmi les propositions suivantes concernant les médicaments et les préparations, lesquelles sont fausses ?**

| | | |
|---|---|---|
| A | | Les médicaments radiopharmaceutiques sont préparés à partir d'isotopes radioactifs. |
| B | | Les médicaments immunologiques comprennent les allergènes. |
| C | | Les préparations officinales sont inscrites à la pharmacopée ou au formulaire national. |
| D | ■ | Les préparations de thérapie cellulaire sont considérées comme des médicaments. |
| E | ■ | Les médicaments traditionnels à base de plantes relèvent de la procédure d'autorisation de mise sur le marché (AMM). |

*Commentaires :*
*Réponse D : Ce ne sont pas des médicaments juridiquement : elles ne sont pas modifiées de manière substantielle et sont destinées à être utilisées pour la même fonction physiologique essentielle chez le donneur et le receveur*
*Réponse E : Ils ont une dérogation et sont soumis à une procédure d'enregistrement simplifié*

**13. Parmi les propositions suivantes, lesquelles sont justes ?**

| | | |
|---|---|---|
| A | | Les médicaments inscrits sur la liste 2 des substances vénéneuses ne sont pas soumis à prescription médicale obligatoire. |
| B | ■ | Les médicaments sur prescription médicale obligatoire ne peuvent pas faire l'objet de commerce électronique. |
| C | ■ | Les médicaments sur prescription médicale facultative achetés sans ordonnance ne peuvent pas être remboursés. |
| D | | Les médicaments sur prescription médicale obligatoire sont toujours remboursables. |
| E | | Les médicaments stupéfiants sont inscrits sur la liste 1 des substances vénéneuses. |

*Commentaires :*
*Réponse A : La liste 2 fait partie des prescriptions médicales obligatoire*
*Réponse D : Le Viagra® par exemple nécessite une prescription mais n'est pas remboursé*
*Réponse E : Les stupéfiants constituent un groupe à eux seuls de la liste des substances vénéneuses, en dehors de la liste 1.*

**14. Parmi les propositions suivantes, indiquer celle(s) qui est (sont) exacte(s) :**

| | | |
|---|---|---|
| A | | Un médicament topique est un médicament à action systémique |
| B | | Une substance active est désignée par sa DCI ou dénomination chimique internationale |
| C | ■ | La solution de Dakin est un produit officinal antiseptique à action locale |
| D | | Une spécialité médicamenteuse préparée en officine comporte un numéro de lot |
| E | | Aucune proposition exacte |

*Commentaires :*
*Réponse A : Un médicament topique à une action locale*
*Réponse B : DCI = Désignation Commune Internationale*
*Réponse D : Une spécialité médicamenteuse préparée en officine ne comporte pas de numéro de lot*

**15. Parmi les propositions suivantes, indiquer celle(s) qui est (sont) exacte(s) :**

| | | |
|---|---|---|
| A | | Un mélange eau-éthanol à 70% contient 70g d'éthanol et 100g d'eau |
| B | | Un collyre est administré par voie auriculaire et doit être stérile |
| C | ■ | Un mélange huile de vaseline – eau est une dispersion solide-liquide |
| D | | Un dispositif transdermique est un médicament à action systémique appliqué sur la muqueuse buccale |
| E | | Aucune proposition exacte |

*Commentaires :*
*Réponse A : Un mélange eau-éthanol à 70% contient 70g d'éthanol et 30g d'eau*
*Réponse B : Un collyre est administré par voie oculaire*
*Réponse D : Un dispositif transdermique est appliqué sur la peau*

**16. Parmi les propositions suivantes indiquer celle(s) qui est (sont) exacte(s) concernant les génériques :**

| | | |
|---|---|---|
| A | ■ | Ont la même composition qualitative et quantitative que le produit de référence |
| B | ■ | Doivent démontrer leur bioéquivalence par rapport au produit de référence s'ils sont administrés par voie orale |
| C | ■ | Peuvent différer du produit de référence par leurs excipients |
| D | | Sont autorisés après 5 ans de commercialisation du produit de référence |
| E | ■ | Sont autorisés pour les produits dont le brevet a expiré |

*Commentaires :*
*Réponse D : Les génériques sont autorisés après la perte d'exclusivité liée au brevet (durée maximale de 25 ans), soit environ 10-15 ans de commercialisation*

**17. Parmi les propositions suivantes, indiquer celle(s) qui est (sont) exacte(s) :**

| | | |
|---|---|---|
| A | | Le code de la santé publique précise qu'une préparation peut être qualifiée de magistrale quand elle est fabriquée industriellement |
| B | | Une spécialité pharmaceutique est un médicament qui ne peut être prescrit que par un médecin spécialiste |
| C | | Est considéré comme dispositif médical tout matériel remis par un médecin pendant une consultation ou une visite |
| D | ■ | Les produits sanguins stables sont considérés comme des médicaments |
| E | | Toutes les propositions ci-dessus sont fausses |

*Commentaires :*
*Réponse A : Une préparation magistrale est préparée selon une prescription médicale destinée à un malade déterminé, soit extemporanément dans une pharmacie, soir dans une autre pharmacie sous-traitante*
*Réponse B : Une spécialité pharmaceutique est définie comme tout médicament préparé à l'avance, présenté sous un conditionnement particulier et caractérisé par une dénomination spéciale*
*Réponse C : Un dispositif médical peut être disponible en vente libre.*

**18. Une préparation magistrale :**

| | | |
|---|---|---|
| A | | A obtenu une AMM de la part de l'ANSM ou de l'EMA |
| B | ■ | Est préparée extemporanément en officine |
| C | | Est préparée industriellement |
| D | | Est préparée extemporanément en pharmacie à usage intérieur |
| E | | Est une formule issue du formulaire national |

**19. Les matières premières psychotropes**

| | | |
|---|---|---|
| A | | Sont employées en officine pour la réalisation de préparations magistrales |
| B | | Sont détenues à l'officine dans une armoire fermée à clef munie d'un système de sécurité renforcée |
| C | | Comportent sur leur conditionnement un cadre blanc délimité par un filet rouge |
| D | | Nécessitent leur inscription sur un ordonnancier |
| E | ■ | Sont seulement utilisées en industrie pour la réalisation de spécialités |

**20. Les antibiotiques**

| | | |
|---|---|---|
| A | | Sont actifs contre les virus et les bactéries |
| B | | Ne sont actifs que contre les virus |
| C | ■ | Ne sont actifs que contre les bactéries |
| D | | Sont actifs sur toutes les bactéries |
| E | | Ne sont pas utilisés chez les animaux |

*Commentaires : Les antibiotiques ne sont pas actifs contre les virus (ce ne sont pas des antiviraux). Un antibiotique n'est pas forcément actif contre toutes les bactéries.*

**21. La délivrance d'une prescription**

| | | |
|---|---|---|
| A | | Est réalisable en une fois pour une durée de traitement de 6 mois maximum |
| B | ■ | Nécessite la présentation d'une ordonnance originale |
| C | ■ | Est possible si l'ordonnance est présentée à l'officine dans les 3 mois qui suivent sa rédaction |
| D | | Se fait en délivrant le nombre exact d'unités thérapeutiques |
| E | ■ | Nécessite une inscription à l'ordonnancier pour tous les médicaments inscrits sur une liste des substances vénéneuses |

*Commentaires :*
*Réponse A : La délivrance est limitée à une durée de 1 mois sauf exception*
*Réponse D : La délivrance est contrainte par la présentation de la spécialité pharmaceutique*

**22. Le monopole pharmaceutique**

| | | |
|---|---|---|
| A | | Impose aux patients de se fournir en médicaments dans l'officine de la commune où ils résident |
| B | | Inclut les médicaments vétérinaires |
| C | ■ | Permet la vente à l'officine de toutes les plantes médicinales inscrites à la pharmacopée |
| D | ■ | Inclut les aliments lactés diététiques pour nourrissons |
| E | | Inclut les laits substituts du lait maternel |

*Commentaires :*
*Réponse A : Les patients peuvent choisir librement leur officine*
*Réponse B : Les médicaments vétérinaires ne font pas partie du monopole pharmaceutique*
*Réponse E : Les laits substituts du lait maternel peuvent être vendus hors des officines*

**23. Les pharmacies à usage intérieur**

| | | |
|---|---|---|
| A | ■ | Sont présentes dans les hôpitaux et les cliniques |
| B | | S'approvisionnent en médicaments auprès des grossistes répartiteurs exclusivement |
| C | ■ | Délivrent des médicaments aux patients hospitalisés et en rétrocession |
| D | ■ | Délivrent des médicaments sans AMM |
| E | ■ | Délivrent les médicaments réservés à l'usage hospitalier |

*Commentaires :*
*Réponse B : Les PUI peuvent s'approvisionner directement auprès des laboratoires pharmaceutiques*

**24. Le médicament – sous forme de spécialité pharmaceutique - est**

| | | |
|---|---|---|
| A | | Toujours prescrit par un médecin |
| B | ■ | Toujours dispensé sous le contrôle d'un pharmacien |
| C | ■ | Toujours soumis à une autorisation de mise sur le marché |
| D | | Toujours vendu en concurrence avec une forme génériquée |
| E | ■ | Plus cher ou au même prix que son générique |

*Commentaires :*
*Réponse A : Il existe des médicaments non-soumis à prescription médicale*
*Réponse D : Le médicament ne peut être génériqué qu'après la fin du brevet (20 ans), il existe donc une période où la vente en concurrence n'est pas possible*

**25. Indiquez la (les) proposition(s) exacte(s)**

| | | |
|---|---|---|
| A | | Un médicament par fonction peut modifier les fonctions physiologiques d'un patient mais ne peut pas les corriger |
| B | | Un médicament « conseil » nécessite une prescription médicale et ne peut être délivré sans les conseils d'un pharmacien |
| C | ■ | La prescription des médicaments assimilés aux stupéfiants se fait obligatoirement sur une ordonnance sécurisée |
| D | | Les médicaments à prescription hospitalière suivent un régime de prescription simplifiée |
| E | ■ | Les médicaments de médication officinale sont utilisés par les patients dans le cadre d'une automédication |

*Commentaires :*
*Réponse A : Il peut « restaurer, corriger ou modifier les fonctions physiologiques »*
*Réponse B : le médicament « conseil » est délivré sans ordonnance*
*Réponse D : prescription uniquement à l'hôpital mais non simplifiée*

**26. Indiquez la (les) proposition(s) exacte(s)**

| | | |
|---|---|---|
| A | ■ | La substitution d'un médicament princeps par une spécialité générique est un droit reconnu pour le pharmacien d'officine |
| B | ■ | La mention « Non Substituable » apposée par un prescripteur sur l'ordonnance d'un patient n'autorise pas le pharmacien à substituer par une spécialité générique le médicament princeps concerné |
| C | | La spécialité générique peut avoir une biodisponibilité non équivalente à celle du médicament princeps |
| D | | Une spécialité générique a la même composition qualitative et quantitative en principe(s) actif(s) et en excipient(s) que le médicament princeps |
| E | | Un médicament princeps peut être copié au bout de 5 ans car le brevet qui le protégeait tombe alors dans le domaine public |

*Commentaires :*
*Réponse C : Le médicament princeps et le générique doivent être bioéquivalents*
*Réponse D : Vrai pour le principe actif, faux pour les excipients qui peuvent différer*
*Réponse E : 20 ans + certificat complémentaire de protection au maximum pour 5 ans complémentaires*

**27. Indiquez la (les) proposition(s) exacte(s)**
**Un médicament par fonction peut agir en exerçant une action**

| | | |
|---|---|---|
| A | ■ | Pharmacologique |
| B | | Curative |
| C | ■ | Immunologique |
| D | ■ | Métabolique |
| E | | Homéopathique |

*Commentaires :*
*Réponses B et E : La définition du médicament dans le code de santé publique indique « action pharmacologique, immunologique ou métabolique.*

**28. Indiquez la (les) proposition(s) exacte(s)**

| | | |
|---|---|---|
| A | | Les infirmières sont autorisées, sous certaines conditions, à prescrire et à administrer à un patient le vaccin antigrippal |
| B | ■ | Pour le renouvellement d'un médicament à Prescription Initiale Hospitalière (PIH), le patient doit présenter obligatoirement au pharmacien l'ordonnance de renouvellement et l'ordonnance initiale hospitalière valide |
| C | | La durée de prescription des médicaments stupéfiants est limitée à 7, 15 ou 30 jours |
| D | | Les médicaments hypnotiques sont prescrits pour une durée de traitement de 4 semaines mais avec une mention de renouvellement possible sur l'ordonnance |
| E | ■ | Les médicaments anxiolytiques sont limités à une durée de traitement de 12 semaines avec les renouvellements compris |

*Commentaires :*
*Réponse A : Autorisée à administrer un vaccin mais prescrit par un médecin*
*Réponse C : 7,14, 28*
*Réponse D : pas de renouvellement possible*

**29. Indiquez la (les) proposition(s) exacte(s)**

| | | |
|---|---|---|
| A | ■ | La validité d'une prescription initiale hospitalière ne peut excéder une année |
| B | | Une nouvelle ordonnance comportant une prescription de stupéfiants ne peut être délivrée par le pharmacien pendant la période couverte par une précédente ordonnance prescrivant de tels médicaments, même si le prescripteur le décide par une mention expresse sur l'ordonnance |
| C | | Les médicaments à surveillance particulière pendant le traitement ne sont dispensés aux patients que dans une Pharmacie à Usage Intérieur d'un établissement de santé (PUI) |
| D | ■ | Les médicaments à prescription restreinte ne peuvent être rétrocédés dans une PUI que s'ils sont inscrits sur la liste des médicaments rétrocédables |
| E | ■ | Une ordonnance doit être datée de moins de 6 mois pour une première dispensation des médicaments par le pharmacien |

*Commentaires :*
*Réponse B : Le pharmacien doit effectuer la délivrance dans ce contexte si le médecin l'a indiqué sur l'ordonnance*
*Réponse C : Dispensés en Ville ou à l'Hôpital*

**30. Selon le code de la santé publique, sont considérés comme des médicaments :**

| | | |
|---|---|---|
| A | ■ | Les préparations officinales |
| B | | Les produits de tatouage |
| C | | Les dispositifs médicaux |
| D | ■ | Les préparations de thérapie cellulaire |
| E | | Les produits sanguins labiles |

*Commentaires :*
*Réponse B : Le produit de tatouage se définit comme toute substance ou préparation colorante destinée, par effraction cutanée, à créer une marque sur les parties superficielles du corps humain à l'exception des produits qui sont des dispositifs médicaux au sens de l'article L. 5211-1. Il n'est donc pas régi par l'article article L.5111-1 qui définit le médicament.*
*Réponse C : Les dispositifs médicaux sont définis par l'article L.5211-1 du code de la santé publique, et non par l'article L.5111-1 qui définit le médicament.*
*Réponse E : Les produits sanguins labiles sont définis par l'article L.1221-8 du code de la santé publique, et non par l'article L.5111-1 qui définit le médicament.*

**31. Une préparation magistrale est :**

| | | |
|---|---|---|
| A | ■ | Un médicament préparé dans une pharmacie |
| B | | Un médicament préparé par un laboratoire pharmaceutique industriel |
| C | | Un médicament inscrit au formulaire national |
| D | ■ | Un médicament préparé pour un malade particulier |
| E | ■ | Un médicament préparé extemporanément |

*Commentaires : La définition d'une préparation magistrale est donnée par l'article L5121-1 du code de la santé publique*
*Réponse B : Il s'agit d'une spécialité pharmaceutique, et non d'une préparation magistrale.*
*Réponse C : Le formulaire national est un recueil de formules standardisées, ce que les préparations magistrales ne sont pas.*

**32. Les entreprises pharmaceutiques :**

| | | |
|---|---|---|
| A | ■ | Ont besoin d'une autorisation d'ouverture / d'activité |
| B | | N'ont pas obligation d'avoir un pharmacien responsable |
| C | ■ | Comprennent les laboratoires importateurs |
| D | ■ | Comprennent les dépositaires |
| E | | Ne comprennent pas les grossistes-répartiteurs |

*Commentaires :*
*Réponse B : La présence du pharmacien responsable est obligatoire (article Article L. 5124-2 du Code de la Santé Publique)*
*Réponse E : L'activité pharmaceutique comprend notamment la distribution (Code de la Santé Publique - R. 5124 -2).*

**33. Les bonnes pratiques de fabrication (BPF) :**

| | | |
|---|---|---|
| A | | Sont rédigées sous l'égide du ministère de l'industrie. |
| B | ■ | Concernent la production industrielle des médicaments. |
| C | | Ne s'imposent pas à tous les laboratoires fabricants. |
| D | | Ne font pas l'objet du contrôle de leur application |
| E | ■ | Impliquent le respect de procédures écrites. |

*Commentaires :*
*Réponse A : les BPF sont rédigées sous l'égide du ministère de la santé*
*Réponse C : elles s'imposent à tous les laboratoires fabricants.*
*Réponse D : elles font l'objet du contrôle de leur application.*

**34. Le circuit du médicament basé sur la distribution globale des médicaments à l'hôpital:**

| | | |
|---|---|---|
| A | ■ | N'est pas réglementaire |
| B | | Sécurise totalement la délivrance des médicaments aux patients. |
| C | ■ | Nécessite d'approvisionner régulièrement l'armoire à pharmacie du service de soins. |
| D | ■ | Impose au personnel infirmier la préparation des doses de médicament. |
| E | | Repose sur la préparation des doses au nom des patients hospitalisés par la Pharmacie à Usage Intérieur (PUI). |

*Commentaires :*
*Réponse B : le circuit du médicament en Dispensation Individuelle Nominative est celui qui sécurise au mieux la délivrance du médicament aux patients*
*Réponse E : la Dispensation Individuelle Nominative des médicaments aux patients hospitalisés impose la préparation des doses par la Pharmacie à Usage Intérieur.*

**35. Les conditions d'octroi d'une autorisation de mise sur le marché (AMM) sont :**

| | | |
|---|---|---|
| A | | L'existence d'un brevet |
| B | | Le prix |
| C | ■ | La qualité |
| D | | Le taux de remboursement |
| E | ■ | La sécurité |

*Commentaires :*
*Réponse A : l'existence d'un brevet est sans rapport avec l'obtention de l'AMM. Par exemple, un médicament générique a une AMM alors que le brevet de son principe actif est tombé dans le domaine public. A l'inverse, un principe actif breveté peut ne jamais obtenir d'AMM.*
*Réponses B et D : le prix et le taux de remboursement sont fixés après l'obtention de l'AMM.*

**36. A propos de la définition juridique du médicament :**

| | | |
|---|---|---|
| A | | Tous les médicaments ont des propriétés curatives |
| B | ■ | La définition du médicament est commune à tous les États-membres de l'Union européenne |
| C | | Il faut qu'un produit réponde cumulativement aux deux parties de la définition juridique du médicament donnée par l'article L. 5111-1 du Code de la Santé publique pour qu'il soit considéré comme tel |
| D | | La définition juridique du médicament passe par les notions de présentation et de mission |
| E | ■ | Les produits diminuant l'accoutumance au tabac sont des médicaments |

*Commentaires :*
*Réponse A : certains n'ont que des propriétés préventives ; par exemple, les vaccins.*
*Réponse C : il suffit que le médicament réponde à une des deux parties de la définition (par présentation ou par fonction).*
*Réponse D : la définition repose sur les notions de présentation et de fonction.*

**37. Parmi les médicaments suivants, quels sont ceux qui peuvent répondre à la définition de la spécialité pharmaceutique ?**

| | | |
|---|---|---|
| A | | Une préparation magistrale |
| B | ■ | Un médicament immunologique |
| C | ■ | Un médicament générique |
| D | ■ | Un vaccin |
| E | ■ | Un médicament orphelin |

*Commentaires :*
*Réponse A : une spécialité pharmaceutique doit être préparée à l'avance contrairement à la préparation magistrale préparée extemporanément pour un malade donné.*

**38. Concernant les produits de santé, quelle(s) est (sont) la (les) proposition(s) exacte(s) ? :**

| | | |
|---|---|---|
| A. | | Les préparations magistrales ont une Autorisation de Mise sur le Marché (AMM) |
| B. | | Un médicament homéopathique 30 CH a subi une dilution au trentième du principe actif de départ |
| C. | ■ | Les dispositifs médicaux (DM) admis au remboursement par la Haute Autorité de Santé sont inscrits sur la liste des produits et prestations remboursables |
| D. | | Un stent cardiaque est un DM de classe IV |
| E. | | Seuls sont considérés comme des médicaments les principes actifs destinés au traitement d'une maladie |

*Commentaire des propositions fausses:*

*A. C'est une exception. Les préparations magistrales n'ont pas d'AMM*
*B. Il a été au centième à 30 reprises*
*D. Classe IIb*
*E. Les vaccins, les radiopharmaceutiques et la pilule contraceptive ne sont pas destinés au traitement de maladie mais ont un statut de médicament.*

**39. Concernant les médicaments, quelle(s) est (sont) la (les) proposition(s) exacte(s) ? :**

| | | |
|---|---|---|
| A. | | La dénomination commune est fixée selon des règles définies par l'Organisation Mondiale du Commerce |
| B. | | Le suffixe -dipine est commun à tous les médicaments de la famille des inhibiteurs des canaux calciques VOC de type L |
| C. | ■ | La solution de Dakin est une préparation officinale |
| D. | | Les préparations magistrales à visée cosmétique sont remboursables par la sécurité sociale |
| E. | ■ | Dans la classification ATC, la lettre C est l'initiale de Chimique |

*Commentaires réponses fausses :*

*A. Organisation Mondiale de la Santé*
*B. Suffixe commun aux dihydropyridines, une des familles bloquants ces canaux*
*D. Seules seront remboursées les préparations magistrales à visée thérapeutique*

**40. Concernant les médicaments génériques, quelle(s) est (sont) la (les) proposition(s) exacte(s) ? :**

| | | |
|---|---|---|
| A. | ■ | Les économies générées par les médicaments génériques depuis une quinzaine d'années, sont de l'ordre du montant du déficit 2013 de la sécurité sociale |
| B. | | Le taux de substitution est en constante progression |
| C. | ■ | Depuis 2008, la prescription en dénomination commune internationale est obligatoire pour les spécialités figurant dans un groupe générique |
| D. | ■ | Le droit de substitution du pharmacien est apparu en 1999 |
| E. | | Les médicaments génériques doivent présenter la même forme galénique que le médicament princeps |

*Commentaire des propositions fausses:*
*B. taux de substitution est en diminution*
*E. La même forme pharmaceutique, la forme galénique peut être différente*

**41. Citez la ou les propositions exactes**

| | | |
|---|---|---|
| A. | ■ | Le concept de « sécurité sanitaire » correspond à la protection de la population contre les risques liés au fonctionnement du système de santé |
| B. | | L'agence européenne du médicament (EMA) a été créée pour harmoniser les procédures de fabrication du médicament dans les différents pays d'Europe |
| C. | | La loi du 29 décembre 2011 relative au renforcement de la sécurité sanitaire du médicament et des produits de santé a été promulguée pour assurer la sécurité de l'alimentation |
| D. | | La procédure communautaire centralisée de demande d'autorisation de mise sur le marché (AMM) peut se faire au niveau de n'importe quel pays de l'union européenne |
| E. | | Les procédures communautaires d'autorisation de mise sur le marché existent depuis 1965 |

*Commentaire :*
*B : harmoniser l'AMM et la sécurité du médicament*
*C : renforcement de la sécurité du médicament*
*D : la procédure centralisée correspond à un dépôt de dossier unique au niveau de l'agence européenne du médicament (EMA)*
*E : les procédures communautaires ont été mises en place en 1995*

**42. Concernant l'autorisation de mise sur le marché d'un médicament, citez la ou les propositions exactes**

| | | |
|---|---|---|
| A. | | L'agence européenne du médicament (EMA) délivre l'AMM pour tous les médicaments disponibles dans au moins un pays de l'Union Européenne |
| B. | | Pour un médicament générique, le dossier d'AMM doit obligatoirement préciser en quoi le médicament générique est plus efficace et mieux toléré que le médicament princeps |
| C. | ■ | En cas d'une autorisation de mise sur le marché (AMM) obtenue dans le cadre d'une procédure décentralisée, un pays peut refuser le remboursement de ce médicament par son système d'assurance maladie |
| D. | | La procédure d'autorisation de mise sur le marché conditionnelle est utilisée pour les médicaments homéopathiques |
| E. | | Le règlement spécifique européen concernant les médicaments orphelins a permis de limiter les demandes d'autorisation de mise sur le marché de ces médicaments |

*Commentaire :*
*A l'EMA ne délivre pas d'AMM, et de plus n'examine que les procédures centralisées*
*B : pour un médicament générique le dossier est allégé*
*D : non c'est en général pour des médicaments particulièrement innovants*
*E : c'est le contraire, c'est pour favoriser les demandes d'AMM*

**43. Concernant le dossier de demande d'autorisation de mise sur le marché d'un nouveau médicament, citez la ou les propositions exactes**

| | | |
|---|---|---|
| A. | | Il doit contenir les résultats d'études pharmaco-économiques permettant de juger que le médicament est coût-efficace |
| B. | | Si le médicament a déjà obtenu une autorisation de mise sur le marché auprès d'une autre Agence de régulation internationale (USA, Canada, Japon, Australie, ...), la Commission Européenne peut donner directement une autorisation de mise sur le marché pour l'Union Européenne |
| C. | ■ | il peut être allégé pour un médicament générique |
| D. | ■ | il peut faire l'objet d'une procédure spécifique pour les médicaments orphelins |
| E. | | Les études de biodisponibilité sont nécessaires lorsqu'il s'agit d'une demande pour un médicament homéopathique |

*Commentaire :*
*A : non*
*B : non, même si c'est le dossier soumis contient les mêmes informations, car l'avis peut être différent*
*E : Les dossiers de demande d'AMM contiennent surtout des éléments sur la qualité pharmaceutique et l'utilisation traditionnelle du medicament*

**44. Gardasil® est un vaccin dirigé contre les infections à papillomavirus et est indiqué, à partir de l'âge de neuf ans, dans la prévention du cancer du col de l'utérus dû à certains types de papillomavirus humains oncogènes. Il est disponible en France depuis 2006, et son administration est recommandée avant le premier rapport sexuel. L'Amélioration du Service Médical Rendu (ASMR) de Gardasil® a été considérée comme de niveau III.**
**Citez la ou les réponses exactes**

| | | |
|---|---|---|
| A. | | Le laboratoire ayant développé ce vaccin a déposé une demande d'enregistrement auprès de l'ANSM pour pouvoir le commercialiser |
| B. | | Les vaccins sont des dispositifs médicaux |
| C. | | Ce type de produit n'est pas évalué chez le volontaire sain pour des raisons éthiques |
| D. | ■ | L'ASMR de niveau 3 signifie qu'il apporte une amélioration modeste du service médical rendu dans la prévention des lésions précancéreuses et cancéreuses du col de l'utérus |
| E. | | L'évaluation du remboursement de ce vaccin par la sécurité sociale en France répond à une réglementation européenne |

*Commentaire :*
*A: non c'est un médicament, dossier d'AMM complet*
*B : médicament*
*C : non au contraire*
*E : non*

**45. Aucun effet indésirable grave n'a été identifié pendant le développement du vaccin lors de son administration au cours des essais cliniques. Peu de sujets (0,2 %) sont sortis d'étude en raison d'effets indésirables. Cela signifie que (citez la ou les propositions exactes) :**

| | | |
|---|---|---|
| | | Le profil attendu des effets indésirables de ce vaccin dans la population générale est parfaitement connu au moment de l'AMM |
| | | C'est principalement par notification spontanée que les effets indésirables du vaccin ont été enregistrés au cours des essais |
| | ■ | Ces données sont insuffisantes pour écarter tout risque d'effet indésirable retardé |
| | | Ces données montrent que ce vaccin est sans risque pendant la grossesse |
| | ■ | Ces données sont insuffisantes (10 000 femmes exposées) pour exclure un effet indésirable rare |

*Commentaire :*
*A: non (5 trop)*
*B : non*
*D: non, incertitude pendant la grossesse (puisque exclusion des femmes ayant eu un rapport sexuel)*

**46. Un risque potentiel de maladies auto-immunes après vaccination a été évoqué avec ce vaccin. Ces pathologies sont très rares et apparaissent quelques mois après vaccination. Citez la ou les propositions exactes**

| | | |
|---|---|---|
| A. | ■ | La probabilité d'identifier ce type de complication au cours des essais cliniques du vaccin est faible |
| B. | | C'est la Haute Autorité de Santé qui est chargée en France de l'évaluation de la sécurité de ce vaccin |
| C. | ■ | Une patiente ayant développé un effet indésirable après administration de ce vaccin peut en faire la déclaration à un centre de pharmacovigilance ou à l'ANSM |
| D. | | L'incidence des maladies auto-immune étant de l'ordre de 1 cas/100 000 personnes, le schéma d'étude le plus approprié pour explorer une éventuelle relation entre vaccination et maladies auto-immunes est une étude de cohorte exposé-non exposé |
| E. | | Dans une étude pharmacoépidémiologique réalisée en France, on a observé que 12% des patientes atteintes d'une maladie auto-immune avaient été exposées au vaccin, ce qui montre que ce vaccin augmente le risque de ce type de maladie de 12% |

*Commentaire :*
*B : non, l'ANSM*
*D: non, étude cas-témoins*
*E : non, manque la comparaison avec les témoins et la proportion d'exposition au vaccine*

**47. La réalisation d'un essai clinique pour évaluer l'efficacité thérapeutique d'un médicament :**

| | | |
|---|---|---|
| A | | N'est pas indispensable si l'hypothèse biologique de l'utilité du médicament est suffisamment bien argumentée |
| B | ■ | Nécessite des pré-requis expérimentaux obtenus au cours d'études chez l'animal |
| C | ■ | Doit respecter les recommandations éthiques de la Déclaration d'Helsinki |
| D | ■ | Exige d'avoir obtenu l'avis favorable d'un comité de protection des personnes |
| E | ■ | Impose le respect des Bonnes Pratiques Cliniques |

*Commentaires :*
*Réponse A : les essais cliniques sont toujours indispensables pour évaluer l'efficacité thérapeutique et le rapport bénéfice risque d'un médicament ; il s'agit justement de soumettre l'hypothèse biologique à l'épreuve des faits.*

**48. Un essai clinique de première administration d'un médicament chez l'homme :**

| | | |
|---|---|---|
| A | ■ | S'inscrit dans la phase I de développement clinique |
| B | ■ | Peut être effectué chez des sujets non malades |
| C | ■ | Utilise les données de l'expérimentation pré-clinique |
| D | | Etudie la relation entre la dose et l'effet utile thérapeutique |
| E | ■ | A pour objectif d'évaluer la dose maximale tolérée |

*Commentaires :*
*Réponse D : l'étude de la relation entre la dose et l'effet utile thérapeutique est l'objet de la phase II du développement clinique*

**49. Concernant les médicaments orphelins, citez la ou les propositions exactes**

| | | |
|---|---|---|
| | | Il s'agit de médicaments pour la prise en charge d'une pathologie touchant au maximum 1 personne sur 1000 dans le monde |
| | ■ | Un médicament orphelin peut être destiné au traitement d'une maladie grave ou invalidante, pour laquelle il est peu probable qu'en l'absence de mesures d'incitation à la commercialisation, il génère des bénéfices suffisants pour justifier l'investissement nécessaire |
| | | Pour obtenir une autorisation de mise sur le marché (AMM), le laboratoire peut fournir un dossier contenant uniquement des données sur la qualité |
| | ■ | Ils doivent être examinés obligatoirement dans le cadre d'une procédure communautaire centralisée |
| | | Ils obtiennent une AMM qui doit être réexaminée tous les 3 ans |

*Commentaire des propositions fausses :*
*A : 5/ 10000 en Europe*
*C : non dossier complet*
*E : au bout de 5 ans, ou un an si il s'agit d'une AMM conditionnelle*

**50. Lors de la constitution du dossier de demande d'autorisation de mise sur le marché d'un nouveau médicament, il faut (citez la ou les propositions exactes)**

| | | |
|---|---|---|
| A. | | Avoir démontré la sécurité d'emploi de ce médicament chez la femme enceinte |
| B. | | S'assurer que, si le médicament appartient à une classe pharmacologique déjà connue, le dossier contienne les études toxicologiques faites avec les autres médicaments de la classe, qui sont suffisantes pour le constituer |
| C. | | Pour répondre au critère de sécurité, que le dossier comporte les résultats d'une ou plusieurs études observationnelles réalisées dans des populations particulièrement vulnérables (enfants, personnes âgées, femmes enceintes,...) |
| D. | ■ | Que le laboratoire souhaitant commercialiser ce médicament mette dans le module 1 les propositions de résumé des caractéristiques du produit et de la notice destinée au patient |
| E. | | Avoir démontré la supériorité de ce médicament par rapport aux autres stratégies thérapeutiques existantes dans la même indication |

*Commentaire des propositions fausses :*
*A : en général exclue des études cliniques*
*B : non, car il peut y avoir des différences selon les molécules même si elles ont une parenté chimique...*
*C : ces études seront peut être faites en phase 4, mais par définition elles ne peuvent pas avoir été faites pour un nouveau médicament*
*E : en général jamais fait*

**51. Quelles sont la ou les propositions exactes :**

| | | |
|---|---|---|
| A. | | Les Recommandations Temporaires d'Utilisation (RTU) ont pour but d'encadrer la prescription d'une spécialité pharmaceutique ne disposant pas encore d'une AMM en France |
| B. | | Les RTU sont émises par le CHMP (Committee for Medicinal Products for Human Use) de l'Agence Européenne du Médicament pour les médicaments disposant déjà d'une AMM auprès d'une autre Agence de régulation (aux USA, Canada, Japon,...) |
| C. | | Une RTU peut être accordée par l'Agence Européenne du Médicament dans l'attente des résultats des essais cliniques pour un médicament particulièrement innovant |
| D. | | Le dispositif des RTU a été mis en place pour favoriser le développement des médicaments orphelins |
| E. | ■ | Les Autorisations Temporaires d'Utilisation peuvent être attribuées de façon nominative ou par cohorte |

*Commentaire des propositions fausses :*
*A : non pour un médicament ayant déjà une AMM dans une autre indication*
*B : dispositif uniquement français*
*C : dispositif uniquement français*
*D : non dispositif européen d'incitation financière*

**52. Depuis l'introduction des contraceptifs oraux sur le marché dans les années 1960, le risque de thrombose veineuse est bien établi. Ce risque a fait l'objet de nombreuses publications dans la littérature et est suivi par les autorités de santé. Le rapport bénéfice-risque de ces contraceptifs oraux a été revu au niveau européen en 2013, et des modifications des autorisations de mise sur le marché des produits concernés ont été faites. Citez la ou les propositions exactes :**

| | | |
|---|---|---|
| A. | | Certains contraceptifs oraux n'étant pas remboursés par l'assurance maladie, ils ne sont pas soumis à l'obligation de pharmacovigilance |
| B. | ■ | Ces modifications peuvent conduire à une restriction d'indication de certains produits |
| C. | ■ | Le résumé des caractéristiques du produit sera modifié en conséquence des modifications d'AMM |
| D. | | La vérification du risque thromboembolique et la comparaison des différents contraceptifs oraux entre eux ne peuvent reposer que sur la réalisation d'un essai clinique de phase III |
| E. | | La pharmacovigilance ne s'exerce que sur les nouveaux médicaments commercialisés, les contraceptifs oraux les plus anciens ne font plus l'objet de surveillance depuis plusieurs années |

*Commentaire des propositions fausses :*
*A : non, tous les médicaments*
*D : non pas très adapté car biais de sélection*
*E : non, tout au long de la vie du médicament*

**53. Une étude faite sur la base Française d'assurance maladie a analysé la survenue de 3 évènements graves : embolie pulmonaire, accident vasculaire cérébral et infarctus du myocarde, chez l'ensemble des femmes de 15 à 49 ans résidant en France et ayant eu au moins un contraceptif oral remboursé par l'assurance maladie entre le 1er juillet 2010 et le 31 décembre 2011. Ces évènements étaient identifiés par une hospitalisation pour un de ces motifs après la prescription des contraceptifs oraux. Citez la ou les réponses exactes**

| | | |
|---|---|---|
| A. | ■ | L'avantage principal de ce type d'étude est de disposer d'une bonne mesure de l'exposition médicamenteuse |
| B. | ■ | Cette méthode permet de mesurer l'incidence de ces évènements thromboemboliques majeurs dans cette population |
| C. | | Dans une analyse du risque thromboembolique lié aux contraceptifs oraux, l'âge n'est pas un facteur de confusion car les femmes les plus âgées (45-49 ans) présentaient dans cette étude un risque 4 fois supérieur à celui des femmes les plus jeunes (15 à 19 ans) |
| D. | | Ce type d'étude est plus biaisé que l'analyse d'une série de notifications spontanées d'évènements thromboemboliques rapportés en pharmacovigilance |
| E. | ■ | Il s'agit d'une étude de cohorte reconstituée à partir d'une base médico-administrative |

*Commentaire des propositions fausses :*
*C : c'est un facteur de confusion important*
*D : séries de cas plus biaisées, car pas de notion du dénominateur*

**54. Une étude publiée en 2011 a comparé le risque d'évènement thromboembolique veineux chez 1,2 millions de femmes danoises suivies pendant 8 ans, selon leur exposition ou non à une contraception orale. Chez les femmes ne prenant aucune contraception, le risque d'événement thromboembolique veineux était de 3 cas pour 10 000 femmes et par an. Chez les femmes ayant reçu un contraceptif oral particulier, le risque relatif calculé était égal à 4. Citez la ou les propositions exactes**

| | | |
|---|---|---|
| A. | | Le schéma de cette étude est celui d'une étude cas-témoins |
| B. | | On ne peut pas estimer l'incidence d'évènement thromboembolique veineux dans cette population de femmes |
| C. | ■ | Le risque d'évènement thromboembolique veineux est multiplié par 4 lors de la prise de ce contraceptif oral |
| D. | | Le risque d'évènement thromboembolique veineux est de 4/1000 lors de la prise de ce contraceptif oral |
| E. | ■ | L'incidence annuelle d'évènement thromboembolique veineux sous contraceptif oral est de l'ordre de 12 pour 10 000 femmes |

*Commentaire des propositions fausses :*
*A ; B: non, cohorte*
*D: non, 12/1000*

**55. Concernant les marques des médicaments, quelle(s) est (sont) la (les) proposition(s) exacte(s) ? :**

| | | |
|---|---|---|
| A. | ■ | Le nom de marque d'un médicament demandant une AMM communautaire est défini en respectant le principe de la marque unique |
| B. | | La durée de validité d'une marque est limitée à 20 ans |
| C. | | L'INPI est Institut National de la Protection Industrielle |
| D. | | Les préparations magistrales ont un nom de marque |
| E. | | La sécurité sociale ne rembourse que les médicaments prescrits sous leur nom de marque |

*Commentaires réponses fausses :*
*B. la marque sera protégée aussi longtemps que le propriétaire fera le nécessaire pour la maintenir*
*C. Institut National de la Protection Intellectuelle*
*D. Seules les spécialités pharmaceutiques ont un nom de marque*
*E. au contraire, elle est favorable à la prescription en DCI*

**56. Indiquez les réponses exactes :**

| | | |
|---|---|---|
| A | | La forme pharmaceutique d'un médicament contient l'excipient qui est le principe actif |
| B | ■ | Une forme pharmaceutique qui contient un excipient à « effet notoire » nécessite des précautions d'emploi |
| C | ■ | Une spécialité pharmaceutique peut se présenter sous différentes formes pharmaceutiques |
| D | ■ | la forme pharmaceutique d'un médicament est spécialement conçue pour la voie d'administration à laquelle le médicament est destiné |
| E | | Un médicament générique ne peut contenir un excipient à « effet notoire » |

*Commentaires :*
*Réponse A : non, car l'excipient n'est pas le principe actif.*
*Réponse E : mais si, un générique peut contenir un excipient à effet notoire, même si le médicament princeps n'en a pas ; c'est un des problèmes (mineur) des génériques.*

**57. Parmi les propositions suivantes concernant la définition du médicament selon le code de la santé publique, lesquelles sont vraies**

| | | |
|---|---|---|
| A | | Ce sont des substances ou compositions ne possédant pas de propriétés préventives |
| B | | Seules les substances destinées à être administrées chez l'homme sont concernées |
| C | ■ | Certaines substances peuvent servir à établir un diagnostic médical |
| D | | Les substances synthétiques ne sont pas concernées |
| E | ■ | Certaines substances peuvent exercer une action immunologique |

*Commentaires :*
*Réponse A : les médicaments sont définis par leurs propriétés curatives...ou préventives (+ leur utilisation à visée diagnostique ou de modification d'une fonction physiologique)*
*Réponse B : les médicaments peuvent être administrés non seulement à l'homme mais également aux animaux (médicaments vétérinaires)*
*Réponse D : la majorité des médicaments actuellement utilisés sont d'origine synthétique*

**58. Les dispositifs médicaux**

| | | |
|---|---|---|
| A | | Doivent disposer d'une AMM pour être utilisés chez l'homme |
| B | | Concernent tout dispositif dont l'action principale est pharmacologique |
| C | ■ | Peuvent concerner les réactifs de laboratoires qui permettent le diagnostic in vitro de maladies humaines |
| D | ■ | Sont actuellement classées selon le danger potentiel de leur utilisation chez l'homme |
| E | | Font l'objet d'une pharmacovigilance |

*Commentaires :*
*Réponse A : la possibilité de leur utilisation chez l'homme ne nécessite que l'obtention d'un marquage CE confirmant que les caractéristiques techniques du dispositif sont conformes à des exigences essentielles*
*Réponse B : leur action principale ne doit être ni pharmacologique, ni immunologique*
*Réponse E : font l'objet d'un système de vigilance spécifique, la matériovigilance*

**59.** Le **médicament générique est**

| | | |
|---|---|---|
| A | ■ | défini comme ayant la même composition qualitative et quantitative en principe actif, la même forme pharmaceutique, et dont la bioéquivalence avec la spécialité de référence est démontrée par des études de biodisponibilité appropriées |
| B | | délivré comme un médicament à prescription médicale facultative |
| C | | délivré par les pharmaciens dans le cadre de la substitution autorisée depuis 1979 |
| D | | dépourvu d'effets indésirables |
| E | | moins actif que le princeps |

*Commentaires :*
*Réponse B : Les règles de prescription sont identiques à celles de la spécialité de référence.*
*Réponse C : Le droit de substitution a été accordé aux pharmaciens en 1999 par la loi de financement de la Sécurité Sociale.*
*Réponse D : Le médicament générique, comme tout médicament, expose à un risque d'effets indésirables.*
*Réponse E : Les autorités tolèrent une différence maximale de 20% de la quantité et de la vitesse de passage du principe actif dans le sang.*

# 3 - Les structures de régulation du médicament

**1. Parmi les propositions suivantes relatives aux structures de régulation du médicament, quelle est (quelles sont) celle (celles) qui est (sont) exacte(s) ?**

| | | |
|---|---|---|
| A | | L'EMA (European Medicines Agency) est un organisme basé à Strasbourg |
| B | | L'Agence Nationale de Sécurité du Médicament (ANSM) a été créée en 1991 |
| C | ■ | L'ANSM est composée de 8 directions relatives à différentes catégories de produits de Santé |
| D | ■ | Le comité technique de Pharmacovigilance de l'ANSM se réunit une fois par mois |
| E | ■ | Le prix des médicaments est discuté au niveau du Comité Economique des Produits de Santé (CEPS) |

*Commentaires :*
*Réponse B : créée en 2011 en remplacement de l'AFSSAPS*

**2. L'agence nationale de la sécurité du médicament et des produits de santé (ANSM) :**

| | | |
|---|---|---|
| A | ■ | évalue l'efficacité des médicaments |
| B | ■ | missionne des inspecteurs sur les sites de production du médicament |
| C | | n'a aucun pouvoir de sanction auprès des professionnels du médicament |
| D | ■ | assure la surveillance des effets indésirables induits par les médicaments |
| E | ■ | organise des campagnes d'information sur le bon usage du médicament |

*Commentaires :*
*Réponse C : elle a un pouvoir de sanction administrative des personnes physiques ou morales produisant ou commercialisant des médicaments*
*Réponse D (vraie) : la commission nationale de pharmacovigilance fait partie de l'ANSM. Elle évalue les déclarations d'effets indésirables et décide des mesures qui doivent être prises en conséquence.*

**3. Parmi les missions de la haute autorité de Santé (HAS), on trouve :**

| | | |
|---|---|---|
| A | ■ | l'évaluation scientifique de l'intérêt médical des médicaments, dispositifs médicaux et actes professionnels |
| B | | la restriction de l'AMM d'un médicament |
| C | | la fixation du prix d'un médicament |
| D | ■ | la promotion des bonnes pratiques et du bon usage des soins |
| E | ■ | l'amélioration de la qualité des soins dans les établissements de santé et en médecine de ville |

*Commentaires :*
*Réponse B : C'est l'ANSM qui peut restreindre l'AMM d'un médicament*
*Réponse C : C'est le CEPS (comité économique des produits de santé) qui fixe le prix.*

**4. Parmi les structures suivantes lesquelles délivrent pour la France l'autorisation de mise sur le marché des médicaments ?**

| | | |
|---|---|---|
| A | | La Haute Autorité de Santé (HAS). |
| B | | Le Comité Economique des Produits de Santé (CEPS). |
| C | | La Caisse d'Assurance Maladie (CAM). |
| D | ■ | L'Agence Européenne des médicaments (European Medicines Agency, EMA). |
| E | ■ | L'Agence Nationale de Sécurité du Médicament et des produits de santé (ANSM). |

*Commentaires :*
*Réponse A : l'HAS donne un avis sur le remboursement*
*Réponse B: Le CEPS fixe le prix public du médicament*
*Réponse C : La CAM assure le remboursement aux assurée*

**5. Parmi les critères suivants, lesquels sont pris en compte pour évaluer le service médical rendu d'un médicament?**

| | | |
|---|---|---|
| A | ■ | Le rapport bénéfice/risque. |
| B | | La galénique du médicament. |
| C | | La durée du traitement. |
| D | ■ | L'intérêt de santé publique. |
| E | | Le prix prévisible. |

**6. Pour lesquels de ces médicaments existe-t-il des procédures spécifiques d'obtention d'autorisation de mise sur le marché (AMM) ?**

| | | |
|---|---|---|
| A | ■ | Les médicaments orphelins. |
| B | | Les médicaments en gériatrie. |
| C | ■ | Les médicaments en pédiatrie. |
| D | | Les médicaments destinés à la femme enceinte. |
| E | | Les médicaments chez l'insuffisant rénal. |

**7. L'autorisation de mise sur le marché**

| | | |
|---|---|---|
| A | ■ | Etudie la qualité de fabrication du médicament |
| B | ■ | Etudie son efficacité |
| C | ■ | Etudie sa sécurité |
| D | | Précise sa place dans la stratégie thérapeutique |
| E | ■ | Lève l'interdiction de commercialisation de celui-ci |

*Commentaires :*
*Réponse D : La Haute Autorité de Santé est en charge de l'évaluation de la place des médicaments dans la stratégie thérapeutique.*

**8. Le médicament générique**

| | | |
|---|---|---|
| A | ■ | Est bioéquivalent à un produit princeps |
| B | ■ | Contient toujours le même principe actif que le produit princeps |
| C | | Contient toujours les mêmes excipients que le produit princeps |
| D | | Est un équivalent thérapeutique du produit princeps |
| E | ■ | Peut avoir des effets notoires différents de ceux du princeps |

*Commentaires :*
*Réponse C : Les excipients peuvent être différents entre princeps et générique*
*Réponse D : Un équivalent thérapeutique peut différer du générique par sa forme pharmaceutique, la notion d'équivalent thérapeutique est donc plus large que celle de générique*

**9. Un médicament générique utilisé par voie orale**

| | | |
|---|---|---|
| A | | Peut prendre n'importe quel nom |
| B | ■ | Sa dénomination peut être une DCI suivie du nom du laboratoire |
| C | ■ | Sa dénomination peut être un nom fantaisie suivie de Gé |
| D | ■ | Peut avoir une forme pharmaceutique différente du princeps |
| E | ■ | Peut avoir une couleur différente du princeps |

*Commentaires :*
*Réponse A : Le générique doit prendre comme nom la dénomination commune internationale du médicament.*

**10. La Commission d'évaluation initiale du rapport bénéfice/risque des produits de santé**

| | | |
|---|---|---|
| A | | est une commission qui dépend de la Haute Autorité de Santé |
| B | ■ | évalue la sécurité d'emploi, l'efficacité et la qualité des médicaments |
| C | ■ | donne un avis favorable motivé par l'évaluation du rapport bénéfice / risque |
| D | | prend la décision d'autorisation de mise sur le marché |
| E | | évalue l'amélioration du service médical rendu |
| F | | toutes les propositions précédentes sont inexactes |

*Commentaires :*
*Réponse A : De l'ANSM*
*Réponse D : L'ANSM prend la décision, la commission effectue une évaluation complémentaire externe de la procédure menée en interne par l'agence*
*Réponse E : La HAS évalue l'amélioration du service médical rendu*

**11. Le service médical rendu évalué par la Commission de Transparence prend en compte**

| | | |
|---|---|---|
| A | ■ | la gravité de la maladie |
| B | ■ | le rapport efficacité / sécurité du médicament |
| C | | le rapport bénéfice / risque du médicament |
| D | ■ | les autres thérapies disponibles |
| E | ■ | l'intérêt pour la santé publique |
| F | | toutes les propositions précédentes sont inexactes |

*Commentaires :*
*Réponse C : Le rapport efficacité / sécurité du médicament est étudié, pas le rapport bénéfice / risque*

**12. Concernant le remboursement d'un médicament en France**

| | | |
|---|---|---|
| A | | il est décidé par le Collège de la Haute Autorité de Santé |
| B | ■ | il est décidé par le Ministre de la Santé |
| C | ■ | son taux dépend du niveau de service médical rendu |
| D | ■ | un médicament est remboursable s'il apporte un progrès thérapeutique |
| E | ■ | un médicament est remboursable s'il induit une économie dans le coût du traitement |
| F | | toutes les propositions précédentes sont inexactes |

*Commentaires :*
*Réponse A : Le Collège de la HAS est responsable des orientations stratégiques, de la programmation et de la mise en œuvre des missions assignées à la Haute Autorité de santé par le législateur. Il ne décide pas du remboursement des médicaments.*

**13. L'autorisation de mise sur le marché (AMM) :**

| | | |
|---|---|---|
| A | ■ | Est délivrée par l'agence européenne du médicament (EMA) ou l'agence française (ANSM). |
| B | ■ | Est délivrée si le médicament répond aux exigences de qualité, sécurité, efficacité |
| C | | Ne peut être retirée ou suspendue. |
| D | ■ | Est publiée dans le Journal Officiel. |
| E | ■ | L'AMM initiale est valable pour 5 ans. |

*Commentaires :*
*Réponse C : l'AMM peut être suspendue ou retirée à tout moment s'il apparait que la spécialité pharmaceutique est nocive dans les conditions normales d'emploi, si l'effet thérapeutique fait défaut, si la spécialité n'a pas la composition qualitative et quantitative déclarée, si les renseignements fournis sont erronés, si les conditions prévues lors de la demande de mise sur le marché ne sont pas ou plus remplies, si l'étiquetage ou la notice du médicament ne sont pas conformes aux prescriptions générales ou spécifiques prévues.*



**14. La commission de la transparence :**

| | | |
|---|---|---|
| A | | Est une des commissions de l'agence nationale de sécurité du médicament et des produits de santé (ANSM). |
| B | | Donne un avis sur l'autorisation de mise sur le marché (AMM) du médicament. |
| C | ■ | Comprend des médecins, pharmaciens, méthodologistes et épidémiologistes. |
| D | ■ | Attribue le service médical rendu (SMR). |
| E | ■ | Attribue l'amélioration du service médical rendu (ASMR). |

*Commentaires :*
*Réponse A : la commission de transparence est une des commissions de la Haute Autorité de Santé.*
*Réponse B : la commission de transparence donne un avis sur le service médical rendu, sur l'amélioration du service médical rendu, la place du médicament dans la stratégie thérapeutique, la population cible et l'intérêt pour la santé publique.*

**15. Le Service Médical Rendu (SMR).**

| | | |
|---|---|---|
| A | ■ | A 4 niveaux : important, modéré, faible, insuffisant. |
| B | | Ne peut être réévalué. |
| C | ■ | Un niveau important implique un remboursement à 65%. |
| D | ■ | Un niveau modéré implique un remboursement à 35%. |
| E | | Un niveau insuffisant remet en cause l'AMM. |

*Commentaires :*
*Réponse B : le niveau de SMR est ré-évaluable tous les 5 ans.*
*Réponse E : le SMR insuffisant ne remet pas en cause l'AMM mais signifie qu'une prise en charge par la collectivité n'est pas justifiée.*

**16. L'Amélioration du Service Médical Rendu (ASMR).**

| | | |
|---|---|---|
| A | ■ | Prend en compte l'efficacité et la tolérance du médicament par rapport aux médicaments jugés comparables. |
| B | ■ | Est une appréciation scientifique à un moment donné. |
| C | ■ | Comprend 5 niveaux. |
| D | | Le niveau I signifie l'absence d'amélioration. |
| E | | Le niveau V signifie un progrès thérapeutique majeur. |

*Commentaires :*
*Réponses D et E : Le niveau I caractérise un progrès thérapeutique majeur et le niveau V une absence d'amélioration*

**17. A propos des structures de régulation du médicament :**

| | | |
|---|---|---|
| A | | La Haute Autorité de Santé (HAS) délivre les autorisations de mise sur le marché |
| B | ■ | L'Agence nationale de sécurité du médicament et des produits de santé (ANSM) a en charge les dispositifs médicaux |
| C | | L'Agence nationale de sécurité du médicament et des produits de santé (ANSM) a en charge les médicaments vétérinaires |
| D | | La commission de la transparence est une commission spécialisée du ministère chargé de la santé |
| E | | Le Comité économique des produits de santé (CEPS) donne les autorisations d'essais cliniques |

*Commentaires :*

*Réponse A : pour la France, l'AMM est octroyée par l'ANSM et, pour l'Europe, par l'European Medicines Agency (EMA).*

*Réponse C : c'est l'agence nationale de sécurité sanitaire de l'alimentation, de l'environnement et du travail (ANSES) qui a en charge les médicaments vétérinaires.*

*Réponse D : elle dépend de la HAS.*

*Réponse E : c'est l'ANSM qui autorise les essais cliniques.*

**18. Concernant l'agence européenne du médicament (EMA) (citez la ou les propositions exactes)**

| | | |
|---|---|---|
| A. | ■ | Elle est en charge de l'évaluation du rapport bénéfice-risque des médicaments à usage humain destinés au marché européen |
| B. | | Elle travaille sous tutelle des Ministres de la Santé des états membres de l'union européenne |
| C. | | Son avis sur l'autorisation de mise sur le marché n'est obligatoire que pour les médicaments issus des biotechnologies |
| D. | | Elle abrite le CHMP (Committee for Medicinal Products for Human Use) qui donne un avis sur le niveau de prise en charge des médicaments dans les systèmes de sécurité sociale de l'ensemble des états européens |
| E. | | Son financement est assuré principalement par une subvention de la Commission Européenne |

*Commentaire :*

*B : sous la tutelle de la Commission européenne*

*C : mais aussi médicaments du cancer, sida, diabète…*

*D : le CHMP évalue le dossier de demande d'autorisation de mise sur le marché*

*E : principalement par le paiement de la redevance des industriels du médicament*

**19. Parmi les commissions ou comités suivants, citez celui (ceux) siégeant à l'agence nationale de sécurité du médicament et des produits de santé**

| | | |
|---|---|---|
| A. | ■ | La commission des stupéfiants et psychotropes |
| B. | | La commission de la transparence |
| C. | | Le comité économique des produits de santé |
| D. | ■ | La commission de suivi du rapport bénéfice/risque des produits de santé |
| E. | | La commission nationale d'évaluation des dispositifs médicaux et des technologies de santé (CNEDIMTS ) |

*Commentaire :*

*B, E: Haute Autorité de Santé*

*C : Ministère de la santé*

**20. Concernant l'amélioration du service médical rendu, quelle(s) est (sont) la (les) proposition(s) exacte(s) ?**

| | | |
|---|---|---|
| A | | Elle est évaluée par l'agence nationale de sécurité des médicaments |
| B | ■ | Elle est appréciée par rapport aux médicaments jugés comparables et déjà disponibles |
| C | ■ | Elle est classée en plusieurs niveaux selon le progrès thérapeutique |
| D | | Elle est appréciée par rapport au coût de fabrication |
| E | ■ | Elle est utilisée pour négocier le prix |

*Commentaires :*

*Réponse A : par la Commission de la Transparence après demande auprès de la HAS (Haute Autorité de Santé)*

*Réponse E : L'ASMR est effectivement utilisée pour négocier le prix de vente. Et le SMR (Service Médical Rendu) pour fixer le taux de remboursement.*

**21. Un laboratoire dépose une demande d'autorisation de mise sur le marché (AMM) d'un médicament injectable dont la prescription sera d'une semaine. Il doit présenter des études de toxicologie à doses répétées d'au moins :**

| | | |
|---|---|---|
| A | | Trois mois chez le rongeur et le non-rongeur ; |
| B | | Un mois chez le non-rongeur et trois mois chez le rongeur ; |
| C | | Deux semaines chez le rongeur et le non-rongeur ; |
| D | | Deux semaines chez le rongeur et un mois chez le non-rongeur. |
| E | ■ | Les propositions A, B, C et D sont fausses. |

**22. Concernant les procédures d'autorisation de mise sur le marché (AMM), citez la ou les propositions exactes**

| | | |
|---|---|---|
| A. | | En cas de procédure communautaire centralisée, le dépôt du dossier d'AMM peut se faire au niveau de n'importe quel pays de l'union européenne |
| B. | | En cas d'AMM obtenue dans le cadre d'une procédure centralisée, un pays peut refuser l'AMM de ce médicament sur son territoire |
| C. | | La procédure communautaire centralisée est exceptionnelle et réservée aux médicaments innovants |
| D. | ■ | La procédure communautaire par reconnaissance mutuelle est utilisée pour harmoniser les AMM de médicaments déjà présents sur le marché de quelques pays européens |
| E. | | Lors d'une procédure centralisée, c'est le conseil des Ministres de la Santé Européen qui décide finalement de la délivrance de l'autorisation de mise sur le marché |

*Commentaire des propositions fausses :*

*A : non au niveau de l'EMA*

*B : Non, l'AMM s'impose à tous les pays de l'UE*

*C : elle a vocation à être universelle et est de plus en plus utilisée (pour la plupart des médicaments dans les grandes pathologies chroniques : diabète, cancers, maladies dégénératives...)*

*E : non, c'est la commission européenne (indépendante des états)*

**23. L'Autorisation de Mise sur le Marché (AMM) peut être délivrée par :**

| | | |
|---|---|---|
| A | ■ | L'Agence Nationale de Sécurité des Médicaments et des produits de santé (ANSM) |
| B | ■ | La Commission Européenne sur avis de l'European Medicine Agency (EMA) |
| C | | La Haute Autorité de Santé (HAS) |
| D | | La Sécurité Sociale |
| E | | Le Comité Économique des Produits de Santé |

*Commentaires :*

*Réponse C : la HAS détermine le service médical rendu et son amélioration mais n'a aucun pouvoir sur l'AMM.*

*Réponse D : la Sécurité Sociale n'intervient qu'après mise sur le marché des médicaments.*

*Réponse E : Le CEPS n'est responsable que de la fixation du prix des médicaments.*

**24. En France, la Haute Autorité de Santé (HAS) :**

| | | |
|---|---|---|
| A | | Confirme l'Autorisation de Mise sur le Marché (AMM) des médicaments |
| B | | Fixe le prix des médicaments |
| C | | Peut s'opposer aux décisions de mise sur le marché de l'European Medicine Agency (EMA) qui impliquent tous les pays Européens |
| D | ■ | Détermine le taux de remboursement des médicaments |
| E | | Participe aux décisions Européennes de mise sur le marché des médicaments |

*Commentaires :*

*Réponse A : la HAS n'a aucun pouvoir sur l'AMM.*

*Réponse B : c'est le Comité Économique des Produits de Santé qui fixe le prix.*

*Réponse C : les décisions Européenne prévalent et l'HAS n'a pas ce pouvoir.*

*Réponse E : la HAS est une instance Française qui n'a pas de ramifications à l'EMA.*

**25. Concernant l'Autorisation de Mise sur le Marché :**

| | | |
|---|---|---|
| A | | une procédure nationale est suffisante pour les molécules issues de biotechnologies |
| B | | elle est valable 10 ans puis est réévaluée |
| C | ■ | une demande d'autorisation acceptée par l'agence européenne est valable dans tous les pays membres |
| D | ■ | elle est remplacée par un marquage CE pour les dispositifs médicaux |
| E | | aucune des propositions précédentes n'est exacte |

*A : Les médicaments issus des biotechnologies sont soumis à la procédure européenne centralisée de demande d'AMM*

*B : L'AMM est valable pour 5 ans. Après renouvellement sur la base d'un dossier consolidé avec les données scientifiques obtenues dans l'intervalle, l'AMM est par la suite délivrée de façon définitive.*

**26. Une recommandation de la Haute Autorité de Santé (HAS) de grade A (ou de niveau 1), en matière d'usage des médicaments, est fondée sur :**

| | | |
|---|---|---|
| A | | des études cas-témoins |
| B | ■ | des essais comparatifs randomisés de forte puissance et sans biais majeur |
| C | | des essais comparatifs randomisés de faible puissance |
| D | ■ | une ou plusieurs méta-analyse(s) d'essais contrôlés randomisés |
| E | | aucune des propositions précédentes n'est exacte |

*A : Les études cas témoin ont un faible niveau de preuve (niveau 3) et donnent lieu à des recommandations de grade C (faible niveau de preuve scientifique).*

*B : Les essais comparatifs randomisés de faible puissance ont un niveau de preuve 2, et donnent lieu à des recommandations de grade B (présomption scientifique)*

**27. Parmi les produits suivants, lequel (lesquels) est (sont) réglementés par l'ANSM :**

| | | |
|---|---|---|
| A | ■ | les produits cosmétiques |
| B | | les compléments alimentaires |
| C | ■ | les produits sanguins |
| D | ■ | les produits de tatouage |
| E | | aucune des propositions précédentes n'est exacte |



**28. Parmi les propositions suivantes, laquelle (lesquelles) est (sont) exacte(s) :**

| | | |
|---|---|---|
| A | ■ | le prix des médicaments non remboursables est déterminé librement par le pharmacien d'officine |
| B | ■ | la Haute Autorité de Santé est chargée, entre autres, de veiller à la qualité de l'information médicale diffusée |
| C | ■ | l'Union Nationale des Caisses d'Assurance Maladie intervient dans la fixation du taux de remboursement des médicaments |
| D | | la Haute Autorité de Santé est chargée de l'autorisation de mise sur le marché |
| E | | aucune des propositions précédentes n'est exacte |

*D : L'AMM est délivrée par les autorités compétentes européennes (commission européenne, après avis de l'EMA) ou nationales (ANSM)*

**29. Parmi ces actions, laquelle (lesquelles) est (sont) effectuée(s) par l'Agence Nationale de Sécurité du Médicament et des Produits de Santé :**

| | | |
|---|---|---|
| A | | la promotion des pratiques et du bon usage des soins |
| B | | la fixation du prix des médicaments |
| C | ■ | l'interdiction des dispositifs médicaux |
| D | ■ | la libération de lots de vaccins |
| E | | aucune des propositions précédentes n'est exacte |

*A : C'est une mission de la HAS*

*B : C'est la mission du Comité Economique des Produits de Santé (CEPS)*

**30. La Commission de Transparence**

| | | |
|---|---|---|
| A | | Est une commission dépendant de l'Agence Nationale de Sécurité du Médicament |
| B | ■ | Est une commission de la Haute Autorité de Santé |
| C | ■ | Evalue le Service Médical Rendu (SMR) du médicament |
| D | ■ | Diffuse des informations sur la place du médicament dans la stratégie thérapeutique |
| E | | Délivre les autorisations de mise sur le marché des nouveaux médicaments |

*Commentaires :*

*Réponse A : elle dépend de la Haute Autorité de Santé (HAS)*

*Réponse E : les autorisations de mise sur le marché sont délivrées par l'ANSM et l'EMA (agences nationale et européenne chargées de l'évaluation des dossiers d'AMM)*

**31. L'Agence Nationale de Sécurité du Médicament et des produits de Santé (ANSM) a sous sa responsabilité**

| | | |
|---|---|---|
| A | ■ | Le contrôle de la publicité destinée au grand public |
| B | ■ | Le contrôle de la publicité destinée aux professionnels de santé |
| C | ■ | La délivrance d'Autorisation Temporaire d'Utilisation de médicaments (ATU) |
| D | | La détermination du prix de vente des médicaments de prescription |
| E | | L'évaluation du niveau d'Amélioration du Service Médical Rendu (ASMR) des médicaments |

*Commentaires :*

*Réponse D : c'est le Comité Economique des Produits de Santé (CEPS) qui est chargé de fixer le prix du médicament*

*Réponse E : c'est la Haute Autorité de Santé qui est chargé de définir l'ASMR des médicaments (au niveau de sa commission de Transparence)*

**32. En Europe, la procédure centralisée d'autorisation de mise sur le marché (AMM) est obligatoire pour**

| | | |
|---|---|---|
| A | | les produits constitués par une nouvelle substance active |
| B | | les produits synthétiques |
| C | ■ | les produits issus des biotechnologies |
| D | | les produits ayant déjà une AMM dans au moins un pays européen |
| E | ■ | les médicaments orphelins |

*Commentaires :*

*Réponses A et B : La procédure centralisée est optionnelle.*

*Réponse D : Le médicament ne doit pas déjà être enregistré dans un des pays de l'Union.*

**33. Quelle est l'autorité compétente pour délivrer une AMM selon la procédure** centralisée ?

| | | |
|---|---|---|
| A | | l'EMA |
| B | | l'ANSM |
| C | ■ | la Commission européenne |
| D | | la HAS |
| E | | le Ministère des Affaires sociales et de la santé |

*Commentaires :*

*Réponse A : Le dossier de demande d'AMM est déposé à l'EMA mais c'est la commission européenne qui prend la décision d'autoriser ou non la commercialisation après avis du CHMP.*

*Réponse B : L''ANSM, après avis de la commission d'AMM, peut délivrer une AMM selon la procédure nationale.*

*Réponse D : Une fois l'AMM obtenue, l'HAS donne un avis sur le SMR et l'ASMR.*

*Réponse E : L'ANSM est placé sous la tutelle du ministère chargé de la santé.*

**34. Parmi les textes communautaires européens sont considérés comme obligatoires :**

| | | |
|---|---|---|
| A | ■ | un règlement |
| B | | une circulaire |
| C | ■ | une directive |
| D | | une recommandation |
| E | | une opinion |

# 4 - Aspects sociétaux et économiques du médicament



**1. Parmi les propositions suivantes relatives aux aspects sociétaux et économiques du médicament, quelle est (quelles sont) celle(s) qui est (sont) exacte(s) ?**

| | | |
|---|---|---|
| A | ■ | Les facteurs économiques d'un pays peuvent influencer l'usage des médicaments |
| B | ■ | La Pharmaco-économie permet de réaliser des études coût/efficacité |
| C | ■ | Dans notre société, les médicaments font l'objet de contrefaçons |
| D | ■ | La médicalisation conduit à la banalisation des médicaments dans notre société |
| E | | Les médicaments ne présentent pas de risque pour la conduite automobile |

**2. Concernant le remboursement des médicaments :**

| | | |
|---|---|---|
| A | ■ | pour les médicaments pris en charge par les organismes sociaux, il n'y a pas de liberté des prix |
| B | ■ | le prix est négocié entre l'industriel et le comité économique des produits de santé (CEPS) |
| C | | l'industriel est obligé de commercialiser son médicament dans un pays où il a obtenu l'AMM |
| D | | une fois fixés, le prix et le niveau de remboursement d'un médicament ne changent pas tant que le médicament reste autorisé |
| E | ■ | le taux de remboursement est décidé en fonction des avis de la commission de la transparence |

*Commentaires :*
*Réponse C : Selon la procédure d'enregistrement centralisée, l'autorisation est octroyée par la commission européenne (CHMP = committee for human medical products), et valable pour tous les pays membres de l'union européenne.*
*Réponse D : le prix et le niveau de remboursement peuvent être réévalués à tout moment.*

**3. A propos du montant de la consommation des médicaments en France en 2012, indiquer lesquelles de ces propositions sont justes ?**

| | | |
|---|---|---|
| A | ■ | Il dépasse 30 milliards d'euros par an. |
| B | | Il avoisine 34,4 millions d'euros par an. |
| C | ■ | Il correspond à 550 euros/habitant. |
| D | | Il est en hausse de 5% par rapport à 2011. |
| E | ■ | Il est en baisse de plus de 2% par rapport à 2011. |

**4. Concernant les dépenses de santé, lesquelles de ces propositions sont fausses ?**

| | | |
|---|---|---|
| A | ■ | L'hôpital est responsable de 75% des dépenses de médicaments remboursés en 2012. |
| B | | La ville est responsable de 75% des dépenses de médicaments remboursés en 2012. |
| C | ■ | Les non résidents consomment moins de médicaments que les résidents. |
| D | | Le développement des génériques est une explication de la baisse des coûts des médicaments. |
| E | | En France, le pourcentage du PIB en 2012 consacré à la santé se situait entre 10 et 15%. |

*Commentaires :*
*Réponse A: L'hôpital est responsable de 25% des dépenses de médicaments*
*Réponse C : Les non-résidents consomment plus de médicaments (comme les personnes âgés et les malades graves)*

**5. Lesquels de ces arguments justifient les campagnes d'information sur la prescription des antibiotiques en France ?**

| | | |
|---|---|---|
| A | | Les antibiotiques sont insuffisamment consommés en France. |
| B | | Les virus à l'origine des infections saisonnières sont sensibles à l'action des antibiotiques. |
| C | | La consommation des antibiotiques favorise l'émergence de virus résistants |
| D | ■ | La résistance des bactéries aux antibiotiques est un phénomène en augmentation. |
| E | ■ | Les antibiotiques peuvent être responsables d'événements indésirables parfois graves. |

*Commentaires :*
*Réponse A: En France, surconsommation des antibiotiques*
*Réponse B et C : Les antibiotiques ne concernent que les bactéries*

**6. Parmi les propositions suivantes, indiquer celle(s) qui est (sont) exacte(s) :**

| | | |
|---|---|---|
| A | | Il y a, à ce jour, 27 pays membres de l'Union Européenne |
| B | | Un tiers des habitants de l'Union Européenne a pour monnaie l'EURO |
| C | | La Banque Centrale Européenne et la Cour de Justice de l'Union Européenne siègent à Bruxelles |
| D | ■ | José Manuel Durao BARROSSO est l'actuel Président de la Commission Européenne |
| E | | Toutes les propositions ci-dessus sont fausses |

*Commentaires :*
*Réponse A : 28 pays membres*
*Réponse B : 2/3 des habitants de l'Union Européenne ont pour monnaie l'euro*
*Réponse C : La banque centrale européenne siège à Francfort, la Cour de Justice siège à Luxembourg*

**7. Indiquez la (les) proposition(s) exacte(s) concernant l'économie et la distribution du médicament en France actuellement :**

| | | |
|---|---|---|
| A | ■ | Les emplois induits par l'industrie pharmaceutique représentent près du double des emplois directs |
| B | ■ | Les grossistes répartiteurs assurent la distribution de près des 2/3 du chiffre d'affaire |
| C | ■ | Quoique de statut privé, les officines assurent des missions de service public |
| D | | Les médicaments rétrocédés sont ceux dont les établissements de santé n'ont plus l'usage |
| E | ■ | Les dépenses de médicaments de l'appareil cardio-vasculaire sont en moyenne trois fois supérieures à celles du système nerveux central |

*Commentaires :*
*Réponse D : ce sont les médicaments pouvant être dispensés par une pharmacie à usage intérieur (hospitalière) à des patients non hospitalisés.*

**8. Indiquez la (les) proposition(s) exacte(s) concernant les médicaments génériques en France actuellement :**

| | | |
|---|---|---|
| A | ■ | Le marché du répertoire représente plus d'un quart de médicaments en valeur |
| B | | Le répertoire représente sur le marché une part des médicaments plus élevée en valeur qu'en volume |
| C | ■ | Les médecins sont directement intéressés à leurs prescriptions de génériques |
| D | ■ | Un patient acceptant un générique est dispensé de l'avance des frais correspondants |
| E | | Les génériques peuvent faire l'objet d'une autorisation temporaire d'utilisation (ATU) |

*Commentaires :*

*Réponse B : il représente une part plus élevée en volume (26% en 2012) qu'en valeur (14% en 2012).*

*Réponse E : l'ATU est une mesure exceptionnelle de mise à disposition de médicaments n'ayant pas d'Autorisation de Mise sur le marché (AMM).*



**9. Indiquez la (les) proposition(s) exacte(s) concernant les études post-inscription de pharmaco-épidémiologie :**

| | | |
|---|---|---|
| A | ■ | Elles sont réalisées par les industriels du médicament |
| B | | Elles sont décidées par l'Agence Nationale de Sécurité du Médicament |
| C | | Elles permettent d'établir l'imputabilité d'un effet indésirable à un médicament donné |
| D | ■ | Elles contribuent à déterminer le service médical rendu (SMR) d'un médicament |
| E | ■ | Elles peuvent déterminer les effets de médicaments sur la santé chez les patients suivis |

*Commentaires :*

*Réponse B : elles peuvent être demandées par la haute Autorité de Santé (HAS), le Comité Economique des Produits de Santé (CEPS) ou la Direction Générale de la Santé (DGS)*

*Réponse C : elles permettent notamment d'évaluer les conditions de délivrance d'un produit de santé et les bénéfices pour les patients en termes de morbi-mortalité, de qualité de vie et/ou de tolérance.*

**10. Indiquez la (les) proposition(s) exacte(s). L'enquête nationale sur les évènements indésirables (EI) liés aux soins :**

| | | |
|---|---|---|
| A | | A suivi pendant 7 jours des patients vus en consultation de ville pour identifier ceux admis ensuite pour un EI grave lié à un médicament |
| B | ■ | A estimé qu'environ 100 000 admissions par an étaient liées à des EI graves évitables liés à un médicament |
| C | | A interrogé les équipes des établissements sur les EI graves survenus chez leurs patients dans les 7 jours précédents |
| D | ■ | A estimé que près d'un quart des EI graves évitables survenus en cours d'hospitalisation étaient liés à un médicament |
| E | | A estimé que les admissions pour EI graves évitables liés à un médicament ont baissé de 4,5% de 2004 à 2009 |

*Commentaires :*

*Réponse A : elle a été réalisée dans des établissements de santé.*

*Réponse C : elle analyse en premier lieu les événements indésirables graves ayant motivé l'hospitalisation des patients.*

*Réponse D : les admissions pour EI graves liés à un médicament sont restées stables entre 2004 et 2009 représentant 4,5% des hospitalisations.*

**11. Indiquez la (les) proposition(s) exacte(s) concernant les études de pharmaco-épidémiologie cherchant à établir un lien entre un effet indésirable et un médicament (s) exacte(s) :**

| | | |
|---|---|---|
| A | ■ | Les enquêtes cas-témoins comparent la prise antérieure de médicaments chez des patients avec et sans effet indésirable survenu |
| B | ■ | Les enquêtes cas-témoins ne comportent jamais de perdus de vue |
| C | | Les enquêtes de cohorte ne sont jamais rétrospectives |
| D | ■ | Les enquêtes de cohorte comparent la survenue éventuelle d'effets indésirables chez des patients avec ou sans médicaments |
| E | ■ | Les patients des cohortes n'ont jamais d'effets indésirables à l'inclusion |

*Commentaires :*

*Réponse C : elles sont généralement prospectives mais peuvent être aussi rétrospectives. Dans ce cas, le début de l'enquête est contemporain du moment de l'exposition.*

**12. À propos du marché du médicament en France :**

| | | |
|---|---|---|
| A | | La consommation des médicaments par les personnes de plus de 60 ans représente aujourd'hui plus de 70% de la consommation totale de médicaments par la population |
| B | | Le coût des médicaments consommés par personne et par an a été multiplié par 20 entre 1980 et 2010 |
| C | ■ | L'Assurance Maladie reste aujourd'hui le premier payeur des dépenses de santé. |
| D | | Les médicaments à Service Médical Rendu (SMR) important (vignette blanche) sont remboursés à 100%. |
| E | ■ | Les médicaments anticancéreux sont actuellement le premier poste de dépenses « Médicament » du secteur hospitalier. |

*Commentaires :*

*Réponses D : taux de remboursement d'un médicament SMR important = 65%. Le remboursement de 100% concerne les affections longue durée (ALD)*

**13. En France :**

| | | |
|---|---|---|
| A | | Le vieillissement de la population a peu d'impact sur la consommation de médicaments |
| B | ■ | La consommation de médicaments est très importante |
| C | | La consommation d'antibiotiques est faible |
| D | | La consommation d'hypnotiques (pour les troubles du sommeil) est inférieure à la moyenne européenne |
| E | ■ | La prescription d'un ou plusieurs médicament(s) est fréquente lors d'une consultation médicale |

*Commentaires :*

*Réponse A : les sujets âgés consomment beaucoup de médicaments*

*Réponses C et D : en France, il existe une surconsommation d'antibiotiques et d'hypnotiques*

**14. Aspects sociétaux et économiques du médicament :**

| | | |
|---|---|---|
| A | ■ | La moitié de la population mondiale n'a pas accès aux médicaments indispensables |
| B | | La situation socio-économique d'un pays a peu d'influence sur l'accès aux médicaments |
| C | ■ | L'industrie pharmaceutique peut jouer un rôle économique important dans un pays |
| D | | Les médicaments ont permis d'éradiquer la plupart des maladies tropicales |
| E | ■ | La consommation de médicaments en Amérique du Nord, Europe et Japon représente plus de 80 % de la consommation mondiale |

*Commentaires :*
*Réponse B : les pays en voie de développement ont un accès plus limité aux médicaments.*
*Réponse D : il reste encore beaucoup de maladies tropicales non éradiquées comme le paludisme, la fièvre jaune, etc.*

**15. Concernant les affirmations suivantes, quelle(s) est (sont) la (les) proposition(s) exacte(s) ?**

| | | |
|---|---|---|
| A. | ■ | Un français consomme environ une boite de médicaments par semaine |
| B. | ■ | On assiste à une décroissance de prescription des antibiotiques entre 2000 et 2011 |
| C. | | La France n'est plus au premier rang européen des prescripteurs en 2011 |
| D. | ■ | En France, on assiste à une reprise des prescriptions d'anxiolytiques et d'hypnotiques en 2012 |
| E. | | Ce sont les femmes de moins de trente ans qui consomment principalement des benzodiazépines |

*Commentaire :*
*C : si elle le reste*
*E : non, elles ont 56 ans en moyenne*

**16. Le médicament peut être considéré comme un bien de consommation, mais tout à fait particulier car :**

| | | |
|---|---|---|
| A | ■ | L'utilisation de médicaments expose le patient à un risque ; |
| B | ■ | Le consommateur de médicaments n'en est pas toujours le payeur ; |
| C | ■ | La communication sur le médicament est réglementée ; |
| D | | Le marché du médicament est partiellement contrôlé. |
| E | | Les propositions A, B, C et D sont fausses. |

*Commentaires :*
*Réponse D : Le marché du médicament est intégralement contrôlé en France*

**17. Concernant les affirmations suivantes, quelle(s) est (sont) la (les) proposition(s) exacte(s) ?**

| | | |
|---|---|---|
| A. | ■ | La France fait partie des 5 pays qui dépensent le plus pour les médicaments en Europe |
| B. | ■ | En 2012, le chiffre d'affaires du médicament s'est élevé en France à plus de 20 milliards d'euros |
| C. | | En 2012, en France, le chiffre d'affaires du médicament a progressé par rapport à 2011 |
| D. | ■ | En 2012, le taux de croissance du marché pharmaceutique a été important dans les pays émergents comme l'Inde ou le Brésil |
| E. | ■ | La France a un taux d'évolution de la consommation de médicaments jugé faible |

*Commentaire :*
*C : il a régressé*

**18. Indiquez les réponses exactes : La décision thérapeutique résulte ...**

| | | |
|---|---|---|
| A | ■ | De l'expérience clinique personnelle cumulée |
| B | ■ | Des faits de la recherche clinique du domaine |
| C | | De l'avis de l'entourage du patient |
| D | ■ | Des préférences du patient |
| E | | Des avis issus de la presse grand public |

*Commentaires :*
*Réponse C : Un (bon) médecin ne doit pas fonder sa stratégie thérapeutique sur l'entourage du patient.*
*Réponse E : Un (bon) médecin ne doit pas fonder sa stratégie thérapeutique sur la rumeur publique.*

**19. Concernant le prix des médicaments remboursables :**

| | | |
|---|---|---|
| A | | Le CEPS fixe le prix du médicament et le taux de remboursement |
| B | | la fixation du prix des médicaments remboursables relève de la compétence des ministres chargés de la Santé et de la Sécurité Sociale |
| C | ■ | le critère ASMR sert à fixer le prix du médicament remboursable |
| D | ■ | l'avis de remboursement est rendu par la Commission de Transparence de la Haute Autorité de Santé |
| E | | aucune des propositions précédentes n'est exacte |

*A : Le taux de remboursement est fixé par l'union nationale des caisses d'assurance-maladie*
*B : Le CEPS est un organisme interministériel placé sous l'autorité conjointe des ministres chargés de la santé, de la sécurité sociale, et de l'économie*

**20. Concernant le taux de remboursement des médicaments :**

| | | |
|---|---|---|
| A | | les préparations magistrales ne sont jamais remboursées |
| B | | les médicaments irremplaçables pour affections graves et invalidantes ont une vignette blanche et un taux de remboursement de 100% |
| C | ■ | les médicaments à SMR modéré ont une vignette bleu clair et un taux de remboursement de 30% |
| D | | les médicaments à SMR insuffisant ont une vignette verte et ne sont pas remboursés |
| E | | aucune des propositions précédentes n'est exacte |

*A : Certaines préparations magistrales restent remboursables. Exemple : préparations destinées à la pédiatrie et à la gériatrie.*
*B : C'est une vignette blanche barrée*

**21. A propos de la consommation médicamenteuse, lesquelles de ces propositions sont exactes**

| | | |
|---|---|---|
| A | ■ | La part du médicament représente environ 20% des dépenses de santé |
| B | | 50 % des médicaments sont consommés par 20 % de la population mondiale |
| C | ■ | Elle fait l'objet d'une pression des patients pour leur prescription |
| D | | Entre 40 et 50 % des consultations médicales se terminent en France par une prescription de médicaments |
| E | ■ | La France est l'un des pays d'Europe dont la consommation d'anxiolytiques est la plus forte |

*Commentaires :*
*Réponse B : plus de 80 % de la consommation de médicaments par 20 % de la population mondiale (Europe + Amérique du Nord.)*
*Réponse D : en France, 90 % des consultations se terminent par la prescription d'un ou plusieurs (le plus souvent) médicament(s).*

# 5 - Conception du médicament : identification d'une molécule à visée thérapeutique

**1. Concernant les études précliniques de développement du médicament :**

| | | |
|---|---|---|
| A | | les tests de toxicité aiguë n'en font pas partie |
| B | ■ | elles testent sa tératogenèse |
| C | ■ | elles explorent sa pharmacocinétique |
| D | | elles évaluent ses interactions médicamenteuses |
| E | ■ | elles présentent le risque de laisser passer une substance dangereuse |

*Commentaires :*
*Réponse E vraie : une substance active peut ne pas être toxique chez un animal et l'être chez l'homme (variabilité inter-espèce). Cela fait partie des limites de la recherche préclinique.*

**2. Concernant la trinitrine, lesquelles de ces propositions sont justes ?**

| | | |
|---|---|---|
| A | | Son effet thérapeutique a été découvert grâce à l'étude des relations structure-activité de la nitroglycérine. |
| B | | C'est un vasoconstricteur veineux. |
| C | ■ | Il s'agit d'un ester nitrique obtenu à partir du propane-triol (ou glycérine). |
| D | ■ | Elle a une faible biodisponibilité lorsqu'elle est administrée par voie orale. |
| E | | Son effet sur les cellules musculaires lisses vasculaires est dû à son effet inhibiteur des cyclo-oxygénases. |

*Commentaires :*
*Réponse A : Son effet thérapeutique a été découverte par hasard*
*Réponse B : C'est un vasodilatateur artériel et veineux*
*Réponse E : La production de GMP cyclique qui en résulte induit une relaxation de la fibre lisse par expulsion du calcium vers l'extérieur de la cellule et par déphosphorylation des chaînes légères de la myosine.*

**3. Concernant les récepteurs bêta-adrénergiques, indiquer lesquelles de ces propositions sont justes.**

| | | |
|---|---|---|
| A | ■ | Les médicaments agonistes et antagonistes de ces récepteurs ont été développés par la méthode de conception rationnelle à partir d'un ligand naturel. |
| B | ■ | Les ligands naturels de ces récepteurs sont les catécholamines. |
| C | | Le propranolol est le chef de file des médicaments agonistes bêta-adrénergiques. |
| D | | Les récepteurs de type bêta-1 sont surtout présents au niveau de l'arbre respiratoire. |
| E | | Le salbutamol est un antagoniste des récepteurs bêta-1-adrénergiques. |

*Commentaires :*
*Réponse C : Le propranolol est le chef de file des Béta-bloquants*
*Réponse D : Les récepteurs de type bêta-1 sont surtout présents au niveau cardiaque*
*Réponse E : Le salbutamol est un agoniste bêta-2 (Chef de file des bronchodilatateurs)*

**4. Parmi les propositions suivantes, indiquer celle(s) qui est (sont) exacte(s) :**

| | | |
|---|---|---|
| A | | Le naproxène commercialisé est un mélange de deux énantiomères qui ne subiront pas de biostéréoconversion enzymatique |
| B | | L'acide acétylsalicylique est une molécule chirale |
| C | ■ | Le naproxène est une molécule optiquement active |
| D | ■ | L'ibuprofène commercialisé est un mélange équimolaire des énantiomères (S) et (R) |
| E | ■ | L'ibuprofène est une molécule chirale |

*Commentaires :*

*Réponse A : Le naproxène est commercialisé sous son seul énantiomère (S)*

*Réponse B : L'acide acétylsalicylique n'est pas une molécule optiquement active.*

**5. Parmi les propositions suivantes, indiquer celle(s) qui est (sont) exacte(s) :**

| | | |
|---|---|---|
| A | ■ | L'acide salicylique est à l'origine de la conception des acides arylcarboxyliques |
| B | | Les acides phénylacétiques sont caractérisés par la présence d'une chaîne latérale carbonée saturée à 3 carbones |
| C | ■ | Les acides phénylacétiques sont caractérisés par la présence d'une chaîne latérale carbonée saturée à 2 carbones |
| D | | Les travaux de pharmacomodulation effectués sur l'acide salicylique ont permis la mise au point des anti-inflammatoires stéroïdiens (AIS) |
| E | | Les AIS sont issus des travaux de pharmacomodulation de l'acide (2S)-2-(6-méthoxynaphtalén-2-yl)propanoïque |

*Commentaires :*

*Réponse B : Les acides phénylacétiques sont caractérisés par la présence d'une chaîne latérale carbonée saturée à 2 carbones*

*Réponse D: Les travaux de pharmacomodulation effectués sur l'acide salicylique ont permis la mise au point des anti-inflammatoires non stéroïdiens (AINS)*

*Réponse E : L'acide (2S)-2-(6-méthoxynaphtalén-2-yl)propanoïque a permis la mise au point de nouveaux AINS*

**6. Parmi les propositions suivantes, indiquer celle(s) qui est (sont) exacte(s) à propos de l'identification d'un principe actif :**

| | | |
|---|---|---|
| A | | Dans la recherche de médicaments originaux, on part systématiquement d'une molécule déjà utilisée comme principe actif et dont on synthétise des centaines de dérivés proches dans le but de les tester |
| B | ■ | Les méthodes de criblage à haut débit permettent de tester in-vitro la fixation de molécules-candidates sur des centaines de cibles |
| C | | Le criblage extensif n'utilise que des essais in-vitro |
| D | | Les tests in-vitro sur cellules permettent dorénavant de remplacer les tests sur modèles animaux |
| E | | Les chimiothèques sont uniquement des bases de données informatiques de structures chimiques |

*Commentaires :*

*Réponse A : La découverte peut être le fruit du hasard ou à partir de données empiriques ; la synthèse d'une molécule peut être guidée par la connaissance de la structure d'un récepteur ou d'une enzyme cible ; ou encore à partir de molécules déjà existantes dont on connait les effets thérapeutiques.*

*Réponse C : Même si on essaie de les remplacer par des tests in-vitro, le criblage extensif peut être effectué via des études animales.*
*Réponse D : Les tests in-vitro ne remplacent pas les tests sur modèles animaux*
*Réponse E : Les chimiothèques contiennent non seulement des données de structures chimiques, mais aussi les propriétés physicochimiques des molécules*

**7. Soit le pharmacophore suivant, cochez la ou les molécules ayant au moins un score de 3/4 :**

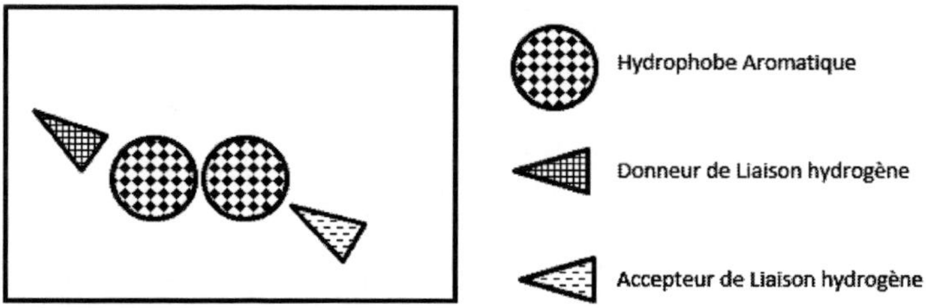


| | | |
|---|---|---|
| A | | 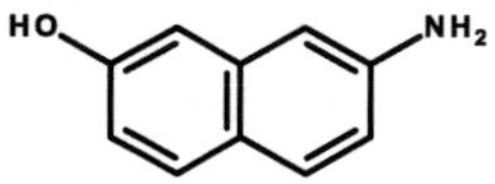 |
| B | | 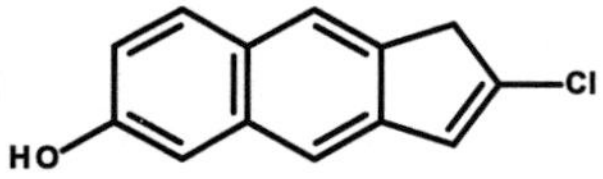 |
| C | | 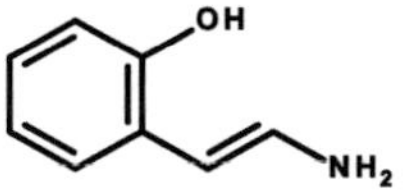 |
| D | | 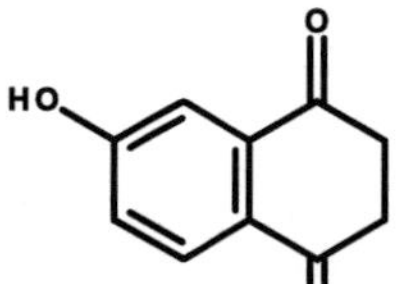 |
| E | | 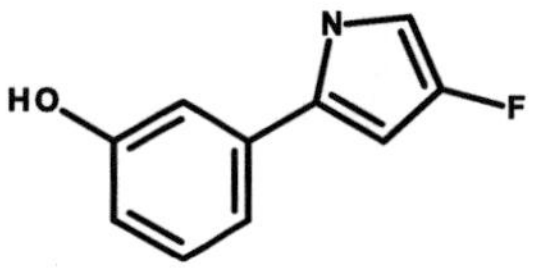 |

*Commentaires :*

**8. Parmi les propositions suivantes, indiquer celle(s) qui est (sont) exacte(s) :**
**Dans la recherche de nouveaux principes actifs, les sources naturelles terrestres et marines (végétaux, animaux, microorganismes) sont intéressantes à explorer car :**

| | | |
|---|---|---|
| A | ■ | Les plantes ont un métabolisme secondaire très diversifié |
| B | | 20% de la flore mondiale restent encore à étudier et constituent un énorme potentiel pour la découverte de nouvelles thérapeutiques |
| C | | L'étude des organismes marins a permis la découverte de molécules anticancéreuses telles que les conotoxines et l'Ecteinascidine-743 (=Trabectedine) |
| D | ■ | L'étude des venins d'animaux a déjà permis de découvrir des molécules thérapeutiques utilisées comme anticoagulants |
| E | | Toutes les propositions précédentes sont fausses |

*Commentaires :*
*Réponse B : On estime qu'approximativement 80% de la flore mondiale demeure non étudiée*
*Réponse C : Les conotoxines sont utilisées comme anti-douleur.*

**9. Parmi les propositions suivantes, indiquer celle(s) qui est (sont) exacte(s) à propos des molécules actives d'origine naturelle :**

| | | |
|---|---|---|
| A | | L'artémisinine est une molécule anticancéreuse d'origine végétale |
| B | ■ | L'artéméther et l'arté-éther sont deux dérivés d'hémi-synthèse obtenus par modification de l'artémisinine |
| C | ■ | La vinblastine, le taxol et la cytarabine sont des principes actifs d'origine naturelle découverts pour leur application comme anticancéreux |
| D | | L'ergotamine est un principe actif d'origine végétale ayant trouvé des applications comme antimigraineux |
| E | | Toutes les propositions précédentes sont fausses |

*Commentaires :*
*Réponse A : L'artémisinie est une molécule à l'origine des médicaments antipaludiques*
*Réponse D : L'ergotamine est dérivée de certains champignons, comme l'ergot de seigle.*

**10. Parmi les propositions suivantes, indiquer celle(s) qui est (sont) exacte(s) concernant le contrôle des médicaments :**

| | | |
|---|---|---|
| A | | Les analyses physico-chimiques des médicaments s'intéressent uniquement aux principes actifs |
| B | ■ | Au cours de la chromatographie liquide haute performance, la phase stationnaire permet la séparation des composés |
| C | | La spectrophotométrie dans l'ultraviolet et le visible est une méthode séparative |
| D | ■ | La spectrophotométrie dans le moyen infrarouge permet une identification avec une très bonne précision |
| E | | L'analyse d'un principe actif nécessite toujours la solubilisation de celui-ci |

*Commentaires :*
*Réponse A : Les analyses physico-chimiques s'intéressent aux principes actifs et aux dérivés*
*Réponse C : La spectrophotométrie dans l'ultraviolet et le visible est une méthode quantitative*
*Réponse E : La cristallographie est une méthode d'analyse de composés solides sans dissolution préalable*

**11. Parmi les propositions suivantes, indiquer celle(s) qui est (sont) exacte(s), concernant la production chez E. coli de l'insuline humaine recombinante biologiquement active:**

| | | |
|---|---|---|
| A | | Il ne faut pas utiliser l'information génétique complète correspondant au gène (ADN génomique) de l'insuline humaine car la bactérie ne réalise pas d'épissage alternatif |
| B | | Cette production n'est pas possible, car la bactérie ne réalise pas de glycosylation post-traductionnelle indispensable à l'activité de la protéine recombinante |
| C | | Dans le vecteur d'expression, il est nécessaire d'avoir un promoteur procaryote et un terminateur de transcription eucaryote |
| D | ■ | Il faut utiliser les informations génétiques correspondant à la chaîne A et la chaîne B de l'insuline humaine car la bactérie ne réalise pas les maturations post-traductionnelles de type clivage protéolytique |
| E | ■ | Après production de la chaîne A et de la chaîne B de l'insuline humaine, une étape visant à permettre la création de deux ponts di-sulfures est nécessaire |

**12. Parmi les propositions suivantes, indiquer celle(s) qui est (sont) exacte(s), concernant les modèles et la modélisation moléculaire :**

| | | |
|---|---|---|
| A | ■ | En mécanique moléculaire on attribue un type structurel à chaque atome |
| B | | La RMN 2D permet de résoudre des structures de protéines très flexibles |
| C | ■ | Le pharmacophore permet de déterminer les fonctions chimiques importantes pour l'activité de la molécule |
| D | | Lors d'une simulation de Docking moderne, le squelette de la protéine est flexible |
| E | | La masse moléculaire ne fait pas partie des règles de Lipinski |

*Commentaires :*

*Réponse D : Le squelette de la protéine est rigide lors de l'association ligand-protéine*

*Réponse E : Les règles de Lipinski indiquent qu'un médicament oral serait biodisponible si (1) il ne compte pas plus de 5 liaisons donnant de l'hydrogène; (2) et pas plus de 10 liaisons acceptant de l'hydrogène; (3) une masse moléculaire inférieure à 500 Da; (4) un coefficient de partition octanol-eau (logP) inférieur à 5*

**13. A propos de la pharmacomodulation**

| | | |
|---|---|---|
| A | | Elle a pour objectif de diminuer la puissance de l'activité pharmacologique |
| B | | Elle ne concerne que les molécules sans carbone asymétrique |
| C | | Elle n'a pas d'incidence sur la biodisponibilité des molécules |
| D | | Elle ne concerne que les produits d'origine naturelle |
| E | ■ | Elle permet l'étude des relations structure-activité |

**14. A propos des bio-isostères**

| | | |
|---|---|---|
| A | | Les bio-isostères classiques possèdent toujours un nombre identique d'atomes |
| B | | Les bio-isostères sont des isomères obtenus par déplacement d'un substituant |
| C | ■ | Les bio-isostères sont des groupements chimiques qui peuvent être interchangés et qui permettent le maintien d'une activité biologique |
| D | | Les bio-isostères sont des groupements chimiques qui peuvent être interchangés et qui possèdent les mêmes propriétés électroniques |
| E | | Les bio-isostères sont des groupements chimiques forcément lipophiles |

**15. Indiquez les 2 propositions exactes concernant le but poursuivi par les études de relation structure-activité quantitative :**

| | | |
|---|---|---|
| A | | Identifier la structure de cibles potentielles de médicament |
| B | ■ | Décrire la structure chimique de médicaments potentiels |
| C | | Démontrer un lien entre la structure de la cible et l'activité de médicaments |
| D | ■ | Etablir un lien statistique entre la structure chimique d'une molécule et sa capacité à reconnaître la cible |
| E | | Expliciter le lien qui unit la structure de la cible à son activité biologique |

**16. Indiquez la (les) proposition(s) exacte(s) concernant les données utilisées pour réaliser les études de relation structure-activité quantitative :**

| | | |
|---|---|---|
| A | ■ | Certaines se basent sur l'affinité de molécules connues pour une cible mal définie |
| B | ■ | Certaines exploitent la description de couples molécules actives- cible bien identifiés |
| C | | Toutes nécessitent de savoir quelle est la configuration de la cible |
| D | ■ | Certaines tiennent comptent de l'évolution de la configuration de la cible au cours du temps |
| E | ■ | Toutes requièrent de connaître la structure des molécules actives sur la cible |

*Commentaires :*
*Réponse C : il n'est pas toujours nécessaire de connaître la configuration de la cible.*

**17. Le développement préclinique d'un candidat médicament doit :**

| | | |
|---|---|---|
| A | ■ | Apporter des données relatives à la synthèse de la molécule. |
| B | | Apporter des données sur son efficacité chez l'Homme. |
| C | | Précéder la validation de la cible. |
| D | | Précéder l'amélioration de la tête de série. |
| E | ■ | Apporter des données sur sa toxicité chez l'animal. |

*Commentaires :*
*Réponse B : ce sont les essais cliniques qui apportent la preuve scientifique de l'efficacité clinique chez l'homme. Les essais précliniques ont lieu chez l'animal*
*Réponse C : le développement préclinique suit la validation de la cible.*
*Réponse D : l'amélioration de la tête de série est la dernière étape avant le développement préclinique*

**18. La découverte d'un nouveau médicament répond à :**

| | | |
|---|---|---|
| A | | Un besoin de santé publique exclusivement ; |
| B | | Une proposition des patients ; |
| C | ■ | Un besoin d'amélioration thérapeutique ; |
| D | ■ | Une rentabilité économique. |
| E | | Les propositions A, B, C et D sont fausses. |

*Commentaires :*
*Réponse A et B : non, à un impératif commercial des firmes pharmaceutiques*

**19. Les biothérapies :**

| | | |
|---|---|---|
| A | | Regroupent les médicaments obtenus par synthèse chimique ; |
| B | ■ | Font appel à des technologies d'immunologie et de biologie moléculaire ; |
| C | | Sont peu onéreuses ; |
| D | ■ | Concernent les anticorps utilisés en thérapeutique anticancéreuse. |
| E | | Les propositions A, B, C et D sont fausses. |

**20. La découverte d'un médicament à partir d'une molécule déjà existante :**

| | | |
|---|---|---|
| A | | Est le fruit du hasard ; |
| B | ■ | Est financièrement rentable pour l'industrie pharmaceutique ; |
| C | ■ | Permet d'améliorer l'efficacité ou la pharmacocinétique ou de diminuer les effets indésirables ; |
| D | ■ | Bénéficie de modèles expérimentaux déjà connus. |
| E | | Les propositions A, B, C et D sont fausses. |

# 6 - Développement et production du médicament

**1. Parmi les propositions suivantes relatives au développement du médicament, quelle est (quelles sont) celle (celles) qui est (sont) exacte(s) ?**

| | | |
|---|---|---|
| A | ■ | Le processus de développement d'un médicament peut durer de 10 à 15 ans |
| B | | Dès qu'une nouvelle molécule est disponible, elle peut être testée chez l'homme |
| C | ■ | Les études de toxicité chronique s'effectuent sur la base de 3 doses différentes |
| D | | Les études des fonctions de reproduction s'effectuent sur 2 espèces de rongeurs |
| E | | L'absence de tératogenèse chez l'animal signifie l'absence de risque tératogène chez l'homme |

*Commentaires :*

*Réponse B : il existe de nombreux impératifs d'évaluation pré-clinique*

**2. Parmi les propositions suivantes relatives au développement du médicament, quelle est (quelles sont) celle (celles) qui est (sont) exacte(s) ?**

| | | |
|---|---|---|
| A | | La phase 1 a pour objet de tester l'efficacité des médicaments |
| B | | Pour l'évaluation des médicaments, le plan expérimental croisé est très souvent pertinent |
| C | | Les phases 2 sont réalisées sur un grand nombre de sujets |
| D | ■ | Pour évaluer les effets d'un nouveau médicament, la comparaison à un placebo ou à un traitement de référence est nécessaire |
| E | ■ | L'analyse des résultats des essais cliniques repose sur la mise en œuvre d'une méthodologie statistique appropriée |

*Commentaires :*

*Réponse B : il s'agit d'un plan expérimental qui n'est réellement adapté qu'à peu de situations*

*Réponse C : Ces études sont le plus souvent conduites sur un nombre limité de sujets à l'inverse des études de phase III.*

**3. Parmi les éléments suivants, quel(s) est(sont) celui(ceux) qui permet(tent) d'assurer la qualité du médicament ?**

| | | |
|---|---|---|
| A | | la maîtrise du prix du médicament |
| B | ■ | la procédure d'AMM |
| C | ■ | l'Assurance de Qualité |
| D | ■ | le système d'inspection |
| E | | l'industrialisation de la production |

**4. Les Bonnes Pratiques de Fabrication :**

| | | |
|---|---|---|
| A | ■ | donnent des spécifications sur les locaux de fabrication |
| B | | ne s'appliquent pas au personnel |
| C | ■ | imposent la validation des procédés de fabrication |
| D | | imposent la sous-traitance des contrôles |
| E | | sont des recommandations pour la fabrication du médicament |

*Commentaires :*
*Réponse B : Les bonnes pratiques de fabrication (BPF) s'appliquent selon la loi des 5M (Milieu, Main d'œuvre, Matières premières, Matériel, Méthodes)*
*Réponse D : elles impliquent que l'industriel assure le contrôle de la conformité aux BPF de sa pratique professionnelle*
*Réponse E : ce ne sont pas des recommandations. Leur application est obligatoire.*

**5. Les études cliniques de phase 1 :**

| | | |
|---|---|---|
| A | ■ | sont règlementées par la loi Huriet-Serusclat |
| B | | n'évaluent jamais l'efficacité |
| C | | ne sont réalisées que chez le volontaire sain |
| D | ■ | évaluent la tolérance et la dose biologiquement active |
| E | ■ | étudient les paramètres pharmacocinétiques |

*Commentaires :*
*Réponse B : Elles permettent parfois la détermination de la dose biologiquement active, et commencent de ce fait l'évaluation de l'efficacité. C'est d'autant plus vrai lors des essais de phase I réalisés chez les malades en cancérologie où il est de règle d'inclure des critères de réponse clinique.*
*Réponse C : exemple de la cancérologie.*

**6. Les études cliniques de phase 3 :**

| | | |
|---|---|---|
| A | ■ | consistent à démontrer l'efficacité du médicament |
| B | | sont toujours comparatives |
| C | | doivent démontrer la supériorité du nouveau médicament par rapport à un traitement de référence |
| D | ■ | font la première estimation du rapport bénéfice/risque |
| E | | ne doivent pas être conduites contre un placebo |

*Commentaires :*
*Réponse B : Elles peuvent, dans des situations particulières, n'avoir qu'un bras. La comparaison se faisant soit par rapport à l'évolution naturelle de la maladie, soit par une comparaison historique*
*Réponse C et E : elles peuvent comparer le nouveau médicament à un placebo*

**7. Concernant les essais cliniques dans des populations particulières (enfants, femmes enceintes, sujets âgés) :**

| | | |
|---|---|---|
| A | | il ne faut pas faire d'essais cliniques chez la femme enceinte |
| B | | les essais cliniques sont interdits chez les sujets de plus de 80 ans |
| C | ■ | ils sont indispensables car les caractéristiques pharmacocinétiques y sont souvent différentes |
| D | ■ | ils sont indispensables sous peine de priver ces populations de traitements efficaces |
| E | | en pédiatrie, on ne peut inclure d'enfants de moins de 1 an |

*Commentaires :*
*Réponse A, B, E : Il faut au contraire encourager la réalisation d'essais cliniques dans les populations qui seront ensuite concernées par les traitements et pour lesquelles l'extrapolation des données obtenues ailleurs est hasardeuse.*

**8. Concernant les études de phase I du développement clinique des médicaments, quelle est la réponse exacte ?**

| | | |
|---|---|---|
| A | | L'objectif principal est de déterminer la tolérance chez patients |
| B | ■ | L'objectif principal est de déterminer la dose maximale tolérée |
| C | | L'objectif principal est de déterminer la balance bénéfice/risque |
| D | | L'objectif principal est d'établir la preuve de concept |
| E | | L'objectif principal est de préciser la dose à tester en fin de développement |

*Commentaires :*

*Réponse A : chez le volontaire sain*

*Réponse C : phase III*

*Réponse D : études généralement menées chez les malades en phase II*

*Réponse E : phase II*

**9. Quelles sont les réponses exactes concernant la randomisation dans un essai clinique ?**

| | | |
|---|---|---|
| A | | Elle permet de maintenir médecins et patients en aveugle |
| B | ■ | Elle est indispensable dans les essais de phase III |
| C | ■ | Elle permet d'avoir des groupes comparables en début d'étude |
| D | ■ | Elle permet en cas de différence observée en fin d'étude d'affirmer un lien de causalité avec l'un des traitements |
| E | | C'est le médecin de chaque patient qui décide quel patient sera dans chacun des groupes thérapeutiques |

*Commentaires :*

*Réponse A : c'est le double aveugle*

*Réponse E : non personne ne doit savoir dans quel groupe sera affecté le patient (clause d'ignorance).*

**10. Les phases cliniques du développement d'un médicament ont chacune un objectif précis. Parmi les propositions suivantes, lesquelles sont justes ?**

| | | |
|---|---|---|
| A | ■ | Phase 1: Tolérance |
| B | ■ | Phase 2: Etude pilote |
| C | | Phase 3: Relation dose-effet |
| D | | Phase 4: Etude pivot |
| E | | Phase 5: Pharmacovigilance` |

*Commentaires :*

*Réponse C : Phase 3 : Etude Pivot*

*Réponse D : Phase 4 : Pharmacovigilance*

*Réponse E : Il n'existe pas de phase 5*

**11. A propos d'un essai de phase 3, indiquer lesquelles des propositions suivantes sont justes.**

| | | |
|---|---|---|
| A | ■ | L'évaluation en double aveugle est la méthodologie de référence. |
| B | ■ | Le comparateur peut être un placebo. |
| C | | Le comparateur est toujours un autre médicament dit de référence. |
| D | ■ | La pathologie traitée est celle pour laquelle le médicament sera indiqué. |
| E | | Un ou plusieurs critères de jugement principaux sont possibles. |

*Commentaires :*

*Réponse C : Le comparateur peut être un autre médicament dit de référence.*

*Réponse E : Le critère de jugement principal est unique*

**12. Parmi les propositions suivantes Indiquer celle(s) qui est (sont) exacte(s) concernant le développement d'un médicament :**

| | | |
|---|---|---|
| A | | Lorsqu'un industriel dépose un brevet pour une nouvelle molécule, la probabilité que celle-ci devienne un médicament est d'environ 50% |
| B | | La phase I des essais cliniques permet d'établir la relation dose / effet chez des patients |
| C | ■ | Les essais de phase II et III sont comparatifs et randomisés |
| D | ■ | Avant d'être mis en œuvre, les essais thérapeutiques doivent recevoir l'avis favorable d'un comité de protection des personnes (CPP) |
| E | ■ | Le recueil par écrit du consentement informé des patients est obligatoire dans les essais thérapeutiques |

*Commentaires :*
*Réponse A : Elle est beaucoup plus faible*
*Réponse B : La phase I est généralement réalisée chez des volontaires sains*

**13. A propos de la constante de Hammett σ**

| | | |
|---|---|---|
| A | ■ | Elle rend compte des effets électroniques pour un substituant |
| B | | Elle est déterminée expérimentalement grâce à des mesures de solubilité |
| C | | Elle a toujours une valeur positive |
| D | | Plus un substituant est encombrant, plus la valeur de σ est élevée |
| E | | Elle s'appelle aussi constante de lipophilie |



**14. A propos des produits d'origine naturelle**

| | | |
|---|---|---|
| A | ■ | Ils possèdent une grande diversité de structures chimiques |
| B | | Les quantités disponibles par extraction sont souvent très grandes |
| C | ■ | Leurs applications thérapeutiques sont multiples |
| D | | Ils sont généralement facilement accessibles par synthèse chimique |
| E | | Les extraits sont généralement faciles à purifier |

**15. A propos des molécules d'intérêt thérapeutique possédant un carbone asymétrique**

| | | |
|---|---|---|
| A | | Un seul des énantiomères est classiquement responsable de l'activité biologique |
| B | ■ | Un des deux énantiomères peut être à l'origine de la toxicité |
| C | | Une molécule doit obligatoirement posséder un carbone asymétrique pour être active biologiquement |
| D | ■ | Deux énantiomères peuvent être aussi actifs l'un que l'autre sur une cible biologique |
| E | ■ | La stéréoconversion enzymatique permet un enrichissement en l'énantiomère le plus actif |

*Commentaires :*
*Réponse A : souvent les 2 énantiomères sont actifs, parfois l'un plus que l'autre.*

**16. Pour le groupement méthyle ($CH_3$), la valeur de la constante π est de 0,56**

| | | |
|---|---|---|
| A | | L'ajout d'un groupe méthyle sur une structure active augmente l'hydrophilie de cette structure |
| B | ■ | L'ajout d'un groupe méthyle sur une structure active augmente le coefficient de partage de cette structure |
| C | | La constante π permet d'appréhender les effets électroniques d'un groupement |
| D | | L'ajout d'un groupement méthyle sur une structure active augmente la polarité |
| E | ■ | La constante π se détermine par le calcul |

*Commentaires :*

*Réponse A et D : les groupements alkyl vont augmenter la lipophilie (et donc diminuer la polarité) d'une molécule (plus la chaine est longue, plus la molécule sera lipophile)*

*Réponse C : la constante π de Hansch-Fujita permet d'appréhender la contribution d'un groupement à la lipophilie d'une molécule.*

**17. loi sur la recherche biomédicale du 9 août 2004**

| | | |
|---|---|---|
| A | | concerne uniquement les essais médicamenteux |
| B | ■ | permet de faire réaliser certaines recherches par une personne qualifiée autre qu'un médecin |
| C | ■ | précise les conditions de la recherche chez les femmes enceintes |
| D | ■ | rend opposables les Bonne Pratiques Cliniques |
| E | | a mis en place une base de données européenne des recherches |
| F | | toutes les propositions précédentes sont inexactes |

*Commentaires :*

*Réponse A : Non, elle concerne également les essais sur des dispositifs médicaux par exemple.*

*Réponse E : Il n'existe pas de base européenne de recherche biomédicale*

**18. Le promoteur d'une recherche biomédicale menée en France**

| | | |
|---|---|---|
| A | ■ | prend l'initiative de la recherche |
| B | ■ | vérifie que le financement global est prévu |
| C | ■ | assure la gestion de la recherche |
| D | ■ | doit être établi dans la communauté européenne |
| E | ■ | peut être une association de patients |
| F | | toutes les propositions précédentes sont inexactes |

**19. La Commission Nationale de l'Informatique et des Libertés (CNIL)**

| | | |
|---|---|---|
| A | | est une autorité administrative placée sous la tutelle du ministère de l'Intérieur |
| B | ■ | contrôle que les données recueillies sont strictement nécessaires à la recherche |
| C | ■ | s'assure des mesures de sécurité prises pour l'accès aux données de la recherche |
| D | | se prononce sur la sécurité des patients |
| E | | doit être systématiquement sollicitée avant de débuter une recherche biomédicale |
| F | | toutes les propositions précédentes sont inexactes |

*Commentaires :*

*Réponse A : La CNIL est une autorité administrative indépendante*

*Réponse D : Elle veille à ce que l'information ne porte pas atteinte aux droits des citoyens*

*Réponse E : Non, l'engagement à la méthodologie de référence adressée à la CNIL est suffisant pour débuter une recherche biomédicale.*

**20. Le Comité Consultatif sur le Traitement de l'Information en matière de Recherche dans le domaine de la Santé (CCTIRS)**

| | | |
|---|---|---|
| A | | est placé sous la tutelle du ministère de la Santé |
| B | ■ | est chargé de l'évaluation scientifique des projets de recherche soumis à la CNIL |
| C | | s'assure des mesures de sécurité prises pour les transferts et les échanges de données |
| D | | se prononce sur l'information donnée aux patients |
| E | | délivre une autorisation pour réaliser une recherche rétrospective sur données |
| F | | toutes les propositions précédentes sont inexactes |

*Commentaires :*
*Réponse A : Du ministère de l'éducation, de l'enseignement supérieur et de la recherche*
*Réponse C : C'est le rôle de la CNIL*
*Réponse D : C'est le rôle du CPP*

**21. Le Comité de Protection des Personnes (CPP)**

| | | |
|---|---|---|
| A | | est agréé par les Préfets de Région |
| B | ■ | est composé de personnes compétentes dans les domaines scientifique, éthique, social, psychologique et juridique |
| C | ■ | analyse l'adéquation des moyens humains, matériels et techniques mis en œuvre pour réaliser une recherche |
| D | ■ | analyse le formulaire de consentement |
| E | | délivre une autorisation |
| F | | toutes les propositions précédentes sont inexactes |

*Commentaires :*
*Réponse A : Par le ministre de la santé via l'agence régional de santé*
*Réponse E : Délivre un avis.*

**22. Parmi les propositions suivantes, laquelle (lesquelles) est (sont) un (des) facteur(s) de variabilité de la toxicité d'un médicament ?**

| | | |
|---|---|---|
| A | ■ | La durée d'administration du médicament |
| B | ■ | La forme galénique du médicament |
| C | ■ | La voie d'administration du médicament |
| D | ■ | Les associations avec d'autres médicaments |
| E | ■ | L'alimentation du sujet |

**23. Quel(s) type(s) d'effet(s) toxique(s) est (sont) susceptible(s) d'être détecté(s) par les études de génotoxicité ?**

| | | |
|---|---|---|
| A | | L'effet reprotoxique |
| B | | L'effet tératogène |
| C | | L'effet cancérogène |
| D | ■ | L'effet mutagène |
| E | | L'effet immunogène |

*Commentaires :*
*Réponse A : toxicité pour la reproduction (exemple : stérilité).*
*Réponse B : un médicament est tératogène quand il induit une toxicité pour le fœtus de mère exposée (malformations.)*
*Réponse C : une substance cancérogène peut provoquer, aggraver ou sensibiliser l'apparition d'un cancer.*

*Réponse D : la mutagénicité est la capacité d'un médicament à altérer le patrimoine génétique d'une cellule (mutations : première étape pouvant mener au développement d'un cancer).*
*Réponse E : un médicament est dit immunogène quand il est capable d'induire une réponse immunitaire.*

**24. Indiquez la (les) proposition(s) exacte(s) concernant le développement clinique du médicament. Avant de pouvoir débuter la réalisation d'un essai clinique, les investigateurs responsables de la recherche doivent avoir :**

| | | |
|---|---|---|
| A | ■ | L'autorisation d'un Comité de Protection des Personnes (CPP) |
| B | | L'autorisation de l'Organisation Mondiale de la Santé (OMS) |
| C | | L'autorisation du Ministère de la Santé |
| D | ■ | L'autorisation de l'Agence Nationale de Sécurité du Médicament (ANSM) |
| E | ■ | Une assurance couvrant les risques liés à cet essai |

*Commentaires :*
*Réponse B : non nécessaire*
*Réponse C : non nécessaire*

**25. Indiquez la (les) proposition(s) exacte(s) concernant le développement clinique du médicament. Lors d'un essai clinique randomisé :**

| | | |
|---|---|---|
| A | ■ | Les participants peuvent recevoir un placebo |
| B | ■ | Les participants peuvent recevoir un traitement contrôle |
| C | | Les participants reçoivent uniquement le nouveau médicament testé |
| D | ■ | L'attribution des traitements est réalisée au hasard |
| E | ■ | Les groupes sont généralement homogènes au départ |

*Commentaires :*
*Réponse C : les participants reçoivent le nouveau médicament testé ou un traitement comparatif (médicament de référence ou placebo).*

**26. Indiquez la (les) proposition(s) exacte(s). Les essais cliniques de phase 1 :**

| | | |
|---|---|---|
| A | | Précèdent les expérimentations chez l'animal |
| B | ■ | Correspondent à la première administration à l'homme, en dose unique, d'un médicament expérimental |
| C | | Permettent l'évaluation à court terme de l'efficacité d'un médicament expérimental |
| D | ■ | Sont réalisés principalement sur des sujets sains |
| E | | Sont réalisés sur de grands effectifs (>100 sujets) |

*Commentaires :*
*Réponse A : ils suivent les expérimentations animales. Ce sont les premiers essais chez l'homme.*
*Réponse C : ils permettent l'évaluation à court terme de la sécurité d'emploi (tolérance) d'un médicament expérimental*
*Réponse D : ils sont réalisés sur de petits effectifs de volontaires sains (généralement 10 à 50).*

**27. Qui est responsable du système de vigilance des essais cliniques et doit donc assurer la sécurité des personnes ?**

| | | |
|---|---|---|
| A | | Le promoteur. |
| B | | L'investigateur principal. |
| C | | Les moniteurs |
| D | | Le Comité de Protection des Personnes (CPP). |
| E | ■ | L'Agence Nationale de Sécurité des Médicaments et des produits de santé (ANSM). |

*Commentaires :*

*Seule l'ANSM est responsable au niveau national de la sécurité et du système de vigilance des essais cliniques.*

**28. Pour éviter le biais de jugement dans un essai clinique, les meilleures études sont :**

| | | |
|---|---|---|
| A | | Les essais ouverts. |
| B | | Les essais en simple aveugle (ou simple insu). |
| C | ■ | Les essais en double aveugle (ou double insu). |
| D | | Les essais en groupes parallèles (essais contrôlés). |
| E | | Les essais croisés (essais en *cross over*). |

*Commentaires : Seuls les essais en double aveugle permettent d'éviter tout biais de jugement dans un essai clinique.*

**29. Pour analyser les résultats d'un essai clinique, la meilleure méthode est :**

| | | |
|---|---|---|
| A | ■ | L'analyse en « intention de traiter ». |
| B | | L'analyse « per protocole ». |
| C | | L'analyse en sous-groupes. |
| D | | L'analyse des critères subjectifs. |
| E | | L'analyse des critères de substitution. |

*Commentaires :*

*Réponse A : l'analyse en « intention de traiter » est celle qui permet de conclure à l'effet de la molécule testée.*

**30. Etudes cliniques. Les essais cliniques de « phase 2 » :**

| | | |
|---|---|---|
| A | | Ont pour principal objectif de recenser les effets indésirables du médicament à l'étude |
| B | ■ | Peuvent uniquement inclure des malades ayant donné leur consentement à participer à l'essai |
| C | | Sont facultatifs lorsque le médicament à l'étude est destiné à des affections aiguës bénignes |
| D | | Sont obligatoirement réalisés à l'hôpital |
| E | ■ | Doivent évaluer plusieurs posologies du médicament à l'étude |

*Commentaires :*

*Réponse A : les essais de phase 2 ont pour objectif principal la recherche de la dose minimale efficace.*

*Réponse C : quelle que soit l'indication du futur médicament, les études de phase 2 sont requises.*

*Réponse D : les études de phase 2 sont généralement mais pas nécessairement réalisées à l'hôpital.*

**31. Etudes cliniques. Les essais cliniques de « phase 1 » :**

| | | |
|---|---|---|
| A | | Sont également appelés « essais-pilotes » |
| B | ■ | Sont mis à profit pour déterminer les caractéristiques pharmacocinétiques du médicament à l'étude |
| C | ■ | Peuvent donner lieu à une indemnisation des sujets participant à l'étude |
| D | ■ | Nécessitent, avant leur mise en œuvre, l'avis d'un Comité de Protection des Personnes (CPP) |
| E | | Peuvent être réalisés chez des enfants sous réserve de l'accord de leurs parents |

*Commentaires :*

*Réponse A : les « essais-pilotes » sont les essais de phase 2.*

*Réponse E : les enfants doivent être informés de façon adaptée à leur capacité de compréhension ; s'ils refusent de participer malgré le consentement de leurs deux parents, ils ne pourront pas être inclus dans l'étude.*

**32. A propos de la production industrielle des médicaments :**

| | | |
|---|---|---|
| A | ■ | En quinze ans (entre 1996 et 2011) et dans le secteur de la production, le nombre de salariés des entreprises du médicament a augmenté |
| B | | Les Bonnes Pratiques de Fabrication ne s'appliquent pas à la production des médicaments |
| C | | L'unique qualification d'un appareil apporte la preuve que son utilisation permet d'atteindre les résultats escomptés |
| D | ■ | La production des médicaments nécessite des personnels formés et qualifiés |
| E | ■ | Des programmes de formation des personnels doivent être intégrés aux Bonnes Pratiques de Fabrication |

*Commentaires :*

*Réponse B : les Bonnes Pratiques de Fabrication s'appliquent à tout produit fabriqué industriellement, y compris les médicaments.*

*Réponse C : la qualification de l'appareil ne suffit pas, les résultats obtenus doivent être validés.*

**33. A propos de la production industrielle des médicaments :**

| | | |
|---|---|---|
| A | ■ | Dans un lot de production, les médicaments sont identiques, homogènes et conformes à l'autorisation de mise sur le marché |
| B | ■ | Les articles de conditionnement sont inertes et sont sans effet pour le patient |
| C | | Les contrôles sont réalisés uniquement au terme de la production |
| D | | Le flacon qui contient un sirop est un article de conditionnement secondaire |
| E | | Les comprimés, les gouttes, les sirops et les solutés massifs sont destinés exclusivement à la voie orale |

*Commentaires :*

*Réponse C : des contrôles doivent être effectués à toutes les étapes de la production.*

*Réponse D : le flacon, en contact avec le sirop, est un conditionnement primaire ; la boîte qui contient le flacon est un conditionnement secondaire.*

*Réponse E : par exemple, les gouttes peuvent être administrées par voie ophtalmique.*

**34. Concernant les tests précliniques réalisés chez l'animal, quelle(s) est (sont) la (les) proposition(s) exacte(s) ? :**

| | | |
|---|---|---|
| A. | | Le test d'Ames permet de détecter un effet clastogène |
| B. | | Soit une molécule dont la NOAEL est de 10 mg/kg, la première administration à un volontaire sain pesant 70 kg sera au maximum de 7 mg |
| C. | ■ | Les études de segment II de repro-toxicité visent à démontrer un éventuel effet tératogène de la molécule testée |
| D. | | La durée des études de cancérogenèse pour une molécule destinée à être utilisée chez l'Homme pendant une durée inférieure à 1 mois est de 1 mois |
| E. | ■ | Lors des études de toxicité aigüe, le principal paramètre mesuré est la DL10 |

*Commentaire des propositions fausses:*

- *A. Il détecte un effet mutagène*
- *B. 70 mg*
- *D. 24 à 30 mois chez le rat ; 18 à 24 mois chez la souris*

**35. Concernant les tests pré-cliniques réalisés chez l'animal, quelle(s) est (sont) la (les) proposition(s) exacte(s) ? :**

| | | |
|---|---|---|
| A. | ■ | Leur nature est définie par l'International Conference of Harmonization |
| B. | | Le test d'Ames sur cellules eucaryotes est utilisé pour détecter le potentiel mutagène |
| C. | | Les anti-inflammatoires non stéroïdiens sont connus pour leurs effets tératogènes |
| D. | | La NOAEL est la dose la plus faible ne produisant aucun effet toxique |
| E. | ■ | L'interaction avec les canaux hERG dénote un risque d'augmentation de la durée de l'espace QT |

*Commentaire des propositions fausses:*

*B. Ce test est réalisé sur des bactéries E Coli*
*C. Ils ont des effets foetotoxiques (fermeture du canal artériel)*
*D. C'est la dose la plus forte*

**36. Concernant les tests précliniques réalisés chez l'animal, quelle(s) est (sont) la (les) proposition(s) exacte(s) ? :**

| | | |
|---|---|---|
| A. | | Le test d'Ames permet de détecter un effet clastogène |
| B. | | Soit une molécule dont la NOAEL est de 10 mg/kg, la première administration à un volontaire sain pesant 70 kg sera au maximum de 7 mg |
| C. | ■ | Les études de segment II de repro-toxicité visent à démontrer un éventuel effet tératogène de la molécule testée |
| D. | | La durée des études de cancérogenèse pour une molécule destinée à être utilisée chez l'Homme pendant une durée inférieure à 1 mois est de 1 mois |
| E. | ■ | Lors des études de toxicité aigüe, le principal paramètre mesuré est la DL10 |

*Commentaire des propositions fausses:*

*C. Il détecte un effet mutagène*
*D. 70 mg*
*E. 24 à 30 mois chez le rat ; 18 à 24 mois chez la souris*

**37. Concernant les tests pré-cliniques réalisés chez l'animal, quelle(s) est (sont) la (les) proposition(s) exacte(s) ? :**

| | | |
|---|---|---|
| A | ■ | Leur nature est définie par l'International Conference of Harmonization |
| B | | Le test d'Ames sur cellules eucaryotes est utilisé pour détecter le potentiel mutagène |
| C | | Les anti-inflammatoires non stéroïdiens sont connus pour leurs effets tératogènes |
| D | | La NOAEL est la dose la plus faible ne produisant aucun effet toxique |
| E | ■ | L'interaction avec les canaux hERG dénote un risque d'augmentation de la durée de l'espace QT |

*Commentaire des propositions fausses:*

*B. Ce test est réalisé sur des bactéries E Coli*
*A. Ils ont des effets foetotoxiques (fermeture du canal artériel)*
*B. C'est la dose la plus forte*

**38. Concernant le placebo dans les essais cliniques, quelle(s) est (sont) la (les) proposition(s) exacte(s) ? :**

| | | |
|---|---|---|
| A. | ■ | L'effet placebo se définit comme une modification physique et émotionnelle survenant après l'administration d'une substance inerte |
| B. | | L'effet placebo d'un médicament Anti Inflammatoire Non Stéroïdien est estimé à 10% dans les lombalgies chroniques |
| C. | | La naloxone augmente l'action antalgique du placebo ce qui signifie que l'effet du placebo est liée à une libération d'endorphine |
| D. | ■ | Dans la lombalgie chronique, on peut utiliser un placebo ou un médicament antalgique de référence comme comparateur |
| E. | | L'effet placebo est transitoire et de courte durée |

*Commentaire des propositions fausses:*
*B : il est estimé à 30%*
*C : la naloxone diminue l'action du placebo antalgique ce qui signifie que l'effet du placebo est liée à une libération d'endorphine*
*E : L'effet placebo peut durer 6 mois*

**39. Concernant la réglementation des essais cliniques, quelle(s) est (sont) la (les) proposition(s) exacte(s) ? :**

| | | |
|---|---|---|
| A. | ■ | L'assistant de recherche clinique du promoteur assure le monitoring de l'étude |
| B. | | L'investigateur doit souscrire une assurance couvrant les éventuelles conséquences dommageables liées à la recherche |
| C. | ■ | L'investigateur est responsable de l'essai clinique sur un site |
| D. | | L'investigateur doit notifier au comité de protection de personnes un effet indésirable grave dans les 24 heures |
| E. | ■ | L'investigateur délivre l'information préalablement puis fait signer le consentement |

*Commentaire des propositions fausses:*
*B : c'est le promoteur qui souscrit l'assurance*
*D : c'est le promoteur qui notifie au CPP*

**40. Concernant les essais de phase II, quelle(s) est (sont) la (les) proposition(s) exacte(s) ? :**

| | | |
|---|---|---|
| A. | | La phase II consiste à mettre en évidence l'efficacité d'un médicament chez des volontaires malades |
| B. | ■ | Elle permet d'établir des relations dose effet et/ou concentration/effet |
| C. | | La phase II comprend un groupe hétérogène de volontaires malades afin de pouvoir extrapoler les résultats à celle de la population générale |
| D. | ■ | Les critères d'évaluation reposent sur des critères intermédiaires |
| E. | ■ | Elle peut soulever des problèmes éthiques du fait d'explorations invasives non requises habituellement |

*Commentaire des propositions fausses:*
*A : pas l'efficacité mais simplement l'effet pharmacodynamique*
*C : elle comprend un groupe homogène et ne cherche pas à extrapoler les résultats*

**41. Concernant le placebo dans les essais cliniques, quelle(s) est (sont) la (les) proposition(s) exacte(s) ? :**

| | | |
|---|---|---|
| A | ■ | L'effet placebo se définit comme une modification physique et émotionnelle survenant après l'administration d'une substance inerte |
| B | | L'effet placebo d'un médicament Anti Inflammatoire Non Stéroïdien est estimé à 10% dans les lombalgies chroniques |
| C | | La naloxone augmente l'action antalgique du placebo ce qui signifie que l'effet du placebo est liée à une libération d'endorphine |
| | ■ | Dans la lombalgie chronique, on peut utiliser un placebo ou un médicament antalgique de référence comme comparateur |
| | | L'effet placebo est transitoire et de courte durée |

*Commentaire des propositions fausses:*
*B : il est estimé à 30%*
*C : la naloxone diminue l'action du placebo antalgique ce qui signifie que l'effet du placebo est liée à une libération d'endorphine*
*E : L'effet placebo peut durer 6 mois*

**42. Concernant la réglementation des essais cliniques, quelle(s) est (sont) la (les) proposition(s) exacte(s) ? :**

| | | |
|---|---|---|
| A | ■ | L'assistant de recherche clinique du promoteur assure le monitoring de l'étude |
| B | | L'investigateur doit souscrire une assurance couvrant les éventuelles conséquences dommageables liées à la recherche |
| C | ■ | L'investigateur est responsable de l'essai clinique sur un site |
| D | | L'investigateur doit notifier au comité de protection de personnes un effet indésirable grave dans les 24 heures |
| E | ■ | L'investigateur délivre l'information préalablement puis fait signer le consentement |

*Commentaire des propositions fausses:*
*B : c'est le promoteur qui souscrit l'assurance*
*D : c'est le promoteur qui notifie au CPP*

**43. Concernant les essais de phase II, quelle(s) est (sont) la (les) proposition(s) exacte(s) ? :**

| | | |
|---|---|---|
| F. | | La phase II consiste à mettre en évidence l'efficacité d'un médicament chez des volontaires malades |
| G. | ■ | Elle permet d'établir des relations dose effet et/ou concentration/effet |
| H. | | La phase II comprend un groupe hétérogène de volontaires malades afin de pouvoir extrapoler les résultats à celle de la population générale |
| I. | ■ | Les critères d'évaluation reposent sur des critères intermédiaires |
| J. | ■ | Elle peut soulever des problèmes éthiques du fait d'explorations invasives non requises habituellement |

*Commentaire des propositions fausses:*
*A : pas l'efficacité mais simplement l'effet pharmacodynamique*
*C : elle comprend un groupe homogène et ne cherche pas à extrapoler les résultats*

**44. La réalisation d'un essai clinique pour évaluer l'efficacité thérapeutique d'un médicament :**

| | | |
|---|---|---|
| A | | N'est pas indispensable si l'hypothèse biologique de l'utilité du médicament est suffisamment bien argumentée |
| B | ■ | Nécessite des pré-requis expérimentaux obtenus au cours d'études chez l'animal |
| C | ■ | Doit respecter les recommandations éthiques de la Déclaration d'Helsinki |
| D | ■ | Exige d'avoir obtenu l'avis favorable d'un comité de protection des personnes |
| E | ■ | Impose le respect des Bonnes Pratiques Cliniques |

*Commentaires :*

*Réponse A : les essais cliniques sont toujours indispensables pour évaluer l'efficacité thérapeutique et le rapport bénéfice risque d'un médicament ; il s'agit justement de soumettre l'hypothèse biologique à l'épreuve des faits.*

**45. Un essai clinique de première administration d'un médicament chez l'homme :**

| | | |
|---|---|---|
| A | ■ | S'inscrit dans la phase I de développement clinique |
| B | ■ | Peut être effectué chez des sujets non malades |
| C | ■ | Utilise les données de l'expérimentation pré-clinique |
| D | | Etudie la relation entre la dose et l'effet utile thérapeutique |
| E | ■ | A pour objectif d'évaluer la dose maximale tolérée |

*Commentaires :*

*Réponse D : l'étude de la relation entre la dose et l'effet utile thérapeutique est l'objet de la phase II du développement clinique*

**46. Concernant le développement clinique d'un médicament, quelle(s) est (sont) la (les) proposition(s) exacte(s) ?**

| | | |
|---|---|---|
| A | ■ | C'est un processus habituellement long et complexe |
| B | ■ | Il est accompagné d'un fort taux d'attrition (peu de molécules arrivent sur le marché en regard du nombre de molécules testées) |
| C | ■ | Il a pour but principal d'obtenir une autorisation de mise sur le marché |
| D | ■ | Il est généralement associé à une protection des droits de propriété intellectuelle par un brevet |
| E | | Il comporte traditionnellement 4 phases réalisées avant l'Autorisation de Mise sur le Marché |

*Commentaires :*

*Réponse E : la phase IV est post-AMM*

**47. Le système de cellules CACO-2 est utilisé dans le développement des médicaments. C'est un modèle :**

| | | |
|---|---|---|
| A | | D'élimination rénale des médicaments ; |
| B | | D'une étape de la pharmacodynamie des médicaments ; |
| C | | De distribution myocardique des médicaments ; |
| D | ■ | D'absorption intestinale des médicaments. |
| E | | Les propositions A, B, C et D sont fausses. |

*Commentaires :*

*Réponses A B et C : non, ce système explore une phase de la pharmacocinétique uniquement: l'absorption intestinale*

**48. Concernant les principes méthodologiques des essais cliniques, quelle(s) est (sont) la (les) proposition(s) exacte(s) ? :**

| | | |
|---|---|---|
| A. | ■ | L'évolution naturelle de la maladie peut être confondue avec l'effet propre du médicament |
| B. | | Le principe de comparabilité nécessite un groupe placebo |
| C. | | Le principe de signification nécessite un test statistique permettant d'inclure le rôle du hasard dans l'effet observé |
| D. | ■ | L'effet propre du médicament se définit comme la différence observée entre le groupe traité et le groupe contrôle |
| E. | ■ | L'absence de randomisation favorise les biais de sélection |

*Commentaire des propositions fausses :*

*B : Le principe de comparabilité nécessite une randomisation et un insu*

*C : il permet d'exclure le rôle du hasard*

**49. Concernant les aspects réglementaires de la recherche clinique, quelle(s) est (sont) la (les) proposition(s) exacte(s) ? :**

| | | |
|---|---|---|
| A. | ■ | Le code Nuremberg a été le premier code réglementaire proposé au décours des procès des médecins Nazis en 1947 |
| B. | ■ | La déclaration d'Helsinki en 1964 nécessite d'obtenir le consentement par écrit |
| C. | | La loi Jardé (2012) comprend différents régimes de recherche : une recherche interventionnelle comportant une intervention non justifiée par la prise en charge habituelle et une recherche non interventionnelle ne portant pas sur des médicaments et ne comportant que des risques et des contraintes minimes |
| D. | ■ | Les bonnes pratiques cliniques (BPC) définissent le rôle et les responsabilités des différents participants intervenant dans la recherche |
| E. | ■ | Dans un essai clinique, les autorités compétentes sont représentées par le Comité de Protection des Personnes et l'Agence Nationale de Sécurité du Médicament et des produits de santé |

*Commentaire des propositions fausses:*

*C : Elle comprend 3 différents régimes de recherche : une recherche interventionnelle comportant une intervention non justifiée par la prise en charge habituelle ; une recherche interventionnelle ne portant pas sur des médicaments et ne comportant que des risques et des contraintes minimes et une recherche non interventionnelle pour lesquelles tous les actes sont pratiqués de façon habituelle*

VI

**50. Concernant les essais de phase III, quelle(s) est (sont) la (les) proposition(s) exacte(s) ? :**

| | | |
|---|---|---|
| A. | ■ | Elle fait appel au principe de comparaison entre le médicament évalué et le placebo ou un médicament de référence |
| B. | | Elle est souvent monocentrique et de longue durée |
| C. | ■ | Elle permet une première estimation du rapport bénéfice/risque |
| D. | | Les critères d'évaluation reposent sur des critères intermédiaires parfois associés à des critères cliniques |
| E. | | la dose choisie est déterminée en phase I |

*Commentaire des propositions fausses:*

*B : elle est multicentrique*

*D : les critères de jugement reposent sur des critères cliniques*

*E : la dose choisie est déterminée en phase 2*

**51. Parmi les propositions suivantes lesquelles sont exactes ?**
**Les études de mutagénèse permettent de déterminer**

| | | |
|---|---|---|
| A | | les effets sur la fertilité |
| B | ■ | les effets sur le matériel génétique |
| C | | la fréquence des effets toxiques et leurs organes cibles |
| D | ■ | le risque de cancer |
| E | | les effets sur la lactation |

*Commentaires :*
*Réponse A et E : Etudes de reprotoxicité*
*Réponse C : Etudes de toxicité chronique*

**52. Parmi les propositions suivantes lesquelles sont exactes ?**
**Les études de cancérogénèse d'une molécule se font**

| | | |
|---|---|---|
| A | | Avec une seule administration |
| B | | Uniquement chez la femelle |
| C | ■ | Avec plusieurs doses |
| D | | Avec une seule dose |
| E | ■ | Avec une administration continue |

*Commentaires :*
*Réponse A : administration continue (>2ans)*
*Réponse B : 50 animaux par sexe*
*Réponse D : 3 doses.*

**53. Parmi les propositions suivantes lesquelles sont exactes ?**
**A propos du calcul du nombre de sujets pour une étude de phase 3**

| | | |
|---|---|---|
| A | | Il est établi lors de l'évaluation intermédiaire à mi-parcours |
| B | | Il prend en compte la variance des différents critères de jugement principaux |
| C | ■ | Il dépend du risque choisi de détecter une différence qui n'existe pas |
| D | | Le risque de ne pas mettre en évidence la réelle efficacité d'un traitement est un risque imposé |
| E | ■ | Il est conditionné par la différence d'effet attendue entre le médicament et le comparateur |

**54. Avant de réaliser chez l'Homme le premier essai clinique en dose unique d'une nouvelle entité chimique, il faut réglementairement avoir réalisé :**

| | | |
|---|---|---|
| A | ■ | Une étude de mutagénèse (génotoxicité) |
| B | | Une étude de cancérogénèse |
| C | ■ | Une étude de toxicité aigüe d'une durée d'au moins 2 semaines |
| D | ■ | Une étude de toxicité aigüe réalisée sur 2 espèces de mammifères |
| E | | Une étude de toxicité chronique |

*Commentaires :*
*Réponse B : l'étude de cancérogénèse n'est pas nécessaire pour une première administration à l'Homme pour laquelle la mutagénèse/génotoxicité est suffisante pour couvrir cet aspect.*
*Réponse E : la toxicité chronique est requise pour des administrations répétées.*

**55. Les études pré-cliniques du développement des médicaments doivent obligatoirement comprendre :**

| | | |
|---|---|---|
| A | ■ | Des études de pharmacocinétique chez l'animal |
| B | ■ | Des études de pharmacodynamie chez l'animal |
| C | | Des études thérapeutiques sur des modèles animaux |
| D | ■ | Des études de toxicologie |
| E | ■ | Des études de pharmacotechnie (fabrication du médicament) |

*Commentaires :*

*Réponse C : les modèles animaux de maladie sont utiles au développement des médicaments mais pas assez fiables pour être obligatoires avant de passer à l'Homme.*

**56. Dans un essai clinique, l'investigateur est :**

| | | |
|---|---|---|
| A | | Une personne morale ou physique |
| B | | Celui qui contracte une assurance pour l'étude |
| C | ■ | Celui qui dirige et surveille la réalisation de la recherche |
| D | | Celui qui soumet le protocole au comité de protection des personnes |
| E | ■ | Celui qui recueille le consentement de la personne participante à la recherche |

*Commentaires :*

*Réponses fausses : A, B, D concernent le promoteur.*

**57. L'assurance pour une recherche biomédicale :**

| | | |
|---|---|---|
| A | | Permet d'indemniser les dommages liés aux soins de la recherche |
| B | ■ | Permet d'indemniser les dommages liés à la recherche |
| C | ■ | Est contractée par le promoteur de l'étude |
| D | ■ | Peut être sollicitée jusqu'à 10 ans après la fin de la recherche |
| E | | Peut être sollicitée jusqu'à 15 ans après la fin de la recherche |

*Commentaires :*

*Réponse A : ne veut rien dire.*

*Réponse E : c'est 10 ans et non 15.*

**58. A propos d'évènement indésirable grave inattendu survenant chez un patient inclus dans une recherche biomédicale :**

| | | |
|---|---|---|
| A | | L'investigateur doit le notifier dans un délai de 7 jours |
| B | ■ | Le promoteur doit le notifier dans un délai de 7 jours |
| C | | L'investigateur doit le notifier dans un délai de 15 jours |
| D | | L'investigateur doit le notifier au CPP et à l'autorité compétente |
| E | ■ | Le promoteur doit le notifier au CPP et à l'autorité compétente |

*Commentaires :*

*Réponses A, C et D : sont fausses car seul le promoteur doit légalement notifier ... même si, bien sûr, pour qu'il puisse le faire, l'investigateur doit l'avoir informé auparavant.*

**59. A propos de la note d'information et de consentement pour la participation d'un patient à une recherche biomédicale :**

| | | |
|---|---|---|
| A | ■ | Y figurent les avis du comité de protection et de l'autorité compétente |
| B | | Y figurent les pénalités encourues en cas de retrait de consentement |
| C | ■ | Y figurent les objectifs de l'étude |
| D | ■ | Y figurent les contraintes et les risques attendus |
| E | | La signature du document par le patient précède obligatoirement son inclusion |

*Commentaires :*

*Réponse B : fausse car le patient peut retirer son consentement à tout moment, sans avoir à donner de justification.*

*Réponse E : Le plus souvent c'est le cas, mais le consentement d'un patient peut être différé dans le cas où le patient n'est pas en état de donner son consentement à condition que le protocole l'ai prévu et après l'autorisation de l'autorité compétente et du CPP. La réponse est fausse à cause du mot « obligatoirement ».*

**60. Au cours du développement clinique d'un médicament, le(s) objectif(s) d'une phase IV est (sont) de déterminer :**

| | | |
|---|---|---|
| A | | L'efficacité et la tolérance par rapport à un traitement de référence ou un placebo |
| B | ■ | La détection des évènements indésirables très rares |
| C | | La mise au point de la forme galénique définitive |
| D | | La dose maximale tolérée chez le patient |
| E | ■ | L'efficacité et la tolérance dans les conditions habituelles de prescription |

*Commentaires :*

*Réponse A : concerne la phase III.*

*Réponse C : concerne les phases I et/ou II.*

*Réponse D : concerne la phase I.*

**61. En fonction des phases de développement clinique des médicaments, les participants sont majoritairement :**

| | | |
|---|---|---|
| A | | Des patients en nombre limité en phase I |
| B | ■ | Des volontaires sains en phase I |
| C | | Des volontaires sains en phase II |
| D | ■ | Des patients en nombre limité en phase II |
| E | ■ | Des patients en grand nombre en phase III |

*Commentaires :*

*Réponse A : les phases I incluent majoritairement des sujets sains (même si dans certains domaines tels l'oncologie les phases I se font avec des patients).*

*Réponse C : les phases II se font par définition chez des patients.*

**62. L'autorisation de mise sur le marché (AMM) pour un médicament est obtenue :**

| | | |
|---|---|---|
| A | | À la fin de la phase II |
| B | | À la fin de la phase IV |
| C | ■ | À la fin de la phase III |
| D | | Auprès du Comité des Protections des Personnes (CPP) |
| E | | Auprès de la Haute Autorité de Santé (HAS) |

*Commentaires :*

*Réponse A : la phase II est insuffisante pour un dossier d'AMM.*

*Réponse B : la phase IV est une phase post-AMM.*

*Réponse D : le CPP n'a rien à voir avec l'AMM.*

*Réponse E : l'AMM est obtenue auprès de l'EMA et de l'ANSM et l'HAS n'a pas de pouvoir sur l'AMM.*

**63. En règle générale, dans les essais thérapeutiques utilisés pour une demande d'Autorisation de Mise sur le Marché (AMM):**

| | | |
|---|---|---|
| A | | L'administration des médicaments se fait toujours en double aveugle |
| B | ■ | La randomisation permet de créer des groupes comparables |
| C | ■ | On peut comparer le produit étudié à un placebo |
| D | ■ | On peut comparer le produit étudié à un médicament de référence |
| E | | On peut comparer le produit à des données historiques |

*Commentaires :*

*Réponse A : pas toujours, notamment en phase I et II.*

*Réponse E : la comparaison a des données historiques ne permet pas, en règle générale, d'obtenir des données assez fiables pour une AMM.*

**64. Les affirmations suivantes concernant le développement clinique du médicament sont exactes**

| | | |
|---|---|---|
| A | | Les études de phase II correspondent aux premières administrations chez l'homme |
| B | ■ | Les études de phase II comparent l'efficacité de différentes doses du médicament |
| C | ■ | Le but de la phase III est de démontrer que le rapport bénéfice-risque du médicament est favorable dans une indication thérapeutique spécifique |
| D | ■ | Les essais cliniques des médicaments nécessitent l'avis favorable d'un comité de Protection des Personnes (CPP) |
| E | | Les essais cliniques des médicaments nécessitent l'avis favorable d'une Autorité Compétente qui est la Haute Autorité de Santé (HAS) |

*Commentaires :*

*Réponse A : la phase II fait suite à une phase I réalisée chez des volontaires sains (ou des patients par ex en cancérologie)*

*Réponse E : les essais cliniques de médicaments ne peuvent être réalisés qu'après avis favorable d'un Comité de Protection des Personnes et de l'ANSM*

**65. Dans les études de phase III de développement du médicament**

| | | |
|---|---|---|
| A | | Les essais cliniques sont nécessairement monocentriques |
| B | ■ | Les essais cliniques comparent le nouveau médicament à un placebo ou à un médicament de référence |
| C | ■ | Les essais cliniques sont dans la mesure du possible réalisés en double aveugle |
| D | ■ | L'évaluation des résultats de ces essais est définie à partir d'un seul critère (critère principal) |
| E | | Les résultats de ces essais correspondent aux seules données cliniques qui figurent dans le dossier d'autorisation de mise sur le marché (AMM) |

*Commentaires :*

*Réponse A : les études de phase III qui portent sur un nombre important de patients sont nécessairement multicentriques*

*Réponse E : le dossier d'AMM comporte de nombreuses autres données : données dites non cliniques (en particulier de mécanisme d'action, de pharmacocinétique, de toxicologie préclinique, de qualité de fabrication, de contrôle du produit fini...et des études de phases I et II).*

**66. Le développement préclinique des médicaments**

| | | |
|---|---|---|
| A | | Ne concerne que des études réalisées in vitro |
| B | ■ | Suit les recommandations de l'ICH (International Conference on Harmonisation) |
| C | ■ | Certaines études sont obligatoires avant la première administration chez l'homme |
| D | ■ | Doit inclure une étude de toxicité chez 2 espèces de mammifère dont une espèce non rongeur si l'administration chez l'homme est prévue de se faire de façon répétée |
| E | | N'inclue pas l'évaluation de la génotoxicité |

*Commentaires :*

*Réponse A : Il concerne aussi (et en pratique surtout) des études réalisées in vivo chez l'animal, en particulier les études de toxicologie*

*Réponse E : L'évaluation de génotoxicité potentielle des médicaments est l'un des objectifs des études réalisées lors du développement préclinique des médicaments.*

**67. Concernant le développement préclinique du médicament :**

| | | |
|---|---|---|
| A | | les études de mutagénèse recherchent la survenue de mutations dans l'ADN chez l'Homme |
| B | | les éventuelles modifications de matériel génétique induites par le médicament sont vérifiées par des tests sur bactéries uniquement |
| C | ■ | il peut conduire à un arrêt du développement du médicament |
| D | | les études de cancérogenèse peuvent être raccourcies à 3 mois chez les Animaux sensibles |
| E | ■ | il doit comporter des études de reprotoxicité |

*Commentaires :*

*Réponse A : Les études de mutagenèse sont réalisées chez l'animal.*

*Réponse B : Les tests d'aberrations chromosomiques sont réalisés in vitro sur des cellules de mammifères ou lymphomes murins par exemple.*

*Réponse D : Les études de cancérogenèse durent au minimum 24 mois.*

**68. Concernant la phase 2 du développement clinique d'un médicament :**

| | | |
|---|---|---|
| A | ■ | elle détermine la poursuite ou non du développement clinique d'un médicament |
| B | ■ | elle est réalisée dans le respect des bonnes pratiques cliniques |
| C | ■ | elle correspond à des études d'efficacité et de sécurité |
| D | ■ | elle permet d'évaluer la posologie la plus adaptée |
| E | | elle permet de détecter des effets indésirables rares |

*Commentaires :*

*Réponse E : Les études de phase 2 sont réalisées sur de trop petits effectifs de sujets pour permettre de détecter des effets indésirables rares (≥ 1/10 000 et <1/1000).*

# 7 - Cibles et mécanismes d'action des médicaments

**1. Parmi les propositions suivantes relatives aux mécanismes d'action des médicaments, quelle est (quelles sont) celle (celles) qui est (sont) exacte(s) ?**

| | | |
|---|---|---|
| A | | Les récepteurs à tyrosine kinase sont des récepteurs intranucléaires |
| B | | L'aspirine provoque une inhibition réversible de la cyclo-oxygénase |
| C | ■ | Le récepteur GABA-A est un récepteur canal perméable aux ions chlore |
| D | ■ | L'effecteur final d'un récepteur couplé à une protéine G peut être une enzyme |
| E | ■ | Les antibiotiques de type béta-lactamine interagissent avec la membrane bactérienne |

*Commentaires :*

*Réponse B : l'inhibition est irréversible...*

**2. Parmi les éléments suivants, quel est (quels sont) celui (ceux) qui influence(nt) l'intensité de la réponse à un médicament ?**

| | | |
|---|---|---|
| A | ■ | L'affinité du médicament pour sa cible |
| B | ■ | La dose administrée du médicament |
| C | ■ | L'activité du médicament sur sa cible |
| D | ■ | La sélectivité du médicament pour sa cible |
| E | | L'affinité et la sélectivité du médicament n'ont rien à voir avec l'intensité de la réponse. |

**3. Concernant les cibles moléculaires des médicaments :**

| | | |
|---|---|---|
| A | ■ | l'insuline se fixe sur un récepteur à activité tyrosine kinase |
| B | ■ | l'activation des récepteurs a1-adrénergiques des cellules musculaires lisses entraîne une augmentation de la concentration de calcium intracellulaire |
| C | | les récepteurs b-adrénergiques sont des récepteurs canaux |
| D | | les récepteurs nicotiniques sont transmembranaires et couplés à la phospholipase C |
| E | | une fois activés, les récepteurs des glucocorticoïdes se fixent sur la mitochondrie |

*Commentaires :*

*Réponse C : Ce sont des récepteurs couplés aux protéines G*

*Réponse D : Ce sont des récepteurs canaux*

*Réponse E : Ils pénètrent dans le noyau et interagissent avec l'ADN*

**4. Les statines :**

| | | |
|---|---|---|
| A | ■ | sont des inhibiteurs enzymatiques |
| B | | sont des antagonistes des récepteurs du cholestérol |
| C | ■ | diminuent la synthèse de cholestérol |
| D | | sont des inhibiteurs d'un transporteur hépatique du cholestérol |
| E | | stimulent la dégradation enzymatique du cholestérol |

*Commentaires :*

*Réponse A vraie: inhibiteurs de l'HMG-CoA réductase*

**5. les médicaments suivants interagissent avec un transporteur transmembranaire :**

| | | |
|---|---|---|
| A | ■ | les antidépresseurs inhibiteurs de la recapture de sérotonine |
| B | | les antagonistes des récepteurs β-adrénergiques |
| C | ■ | les inhibiteurs de la pompe à protons |
| D | | les inhibiteurs de l'acétylcholinestérase |
| E | | les inhibiteurs de la transcriptase inverse virale |

*Commentaires :*

*Réponse B : ce sont des antagonistes de récepteurs membranaires*

*Réponse D et E : Ce sont des inhibiteurs enzymatiques*

**6. Parmi ces affirmations concernant les récepteurs canaux, lesquelles sont vraies ?**

| | | |
|---|---|---|
| A | ■ | Ils sont membranaires. |
| B | | Ils peuvent activer une protéine G. |
| C | ■ | Ils peuvent induire une dépolarisation. |
| D | ■ | Ils peuvent induire une hyperpolarisation. |
| E | ■ | Leur activation génère une entrée d'ions. |

*Commentaires :*

*Réponse B : Cela ne concerne que les récepteurs couplés au protéine G*

**7. Parmi ces propositions concernant la lidocaïne, laquelle est vraie ?**

| | | |
|---|---|---|
| A | | La lidocaïne active les canaux potassiques. |
| B | | La lidocaïne bloque les canaux calciques. |
| C | ■ | La lidocaïne bloque les canaux sodiques. |
| D | | La lidocaïne bloque les canaux chlorure. |
| E | | La lidocaïne active les canaux sodiques. |

**8. Concernant l'érythropoïétine (EPO), lesquelles de ces propositions sont justes ?**

| | | |
|---|---|---|
| A | | L'EPO stimule la prolifération des globules rouges et des lymphocytes T. |
| B | ■ | L'EPO recombinante humaine est utilisée pour traiter l'anémie de l'insuffisance rénale chronique. |
| C | | La synthèse d'EPO est stimulée par l'augmentation de la PCO2 dans les reins. |
| D | | L'EPO est une enzyme de la famille des tyrosine kinases. |
| E | ■ | La synthèse d'EPO est régulée par l'oxygénation du sang et des organes. |

*Commentaires :*

*Réponse A :L'EPO ne stimule que les globules rouges*

*Réponse C : L'EPO est stimulée par la baisse de la PO2 dans les reins*

*Réponse D : L'EPO est une hormone glycoprotéique (Facteur de croissance)*

**9. Parmi les familles d'antirétroviraux suivantes, laquelle agit en inhibant l'entrée du VIH dans la cellule cible ?**

| | | |
|---|---|---|
| A | | Les inhibiteurs de l'intégrase. |
| B | | Les inhibiteurs de la protéase. |
| C | ■ | Les inhibiteurs de la fixation au co-récepteur CCR5. |
| D | | Les inhibiteur de la transcriptase inverse. |
| E | | Les inhibiteurs de la caspase 5. |

**10. A propos des mécanismes d'action des médicaments, indiquer la ou les propositions vraies**

| | | |
|---|---|---|
| A | ■ | Les laxatifs osmotiques peuvent provoquer une diminution du volume sanguin en raison de l'afflux d'eau et de sels vers l'intestin et leur élimination fécale |
| B | | L'action physicochimique s'exerce directement dans tous les compartiments de l'organisme |
| C | ■ | La plupart des substances antiseptiques agissent par une action physico-chimique forte qui permet de détruire ou de fragiliser la paroi et la membrane bactérienne ou virale |
| D | | La connaissance de l'origine des substances (chimie de synthèse, extractive, issue des biotechnologies) donne des indications sur les cibles cellulaires et les mécanismes mis en jeu pour produire les effets |
| E | | La connaissance de l'affinité d'un médicament pour sa cible cellulaire permet de prédire ses effets |

*Commentaires :*

*Réponse B : Elle s'exerce souvent dans des compartiments limités*

*Réponse D,E : Les effets d'une substance dépendent de l'affinité et de la sélectivité de la substance pour une cible, ainsi que de la réversibilité de la liaison, et non de son origine. La prédiction des effets ne dépendent donc pas uniquement de l'affinité*

**11. A propos des mécanismes d'action des médicaments, indiquer la ou les propositions vraies**

| | | |
|---|---|---|
| A | ■ | L'application de la loi d'action de masse aux interactions réversibles entre médicament et protéine cible prédit que lorsque la concentration du médicament diminue, le complexe médicament-protéine se dissocie et l'effet s'atténue |
| B | | L'établissement d'une liaison covalente entre le médicament et la protéine cible rend la réversibilité de l'effet indépendante du taux de renouvellement de la protéine cible |
| C | | Les substances actives sur les récepteurs localisés à l'intérieur de la cellule peuvent rester confinées dans l'espace extracellulaire et être actives |
| D | ■ | Le blocage d'une enzyme par un inhibiteur pharmacologique se mesure plus facilement par la mesure du rapport substrat/produit car ce rapport amplifie l'effet intrinsèque des inhibiteurs enzymatiques de diminution du produit et d'augmentation du substrat |
| E | | L'effet du blocage d'un récepteur dans un tissu ou un organe ne dépend pas du niveau de signal endogène |

*Commentaires :*

*Réponse B : Dans le cas d'une liaison covalente entre le médicament et la protéine cible, la réversibilité de l'effet dépend du taux de renouvellement de la protéine cible*

*Réponse C : Pour être active, une substance doit être « en contact » avec son récepteur cible*

**12. A propos du degré d'ionisation d'une substance active**

| | | |
|---|---|---|
| A | | Il dépend du gabarit de la substance active |
| B | | Une substance active ionisée traverse facilement les membranes cellulaires |
| C | ■ | Il dépend du pH du milieu |
| D | | Une substance active ionisée est très liposoluble |
| E | | Il dépend de la masse molaire de la substance active |

*Commentaires :*
*l'ionisation dépend de la structure chimique de la molécule (existence de groupements fonctionnels polaires ou apolaires) et du pH du milieu. Plus la molécule est ionisée, donc polaire, plus elle sera hydrophile et moins elle sera lipophile.*

**13. A propos des cibles des médicaments**

| | | |
|---|---|---|
| A | | Tous les médicaments agissent après fixation à une cible cellulaire |
| B | ■ | Les protéines constituent les cibles majoritaires des médicaments |
| C | ■ | Les médicaments très hydrophobes restent insérés dans la membrane plasmique |
| D | | La majorité des médicaments ne se fixe qu'à une seule cible |
| E | | Après fixation à un récepteur membranaire, le médicament est internalisé dans la cellule |

*Commentaires :*
*Réponse A : il existe d'autres sortes de cibles, indépendantes de la cellule (inhibiteurs d'enzymes, anti-acides, anticorps, chélateurs d'ions...)*

**14. A propos de la liaison aux cibles**

| | | |
|---|---|---|
| A | ■ | Un substrat suicide se lie de façon covalente à l'enzyme qui le dégrade |
| B | | Les transporteurs font toujours passer les ions dans le sens de leur gradient de concentration |
| C | ■ | Les médicaments qui bloquent la pompe $K^+/H^+$ empêchent l'acidification du suc gastrique |
| D | | La sélectivité du médicament est indépendante de sa concentration |
| E | | Les effets secondaires résultent de la fixation du médicament à une autre cible que la cible thérapeutique |

*Commentaires :*
*Réponse B : le transport actif, via des transporteurs, fonctionne contre le gradient de concentration.*
*Réponse D : la sélectivité de l'effet d'un médicament dépend de sa concentration*
*Réponse E : les effets indésirables ou les effets secondaires peuvent être dus à l'effet pharmacologique induit par la liaison du médicament à sa cible thérapeutique*

**15. A propos des traitements au long cours**

| | | |
|---|---|---|
| A | ■ | Tout médicament devient toxique au-delà d'une certaine dose |
| B | | La tolérance au médicament correspond à une diminution de ses effets secondaires |
| C | ■ | L'administration de médicament au long cours peut entraîner une diminution de son efficacité thérapeutique |
| D | ■ | Le blocage prolongé d'un récepteur par un antagoniste conduit à une augmentation de son expression |
| E | | Les phénomènes de compensation induits par la prise prolongée de médicaments s'opposent toujours à l'effet thérapeutique |

*Commentaires :*
*Réponse B : la tolérance à un médicament est la nécessité d'augmenter la dose pour obtenir le même effet pharmacologique.*

**16. Concernant les cibles moléculaires des médicaments**

| | | |
|---|---|---|
| A | ■ | elles sont pour environ 40 % représentées par des récepteurs membranaires |
| B | | environ 1200 cibles ont été identifiées et caractérisées à ce jour |
| C | | les inhibiteurs d'enzymes représentent 15 % des médicaments |
| D | | le paracétamol agit sur la même cible moléculaire que l'aspirine |
| E | | une cible moléculaire est toujours une protéine |
| F | | toutes les propositions précédentes sont inexactes |

*Commentaires :*

*Réponse B : Environ 330 cibles identifiées*

*Réponse C : Environ 25% des médicaments*

*Réponse D : Les cibles de l'aspirine sont les cyclo-oxygénases, la cible du paracétamol est inconnue*

*Réponse E : Non, par exemple certains médicaments ciblent l'ADN (anticancéreux)*

**17. Concernant les récepteurs**

| | | |
|---|---|---|
| A | ■ | ils peuvent dans certains cas permettre le passage d'ions |
| B | ■ | il existe des récepteurs spécifiques du monoxyde d'azote (NO) |
| C | | la liaison d'un ligand à son récepteur est toujours irréversible |
| D | ■ | un médicament peut modifier la fonctionnalité d'un récepteur |
| E | | les récepteurs à activité guanylate cyclase permettent d'augmenter le taux d'AMPc |
| F | | toutes les propositions précédentes sont inexactes |

*Commentaires :*

*Réponse C : Peut être réversible ou irréversible*

*Réponse E : De GMP cyclique*

**18. Concernant les ligands des récepteurs couplés aux protéines G**

| | | |
|---|---|---|
| A | ■ | ils représentent 25 % des médicaments |
| B | ■ | ils se lient sur la face extracellulaire du récepteur |
| C | ■ | la morphine est un médicament de ce type |
| D | | lorsque ces ligands sont des antagonistes, ils entrainent un changement discret de conformation du récepteur |
| E | ■ | certaines enzymes sont identifiées dans cette catégorie |
| F | | toutes les propositions précédentes sont inexactes |

*Commentaires :*

*Réponse D : Les agonistes entraine un changement conformationnel, pas les antagonistes*

**19. Concernant les systèmes de recapture**

| | | |
|---|---|---|
| A | ■ | les médicaments qui les inhibent augmentent les effets des ligands naturels |
| B | ■ | ils sont particulièrement impliqués dans les systèmes de neurotransmission |
| C | | il existe des systèmes de recapture d'enzymes cytosoliques |
| D | ■ | la fluoxétine est un inhibiteur sélectif de la recapture de la sérotonine |
| E | | le salbutamol est un inhibiteur sélectif de la recapture de la noradrénaline |
| F | | toutes les propositions précédentes sont inexactes |

*Commentaires :*

*Réponse C : Les enzymes sont protéolysées.*

*Réponse E : Le salbutamol est un béta-2 mimétique*

**20. Indiquez la (les) proposition(s) exacte(s) concernant les molécules suivantes :**

| | | |
|---|---|---|
| A | | Au départ, l'aspirine a été extraite à partir de l'If du Pacifique |
| B | | La pénicilline est la seule molécule identifiée grâce à la théorie des signatures |
| C | | L'imipramine est issue d'une démarche de recherche rationnelle |
| D | | La pénicilline est un inhibiteur de protéase utilisé comme antiviral |
| E | ■ | La cocaïne est le chef de file des anesthésiques locaux |

*Commentaires :*

*Réponse A : elle a été extraite de l'écorce de saule*

*Réponse B : l'aspirine est la seule molécule identifiée grâce à la théorie des signatures*

*Réponse C : ses propriétés antidépressives ont été découvertes par hasard*

*Réponse D : c'est un antibiotique*

**21. Indiquez les 2 propositions exactes concernant !a cible des molécules suivantes :**

| | | |
|---|---|---|
| A | | L'insuline agit sur un récepteur à 7 domaines transmembranaires couplé à une protéine G |
| B | ■ | Le VEGF active un récepteur à activité enzymatique de la membrane plasmique |
| C | ■ | La digoxine bloque l'ATPase Na+/K+ |
| D | | Les anti-inflammatoires stéroïdiens agissent sur des canaux ioniques |
| E | | La nicotine a pour cible un récepteur à activité enzymatique |

*Commentaires :*

*Réponse A : elle agit sur un récepteur à activité enzymatique de type tyrosine kinase*

*Réponse D : ils agissent sur un récepteur intracellulaire : le récepteur aux glucocorticoïdes*

*Réponse E : elle a pour cible sur un récepteur canal.*

**22. Indiquez la (es) proposition(s) exacte(s) concernant les récepteurs à 7 domaines transmembranaires couplés à une protéine G :**

| | | |
|---|---|---|
| A | ■ | Leurs domaines transmembranaires ont une structure secondaire en hélice alpha |
| B | ■ | 50% d'entre eux sont activés par des stimuli tels que la lumière ou des agents du goût |
| C | | Ce sont des récepteurs constitués de 7 sous-unités |
| D | | Ils sont la cible des benzodiazépines et des barbituriques |
| E | | Ils représentent 55% des cibles des médicaments |

*Commentaires :*

*Réponse C : ils sont constitués de 7 domaines transmembranaires et la protéine G est constituée de 3 sous-unités.*

*Réponse D : les benzodiazépines et les barbituriques se fixent sur un récepteur canal : le récepteur GABA de type A.*

*Réponse E : Ils représentent 25% des cibles des médicaments.*

**23. Indiquez les 2 propositions exactes concernant les canaux voltage-dépendants :**

| | | |
|---|---|---|
| A | ■ | Ce sont des protéines transmembranaires |
| B | | Ils consomment de l'ATP pour fonctionner |
| C | | Ils s'ouvrent à la suite de la fixation d'un neuromédiateur sur un site de liaison |
| D | ■ | Ils sont la cible de certains antihypertenseurs |
| E | | Ils sont la cible des antidépresseurs |

*Commentaires :*

*Réponse B : ils ne consomment pas d'ATP.*

*Réponse C : ils s'ouvrent en réponse à une dépolarisation de la membrane cellulaire.*

*Réponse D : les inhibiteurs calciques sont des antihypertenseurs qui bloquent les canaux calciques voltage-dépendants*

*Réponse E : les antidépresseurs sont des substances qui vont favoriser la transmission sérotoninergique et/ou noradrénergique (inhibiteurs des systèmes de recapture de ces neuromédiateurs par exemple).*

**24. A propos des récepteurs couplés aux protéines G :**

| | | |
|---|---|---|
| A | ■ | Leurs protéines G sont constituées de 3 sous unités protéiques différentes. |
| B | | La sous unité β des protéines G possède une activité enzymatique. |
| C | ■ | La sous unités α des protéines Gq active une phospholipase C |
| D | ■ | Leur activation par un agoniste conduit à la dissociation de la protéine G en une sous unité α et un dimère βγ qui peuvent activer des effecteurs différents. |
| E | | En l'absence d'agoniste, la sous unité α des protéines G est liée à de l'ATP. |

*Commentaires :*

*Réponse B : la sous unité β des protéines G ne possède pas d'activité enzymatique.*

*Réponse E : c'est la liaison de l'agoniste qui permet la fixation d'une molécule d'ATP.*

**25. 12. Le phénomène de désensibilisation des récepteurs :**

| | | |
|---|---|---|
| A | | Survient à la suite d'un traitement prolongé par des antagonistes. |
| B | ■ | Se traduit par une diminution de la réponse induite par les agonistes. |
| C | ■ | Peut être lié au découplage du récepteur de sa protéine G. |
| D | ■ | Peut être à l'origine d'une tolérance à un traitement. |
| E | | Induit un effet rebond à l'arrêt brutal d'un traitement. |

*Commentaires :*

*Réponse A : la désensibilisation des récepteurs survient pour des phénomènes se développant graduellement au fil des jours ou des semaines lors de l'utilisation du médicament (agoniste)*

*Réponse E : L'effet rebond caractérise une surexpression des récepteurs due à une diminution de la quantité de ligands*

**26. Les pompes ioniques**

| | | |
|---|---|---|
| A | | Transportent les ions par diffusion passive. |
| B | ■ | Sont des cibles de principes actifs. |
| C | ■ | Contribuent à l'établissement du gradient ionique de part et d'autre de la membrane cellulaire. |
| D | ■ | Utilisent l'énergie fournie par l'hydrolyse de l'ATP. |
| E | | Sont des canaux ioniques. |

*Commentaires :*

*les pompe transportent des éléments dans le sens contraire du gradient et ne sont donc pas des canaux, qui permettent la diffusion passive de ces éléments*

**27. Parmi les caractéristiques suivantes, quelles sont celles qui concernent la liaison d'un médicament à sa cible :**

| | | |
|---|---|---|
| A | | Sécurité |
| B | | Efficacité |
| C | ■ | Stéréo-sélectivité |
| D | ■ | Saturabilité |
| E | | Bioéquivalence |

**28. Cibles et mécanismes d'action des médicaments :**

| | | |
|---|---|---|
| A | ■ | Certains médicaments anti-inflammatoires ont comme cible des récepteurs nucléaires |
| B | ■ | Les récepteurs à 7 domaines transmembranaires, couplés à une protéine G, sont localisés au niveau de la membrane plasmique |
| C | | Les récepteurs de type-A au GABA (récepteurs GABA-A) sont des récepteurs-canaux qui assurent un influx de cations |
| D | | La cinétique des effets des médicaments qui se fixent sur des récepteurs nucléaires est généralement plus rapide que celle des médicaments se fixant sur des récepteurs-canaux |
| E | | Une des fonctions des récepteurs-canaux est de transporter les agonistes de ces récepteurs à l'intérieur de la cellule |

*Commentaires :*

*Réponse C : les récepteurs GABA-A sont des complexes incluant un canal chlore qui assure donc un influx d'anions (ions Cl-).*

*Réponse D : la cinétique des effets des médicaments qui se fixent sur des récepteurs nucléaires est la plus longue car elle nécessite des mécanismes tels que transcription et traduction.*

*Réponse E : dans le cas d'un récepteur canal, l'agoniste reste fixé à l'extérieur de la cellule, il s'ensuit un transfert d'ions entre l'extérieur et l'intérieur de la cellule.*

**29. Cibles et mécanismes d'action des médicaments :**

| | | |
|---|---|---|
| A | | Les récepteurs à activité enzymatique sont des récepteurs à 7 domaines transmembranaires, couplés à une protéine G |
| B | | Les récepteurs nucléaires sont les cibles de médicaments très hydrophiles |
| C | ■ | Un médicament se fixant sur un récepteur localisé au niveau de la membrane plasmique peut augmenter le degré de phosphorylation de protéines intracellulaires |
| D | | Les médiateurs de l'organisme se comportent généralement comme des antagonistes de leurs récepteurs |
| E | ■ | Des inhibiteurs irréversibles de H+/K+-ATPase des cellules pariétales de l'estomac sont utilisés comme médicaments anti-ulcéreux |

*Commentaires :*

*Réponse A : les récepteurs à activité enzymatique sont constitués d'une chaîne protéique transmembranaire contenant une activité enzymatique (par exemple, récepteurs à activité tyrosine kinase).*

*Réponse B : les médicaments agissant sur des récepteurs nucléaires doivent traverser la membrane cellulaire et la membrane nucléaire donc sont des molécules hydrophobes.*

**30. Cibles et mécanismes d'action des médicaments :**

| | | |
|---|---|---|
| A | | En présence d'un antagoniste compétitif, la CE50 d'un agoniste diminue |
| B | | En présence d'un antagoniste compétitif, l'effet maximum (Emax) d'un agoniste augmente |
| C | ■ | Dans le cas de réponses quantales, la DE50 d'un agoniste correspond à la dose qui entraîne un effet donné chez 50 % de l'effectif étudié |
| D | | Dans le cas de réponses graduelles, la CE50 correspond à la concentration d'antagoniste qui entraîne 50 % de l'effet maximal |
| E | ■ | Un agoniste entier possède un effet d'amplitude supérieure à celle d'un agoniste partiel |

*Commentaires :*
*Réponses A et B : en présence d'un antagoniste compétitif, la CE50 d'un agoniste augmente alors que Emax est inchangé ; il y a déplacement vers la droite de la courbe « concentration - effet ».*
*Réponse D : Pour un antagoniste on parlera plutôt de CI50 (inhibition de 50% de l'effet). La CE50 est employée pour évaluer l'efficacité d'un agoniste*

**31. Le tableau ci-dessous illustre les valeurs de KI, exprimées en nanomoles/L, de 3 médicaments (appelés A, B et C) obtenues lors d'études de liaison spécifique sur deux récepteurs à l'adrénaline (récepteurs β1 et récepteur β2) :**

| | **Récepteurs** | |
|---|---|---|
| | **β1** | **β2** |
| **A** | 13 | 0,3 |
| **B** | 1200 | 1,2 |
| **C** | 0,3 | 0,2 |

| | | |
|---|---|---|
| A | ■ | Des trois médicaments étudiés, le médicament C est celui qui présente la meilleure affinité pour le récepteur β1 |
| B | | Des trois médicaments étudiés, le médicament C est celui qui présente la meilleure affinité et la meilleure sélectivité pour le récepteur β2 |
| C | | Ces données indiquent que le médicament B est un antagoniste du récepteur β1 |
| D | | Des trois médicaments étudiés, le médicament A présente une meilleure sélectivité pour le récepteur β2 |
| E | ■ | Si le médicament B est un agoniste, il pourrait être développé comme bronchodilatateur |

*Commentaires :*
*Réponse B : le médicament C présente la valeur la plus faible de KI pour le récepteur β2 donc la meilleure affinité pour ce récepteur ; en revanche, pour que le médicament C soit très sélectif pour le récepteur β2, il faudrait que la valeur du KI pour le récepteur β2 soit très inférieure à la valeur du KI pour le récepteur β1 (au moins d'un facteur 10).*
*Réponse C : ces données se rapportent à l'affinité de chaque médicament sur les récepteurs β1 et β2 et non pas à l'effet produit.*
*Réponse D : des trois médicaments étudiés, c'est le médicament B qui a la meilleure sélectivité pour le récepteur β2 (la valeur de KI pour le récepteur β2 est 1000 fois inférieure à celle de KI pour le récepteur β1).*

**32. Concernant les récepteurs couplés aux protéines G (RCPGs), quelle(s) est (sont) la (les) proposition(s) exacte(s) ? :**

| | | |
|---|---|---|
| A. | | Leur extrémité N terminale intracellulaire est plus longue pour les récepteurs de classe C que pour les récepteurs de classe A et B |
| B. | ■ | Tous les RCPGs possèdent sept domaines transmembranaires |
| C. | ■ | La majorité des RCPGs est exprimée à la membrane cytoplasmique sous la forme d'oligomères |
| D. | | Une mutation activante du récepteur V2 de la vasopressine est responsable du diabète néphrogénique insipide |
| E. | ■ | Le récepteur CCR5 permet la pénétration du virus VIH dans la cellule |

*Commentaire des propositions fausses:*
*A. L'extrémité N terminale des RCPGs est extracellulaire*
*D. Il s'agit d'une mutation inactivante du récepteur V1 de cette hormone*

**33. Concernant les récepteurs couplés aux protéines G (RCPGs), quelle(s) est (sont) la (les) proposition(s) exacte(s) ? :**

| | | |
|---|---|---|
| A. | | L'activation de la protéine G se caractérise par l'échange, au niveau de la sous-unité alpha, du GTP par du GDP |
| B. | ■ | Les agonistes inverses provoquent le découplage du RCPG de la protéine G |
| C. | | La désensibilisation d'un RCPG est un phénomène dépendant du temps d'exposition du récepteur à un agoniste et implique la bêta-arrestine qui induit la séquestration du RCPG dans les lysosomes |
| D. | | Au niveau de la membrane cytoplasmique, les RCPG ne forment que des dimères |
| E. | | Le calcium peut pénétrer dans la cellule en se liant à un RCPG de classe C |

*Commentaire des propositions fausses:*
*A. L'activation de la G protéine se caractérise par l'échange du GDP par du GTP*
*C. Lors de la désensibilisation le RCPG est internalisé, associé à la bêta-arrestine, dans des endosomes*
*D. Ils peuvent exister sous forme monomériques mais aussi oligomériques formées par l'association de plus de 2 molécules réceptrices*
*E. Pour entrer dans la cellule le calcium doit transiter par un canal ionique*

**34. Concernant les canaux ioniques VOC calciques, quelle(s) est (sont) la (les) proposition(s) exacte(s) ? :**

| | | |
|---|---|---|
| A. | | Des mutations du canal codé par le gène KCNQ1 sont associées à la migraine hémiplégique familiale |
| B. | ■ | Les dihydropyridines se lient sur le versant extracellulaire de la sous-unité alpha du canal |
| C. | ■ | Au niveau vasculaire, les dihydropyridines déterminent une vasodilatation |
| D. | | Les canaux calciques VOC de type T participent à l'entrée de calcium en phase 2 du potentiel d'action de la cellule contractile cardiaque |
| E. | | Le vérapamil antagonise les canaux VOC calciques qui participent à la phase 4 de dépolarisation diastolique spontanée du potentiel d'action des cellules musculaires cardiaques |

*Commentaire des propositions fausses:*
*A. Il s'agit de mutation du canal CACNAC1*
*D. Il s'agit de canaux de type L*
*E. La phase de dépolarisation diastolique spontanée n'est présente qu'au niveau du tissu nodal*

**35. Concernant les médicaments agissant sur l'ADN ou l'ARN cellulaire, quelle(s) est (sont) la (les) proposition(s) exacte(s) ?**

| | | |
|---|---|---|
| A | ■ | Ils sont lipophiles |
| B | ■ | On retrouve la vitamine D |
| C | ■ | Dans le noyau, le complexe médicament-récepteur (MR) se lie à l'ADN en reconnaissant des séquences nucléotidiques spécifiques dans le promoteur des gènes |
| D | ■ | La liaison du complexe MR aux séquences HRE (Hormone Responsive Element) peut activer la transcription génique |
| E | | E. Les agents anticancéreux intercalants et alkylants altèrent directement la synthèse protéique |

*Commentaires :*
*Réponse A: Lipophilie nécessaire pour traverser la membrane plasmique*
*Réponse E : Les agents intercalants et alkylants agissent de façon indirecte*

**36. Concernant les médicaments anti-infectieux, quelle(s) est (sont) la (les) proposition(s) exacte(s) ?**

| | | |
|---|---|---|
| A | | Ils agissent sur des cibles portées par l'organisme humain |
| B | | Les antibiotiques sont utiles dans les infections à virus du groupe herpès |
| C | ■ | Les pénicillines agissent sur la paroi bactérienne |
| D | | Les macrolides inhibent l'ADN polymerase bactérienne |
| E | ■ | Le proguanil est un antiparasitaire inhibant la dihydrofolate réductase de l'agent du paludisme |

*Commentaires :*
*Réponse A : cibles portées par l'agent infectieux*
*Réponse B : antibiotiques utiles dans les infections bactériennes*
*Réponse D : les macrolides agissent sur une sous-unité ribosomale bactérienne et bloquent la traduction*

**37. Un médicament A se lie à un récepteur membranaire RA qui possède différents sous-types (RA1, RA2 et RA3). Parmi les propositions suivantes concernant les caractéristiques de cette liaison laquelle (lesquelles) est (sont) vraie(s) ?**

| | | |
|---|---|---|
| A | ■ | La dose de A à administrer est inversement proportionnelle à l'affinité de A pour son récepteur ; |
| B | ■ | Si la liaison de A à son récepteur est réversible, A pourra être déplacé de son récepteur par un médicament de plus forte affinité ; |
| C | ■ | La liaison de A à son récepteur est dite non sélective si A se lie avec la même affinité sur RA1, RA2 et RA3 ; |
| D | ■ | La liaison de A à son récepteur est dite spécifique si A ne se fixe que sur RA. |
| E | | Les propositions A, B, C et D sont fausses. |

**38. Parmi les récepteurs cités ci-dessous, lesquels sont des récepteurs membranaires ?**

| | | |
|---|---|---|
| A | ■ | Les récepteurs ionotropiques ; |
| B | | Les récepteurs des hormones thyroïdiennes ; |
| C | ■ | Les récepteurs à activité tyrosine-kinase ; |
| D | ■ | Les récepteurs couplés aux protéines G. |
| E | | Les propositions A, B, C et D sont fausses. |

**39. Parmi les propositions ci-dessous concernant les médicaments agissant sur des récepteurs à activité enzymatique ou des enzymes solubles, laquelle (lesquelles) est (sont) vraie(s) ?**

| | | |
|---|---|---|
| A | ■ | Les médicaments qui inhibent les récepteurs à activité tyrosine kinase sont utilisés comme anticancéreux ; |
| B | | Les médicaments qui inhibent l'enzyme de conversion sont utilisés comme anti-ulcéreux ; |
| C | | Les médicaments qui inhibent les cyclooxygénases sont utilisés comme anti-hypertenseurs ; |
| D | ■ | Les médicaments qui inhibent les phosphodiestérases sont utilisés dans le traitement des troubles de l'érection. |
| E | | Les propositions A, B, C et D sont fausses. |

*Commentaires :*
*Réponse B : non, ce sont des médicaments de l'hypertension artérielle ou de l'insuffisance cardiaque car ce sont des vasodilatateurs*
*Réponse C : non, ce sont des médicaments qui vont inhiber les cascade de réactions impliquées dans l'inflammation*

**40. Concernant les résultats de l'expérience de compétition à l'équilibre de la liaison de la [3H]-adrénaline sur un récepteur adrénergique par une molécule X décrits dans la figure, quelle(s) est (sont) la (les) proposition(s) exacte(s) ? :**

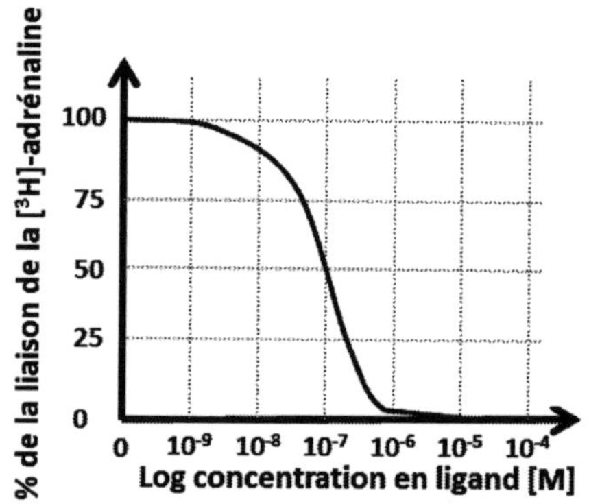


| | | |
|---|---|---|
| A. | ■ | La valeur de l'IC50 de X est 100 nM |
| B. | | Sachant que la concentration de [$^3$H]-adrénaline utilisée est de 3 nM et son Kd de 1 nM, la valeur du Ki de X est 50 nM |
| C. | | Cette expérience montre que la molécule X est un antagoniste du récepteur occupé par la [$^3$H]-adrénaline |
| D. | | Dans la même expérience, une molécule Y (non représentée sur la figure) a un Ki de 5 nM. On peut conclure que Y est plus puissante que X |
| E. | | Cette expérience démontre que le récepteur sur lequel se lie la [$^3$H]-adrénaline est de type beta-adrénergique |

*Commentaire des propositions fausses:*

*B. La valeur de Ki est 25 nM*

*C. Cette expérience ne permet pas de l'affirmer. Elle montre uniquement que X est capable de déplacer la liaison de la [3H]-adrénaline*

*D. La valeur de Ki est une caractéristique de l'interaction ligand-récepteur et n'est pas corrélée à la puissance*

*E. Il peut s'agir d'un autre type de récepteurs de l'adrénaline.*

**41. Concernant les récepteurs couplés aux protéines G (RCPGs), quelle(s) est (sont) la (les) proposition(s) exacte(s) ? :**

| | | |
|---|---|---|
| A. | ■ | Ils se caractérisent par l'existence de 7 domaines transmembranaires |
| B. | | L'activation de la protéine G provoque d'abord le recrutement de la bêta-arrestine puis la phosphorylation du RCPG par la GRK |
| C. | ■ | Leur signalisation intracellulaire implique toujours l'activation d'une protéine G |
| D. | | L'effet maximum (Emax) d'un agoniste d'un RCPG nécessite la liaison de l'agoniste à la totalité des récepteurs présents sur la préparation expérimentale étudiée |
| E. | ■ | Certains RCPG ont une activité constitutive même en l'absence de ligand |

*Commentaire des propositions fausses:*

*B. La GRK phosphoryle le RCPG ce qui permet ensuite le recrutement de la bêta-arrestine*

*D. Il existe des récepteurs « de réserve » qui peuvent lier l'agoniste mais dont l'occupation n'est pas indispensable à l'obtention de l'Emax*

**42. Concernant les tests précliniques réalisés chez l'animal, quelle(s) est (sont) la (les) proposition(s) exacte(s) ? :**

| | | |
|---|---|---|
| A. | | La NOAEL permet de calculer la première dose administrée à l'Homme malade en phase II |
| B. | ■ | En toxicité aigüe, le principal paramètre mesuré est la DL10 |
| C. | | Les tests de toxicité chronique sont réalisés chez 2 espèces animales : le rat et la souris |
| D. | | La durée des tests de cancérogenèse dépend de la durée prévue d'exposition au médicament chez l'Homme |
| E. | | Le thalidomide a des effets foetotoxiques |

*Commentaire des propositions fausses:*
*A. Dose administrée en phase I chez le volontaire sain*
*C. Une espèce de rongeur et une espèce non rongeur*
*D. L'exposition se fait pendant la grande partie de la vie de l'animal et est indépendante de la durée de l'exposition de l'Homme*
*E. Il a des effets embryotoxiques*



**43. Concernant le paracétamol, quelle(s) est (sont) la (les) proposition(s) exacte(s) ? :**

| | | |
|---|---|---|
| A. | | L'acétaminophène est un précurseur du paracétamol |
| B. | ■ | Il possède des effets antalgiques et antipyrétiques |
| C. | | L'ensemble de ses effets pharmacologiques est dû au blocage du canal TRPA1 |
| D. | | Il s'agit d'un médicament à prescription médicale facultative et non remboursable par la sécurité sociale |
| E. | ■ | Il est parfois associé à la codéine |

*Commentaire des propositions fausses:*
*A. Acétaminophène et paracétamol sont des synonymes*
*C. Il n'y a pas de preuve démontrant que TRPA1 soit la cible rendant compte de l'effet sur la fièvre*
*D. Il est remboursé s'il est prescrit.*

**44. Concernant les récepteurs ionotropes, quelle(s) est (sont) la (les) proposition(s) exacte(s) ?:**

| | | |
|---|---|---|
| A. . | | Ils possèdent tous un pont disulfure entre deux résidus cystéines situés à l'intérieur de la cellule |
| B. | ■ | Il s'agit d'hétéropentamères |
| C. | ■ | Le récepteur 5HT3 de la sérotonine est impliqué dans le vomissement |
| D. | | L'alcool est un modulateur allostérique positif du récepteur GABA-B |
| E. | | Les curares sont des anesthésiques généraux dont la cible est le récepteur nicotinique |

*Commentaire des propositions fausses:*
*A. Cette boucle est située à l'extérieur de la cellule*
*D .L'alcool est un modulateur allostérique du récepteur GABA A*
*E. Il s'agit de médicaments paralysant la jonction neuromusculaire et provoquant un relâchement musculaire mais qui ne sont pas des anesthésiques*

**45. Concernant les produits de santé, quelle(s) est (sont) la (les) proposition(s) exacte(s) ? :**

| | | |
|---|---|---|
| A. | | L'article L5121-1 du code de la sécurité sociale définit juridiquement le médicament |
| B. | | Les Dispositifs Médicaux (DM) ne sont remboursables que s'ils obtiennent un avis favorable de la Commission de Transparence de la HAS |
| C. | | La Commission Nationale d'Evaluation des Dispositifs Médicaux et des Technologies de Santé veille à la sécurité d'emploi des DM |
| D. | ■ | L'amidon de maïs est un aliment diététique destiné au traitement de certaines glycogénoses |
| E. | ■ | Les produits thérapeutiques annexes sont autorisés par l'ANSM et ont un marquage CE |

*Commentaire des propositions fausses:*
*A. C'est l'article L5111-1*
*B. La commission de la HAS en charge des dispositifs médicaux est la CNEDiMTS*
*C. C'est l'ANSM*

**46. Concernant les cibles des médicaments, quelle(s) est (sont) la (les) proposition(s) exacte(s) ? :**

| | | |
|---|---|---|
| A. | | Le bicarbonate de sodium inhibe l'activité de la pompe à protons et élève le pH intragastrique |
| B. | ■ | Les antibiotiques de la famille des macrolides sont des inhibiteurs du cytochrome P450 3A4 |
| C. | | La complémentarité conformationnelle entre la cible et le médicament est suffisante pour l'établissement de liaisons dites de faible énergie |
| D. | ■ | L'aspirine à faibles doses est un inhibiteur préférentiel de la cyclo-oxygénase de type 1 |
| E. | ■ | La stimulation du récepteur minéralocorticoïde par l'aldostérone détermine une rétention sodée et hydrique ainsi qu'une hypokaliémie |

*Commentaire des propositions fausses:*
*A. Il neutralise l'HCl sans modifier le fonctionnement de la pompe à protons*
*C. Il faut une complémentarité conformationnelle et électrostatique*

**47. Parmi les propositions suivantes lesquelles sont exactes ?**
**Les médicaments actuels**

| | | |
|---|---|---|
| A | | Se fixent à plus de 1000 cibles différentes |
| B | ■ | Peuvent inhiber des récepteurs |
| C | | Ciblent majoritairement les transporteurs |
| D | ■ | Peuvent ouvrir des canaux ioniques |
| E | | N'ont chacun qu'une seule cible |

*Commentaires :*
*Réponse A : 300 cibles identifiées pour 1300 médicaments*
*Réponse C : Ciblent majoritairement les récepteurs membranaires (40%)*
*Réponse E : Aucun médicament n'est spécifique d'une seule cible, au mieux il est sélectif*

**48. Parmi les propositions suivantes laquelle est exacte ?**
**Un antagoniste neutre**

| | | |
|---|---|---|
| A | | Stimule un récepteur |
| B | | Induit une réponse partielle |
| C | ■ | N'induit pas de réponse |
| D | | Induit une réponse inverse |
| E | | Stimule un transporteur |

*Commentaires :*
*Réponse A et E : L'antagoniste n'induit pas de réponse*
*Réponse B : C'est un agoniste partiel*
*Réponse D : C'est l'agoniste inverse*

**49. Parmi les propositions suivantes lesquelles sont exactes ?**
**L'alpha-méthyldopa**

| | | |
|---|---|---|
| A | ■ | Est un antihypertenseur |
| B | | Est un inhibiteur de transporteur |
| C | | Est un agoniste partiel |
| D | ■ | Est un faux substrat |
| E | | Est un anti-inflammatoire |

*Commentaires :*
*Réponse B : Se lie à un enzyme (décarboxylase)*

**50. Parmi les propositions suivantes laquelle est exacte ?**
**La stimulation du récepteur GABA-B met en jeu**

| | | |
|---|---|---|
| A | | une inhibition de la protéine Gq |
| B | | une augmentation d'AMP cyclique |
| C | | une activation de la protéine Gs |
| D | ■ | une diminution d'AMP cyclique |
| E | | une diminution d'inositol triphosphate |

*Commentaires :*
*Réponse A et C : C'est une activation de la protéine Gi*
*Réponse E : L'inositol triphosphate n'est pas le second messager du Récepteur GABA B*

**51. Parmi les propositions suivantes lesquelles sont exactes ?**
**Les récepteurs membranaires incluent**

| | | |
|---|---|---|
| A | ■ | Les récepteurs nicotiniques |
| B | | Les récepteurs des glucocorticoïdes |
| C | ■ | Les récepteurs du VEGF |
| D | ■ | Les récepteurs de la noradrénaline |
| E | | Les récepteurs des hormones thyroïdiennes |

*Commentaires :*
*Réponse B et E : Ce sont des récepteurs nucléaires*

**52. Parmi les propositions suivantes lesquelles sont exactes ?**
**Le facteur natriurétique auriculaire (ANF)**

| | | |
|---|---|---|
| A | ■ | Agit via un récepteur enzyme |
| B | ■ | Est une hormone |
| C | ■ | Intervient dans la régulation de la pression artérielle |
| D | | Intervient dans la régulation de la glycémie |
| E | | Agit via un récepteur nucléaire |

**53. Parmi les propositions suivantes lesquelles sont exactes ?**

| | | |
|---|---|---|
| A | | Plus le Kd est grand, meilleure est l'affinité |
| B | ■ | Plus l'Emax est grand, meilleure est l'efficacité |
| C | ■ | Plus le Kd est petit, meilleure est l'affinité |
| D | | Plus la CI50 est grande, meilleure est l'affinité |
| E | ■ | Plus la CE50 est petite, meilleure est la puissance |

*Commentaires :*
*Réponse D : Plus la CI50 est petite, meilleure est l'affinité*

**54. Parmi les propositions suivantes lesquelles sont exactes ?**
**L'érythropoïétine**

| | | |
|---|---|---|
| A | | Agit via un récepteur nucléaire |
| B | | Est produite essentiellement par le foie |
| C | ■ | Existe sous forme recombinante humaine |
| D | ■ | Agit via un récepteur enzyme |
| E | ■ | Est produite essentiellement par le rein |

**55. Parmi les propositions suivantes lesquelles sont exactes ?**
**Le tacrolimus**

| | | |
|---|---|---|
| A | | Inhibe la protéine mTOR |
| B | | Est un agoniste IL-2 |
| C | ■ | Inhibe la calcineurine |
| D | ■ | Est utilisé pour le traitement immunosuppresseur |
| E | | Est un antagoniste calcique |

*Réponse A : C'est le mécanisme d'action du sirolimus ou évérolimus*
*Réponse B : L'IL-2 recombinant est un agoniste du récepteur à l'IL-2*
*Réponse E : La nifédipine est un bloqueur des canaux calciques*

**56. Parmi les propositions suivantes laquelle est exacte ?**
**L'enfurvitide, un antiviral (VIH)**

| | | |
|---|---|---|
| A | | Est un inhibiteur de transcriptase inverse |
| B | ■ | Est un inhibiteur de fusion |
| C | | Est un inhibiteur d'intégrase |
| D | | Est un inhibiteur de protéase |
| E | | Est un inhibiteur de synthèse protéique |

*Réponse A : C'est l'efavirenz*
*Réponse C : C'est le raltégravir*
*Réponse D : C'est l'atazanavir*
*Réponse E : Ce sont les macrolides ou les aminosides en se fixant sur l'une des sous unités du ribosome*

**57. Parmi les propositions suivantes lesquelles sont exactes ?**
**Les antibiotiques incluent**

| | | |
|---|---|---|
| A | ■ | les polymyxines |
| B | ■ | les macrolides |
| C | ■ | les bêta-lactamines |
| D | ■ | les sulfamides |
| E | ■ | les aminosides |

**58. Parmi les propositions suivantes laquelle est exacte ?**
**Le propranolol est un antagoniste du récepteur**

| | | |
|---|---|---|
| A | | Alpha 1 |
| B | ■ | Bêta1 |
| C | | Muscarinique |
| D | | Nicotinique |
| E | | GABA-B |

**59. Parmi les propositions suivantes lesquelles sont exactes ?**
**Le bosentan**

| | | |
|---|---|---|
| A | | est un antagoniste bêta 1 |
| B | ■ | est vasodilatateur |
| C | ■ | est indiqué pour le traitement de l'hypertension artérielle pulmonaire |
| D | | est un diurétique |
| E | ■ | est un antagoniste ET-1 |

*Réponse A : Ce sont les β bloquants*
*Réponse D : Ce sont les hydrochlorothiazides et furosémide*

**60. La protéine G :**

| | | |
|---|---|---|
| A | | Est couplée aux récepteurs enzymes |
| B | ■ | Couple un récepteur à une protéine effectrice |
| C | ■ | Peut avoir un effet stimulant ou inhibiteur |
| D | | A 5 domaines transmembranaires |
| E | | Disparaît en cas de désensibilisation |

*Commentaires :*
*Réponse A : les récepteurs enzyme sont une parmi les 3 catégories de récepteurs membranaires (avec les récepteurs canaux et les récepteurs couplés aux protéines G) mais pas la bonne réponse.*
*Réponse D : les récepteurs couplés aux protéines G (et, quoiqu'il en soit, pas la proteine G elle-même) ont 7 et non 5 domaines transmembranaires.*
*Réponse E : après internalisation, le récepteur PEUT disparaître via les lysosomes, mais une fraction est dirigée vers les endosomes et est recyclée. Quoiqu'il en soit la proteine G elle-même ne disparaît pas.*



**61. Pour définir un récepteur en pharmacologie :**

| | | |
|---|---|---|
| A | | Il faut en connaitre le gène |
| B | | Il faut en connaitre le gène et la protéine qu'il code |
| C | ■ | Il faut disposer d'au moins un agoniste |
| D | ■ | Il faut disposer d'au moins un antagoniste |
| E | | Il faut disposer d'au moins un antagoniste capable de provoquer un effet mesurable et d'un agoniste capable de le bloquer |

*Commentaires :*
*Réponses A et B : non car un récepteur se définit par sa capacité à lier un agoniste et un antagoniste.*
*Réponse E : faux car un antagoniste ne provoque pas d'effet et un agoniste ne bloque pas.*

**62. L'isoprotérénol est un agoniste de l'adrénaline car :**

| | | |
|---|---|---|
| A | | Il provoque, comme l'adrénaline, une tachycardie |
| B | | Il a une structure analogue à l'adrénaline |
| C | ■ | Il a une structure analogue à l'adrénaline et imite ses effets |
| D | ■ | Les deux composés ont le même site de liaison sur le récepteur cible |
| E | ■ | Son effet est inhibé par les mêmes antagonistes que ceux qui antagonisent l'adrénaline |

*Commentaires :*
*Réponse A : insuffisant pour définir un agoniste de l'adrénaline.*
*Réponse B : la structure ne suffit pas, il faut aussi, entre autres, les mêmes effets.*

**63. On étudie l'effet de trois types de molécules A, B et C sur deux types de récepteurs R et S. L'étude des courbes de liaison donne les constantes de dissociation suivantes :**

| Type de récepteur | Kd pour R en moles/L | Kd pour S en moles/L |
|---|---|---|
| Molécule A | $9,8 \bullet 10^{-8}$ | $1,1 \bullet 10^{-2}$ |
| Molécule B | $8,1 \bullet 10^{-2}$ | $2,7 \bullet 10^{-8}$ |
| Molécule C | $2,3 \bullet 10^{-3}$ | $1,8 \bullet 10^{-4}$ |

**Parmi les propositions suivantes laquelle (lesquelles) est (sont) exacte(s) :**

| | | |
|---|---|---|
| A | | La molécule A est sélective mais son affinité est médiocre |
| B | | La molécule A est sélective avec une très grande affinité pour S |
| C | ■ | La molécule B est sélective pour les récepteurs de type S |
| D | | La molécule B est sélective pour les récepteurs de type R |
| E | ■ | La molécule C est peu sélective mais possède une plus grande affinité pour S |

*Commentaires :*
*Réponse A : la molécule A est bien sélective mais son affinité pour R est élevée car sa Kd pour R est de 9,8•10-8.*
*Réponse B : la Kd de 1,1-10-2 pour S témoigne d'une faible affinité pour ce récepteur.*
*Réponse D : non, c'est l'inverse – la molécule B est sélective pour les récepteurs de type S (plus faible Kd que pour les récepteurs de type R).*

**64. A propos de la concentration efficace 50 (CE50), on peut dire que :**

| | | |
|---|---|---|
| A | | Elle caractérise l'efficacité d'un principe actif |
| B | | Elle dépend de la distribution du médicament au site d'action |
| C | ■ | Elle permet d'évaluer la puissance d'un principe actif |
| D | | Elle reflète la concentration nécessaire pour occuper 75% des récepteurs |
| E | | Elle n'est évaluable que pour les médicaments antagonistes |

*Commentaires :*
*Réponse A : non, c'est l'Emax qui caractérise l'efficacité du principe actif.*
*Réponse B : non, cela n'a rien à voir – la CE50 caractérise la seule puissance.*
*Réponse D : certainement pas et la réponse serait même fausse si on proposait une occupation de 50 % des récepteurs car il n'y a pas de parallélisme obligatoire entre la courbe de liaison et la courbe d'effet.*
*Réponse E : que pour les AGONISTES et non les antagonistes.*

**66. L'activité intrinsèque d'un ligand :**

| | | |
|---|---|---|
| A | ■ | Définit la capacité à activer plus ou moins fortement un récepteur après sa liaison |
| B | ■ | Est égale à 1 pour un agoniste entier |
| C | | Est supérieure à 1 pour un agoniste partiel |
| D | | Est égale à 1 pour un antagoniste compétitif |
| E | | Permet d'estimer la concentration efficace 50 |

*Commentaires :*
*Réponse C : non si l'agoniste est partiel, l'activité intrinsèque est inférieure à 1.*
*Réponse D : non, un antagoniste est équivalent à un agoniste avec une activité intrinsèque nulle.*
*Réponse E : non, la CE50 et l'activité intrinsèque sont deux notions totalement indépendantes l'une de l'autre.*

**67. A propos du GABA (acide gamma aminobutyrique), quelle(s) est (sont) la (les) réponse(s) exacte(s) :**

| | | |
|---|---|---|
| A | | c'est un neuromédiateur peptidique |
| B | ■ | il peut se fixer sur des récepteurs couplés aux protéines G de type GABA B |
| C | ■ | il peut se fixer sur des récepteurs canaux de type GABA A |
| D | ■ | son activation entraîne une hyperpolarisation de la cellule |
| E | | aucune des propositions précédentes n'est exacte |

*A : Le GABA n'est pas peptidique. Le GABA est synthétisé à partir de du glutamate par la glutamate decarboxylase*

**68. Concernant la structure des récepteurs nucléaires, quelle(s) est (sont) la (les) réponse(s) exacte(s) :**

| | | |
|---|---|---|
| A | | le domaine A/B permet la dimérisation du récepteur |
| B | | la structure appelée « en doigts de zinc » correspond à des interactions entre deux atomes de zinc et des résidus glutamine |
| C | | la liaison des récepteurs à l'ADN se fait au niveau de séquences appelées « High Response Element » |
| D | | le domaine F est situé du côté de l'extrémité amino-terminale |
| E | ■ | aucune des propositions précédentes n'est exacte |

*A : Ce sont les domaines C et E/F qui permettent la dimérisation*
*C : La liaison à l'ADN se fait au niveau des « DNA Binding Domain »*
*B : Le domaine F est situé du coté de l'extrémité C-terminale*

**69. Concernant les canaux potassiques activés par l'ATP, quelle(s) est (sont) la (les) réponse(s) exacte(s) :**

| | | |
|---|---|---|
| A | | une augmentation de la concentration en ATP entraîne l'ouverture des canaux |
| B | ■ | leur blocage entraîne la sortie de potassium à l'extérieur de la cellule |
| C | | leur blocage entraîne une hyperpolarisation |
| D | | leur blocage a pour conséquence une augmentation de la concentration en calcium extracellulaire |
| E | | aucune des propositions précédentes n'est exacte |

*A : L'augmentation de l'ATP entraine la fermeture du canal*
*C : Le blocage des canaux potassiques ATP dépendants entraine l'arrêt de la sortie de potassium, et donc une dépolarisation*
*D : La dépolarisation induite par leur blocage (cf. C) entraine l'ouverture des canaux calciques voltage dépendants et l'entrée de calcium dans la cellule*

**70. Concernant les récepteurs à activité enzymatique, quelle(s) est (sont) la (les) réponse(s) exacte(s) :**

| | | |
|---|---|---|
| A | | les récepteurs des facteurs de croissance possèdent une activité sérine/thréonine kinase |
| B | ■ | les récepteurs de l'hormone de croissance sont couplés à des tyrosine kinases cytosoliques |
| C | ■ | les récepteurs du Tumor Necrosis Factor alpha (TNFa) sont couplés à des sérine/thréonine kinases cytosoliques |
| D | | les récepteurs du Transforming Growth Factor bêta (TGFb) sont couplés à des sérine/thréonine kinases cytosoliques |
| E | | aucune des propositions précédentes n'est exacte |

*A : Il s'agit d'une activité thyrosine kinase (TK)*
*D : Membranaire et non pas cytosolique*

**71. Les récepteurs couplés aux protéines G**

| | | |
|---|---|---|
| A | | Ont pour particularité d'être activés par une guanosine |
| B | | Correspondent à très peu de récepteurs de médiateur |
| C | ■ | Sont activés par l'adrénaline |
| D | ■ | Sont activés par le calcium extracellulaire |
| E | ■ | La morphine est un médicament ligand de récepteurs couplés aux protéines G |

*Commentaires :*
*Réponse A : La stimulation de ces récepteurs entraine la fixation de GTP (guanosine triphosphate) qui sera à l'origine de l'activation d'une voie de transduction du signal à l'origine de la réponse cellulaire*
*Réponse B : Les agonistes de ces récepteurs et les voies de transduction qui peuvent être activées par leur intermédiaire sont très nombreux*

**72. Quel(les) est(sont) la(les) réponse(s) correcte(s) ?**

| | | |
|---|---|---|
| A | ■ | Les pompes ioniques sont des protéines multimériques transmembranaires |
| B | ■ | La pompe à sodium ou Na+/K+ ATPase est la cible des digitaliques |
| C | | Les canaux ioniques assurent le passage des ions du côté le moins concentré au côté le plus concentré |
| D | ■ | Les transporteurs ioniques sont particulièrement importants dans l'épithélium des tubules rénaux |
| E | ■ | Les transporteurs ioniques sont la cible des diurétiques |

*Commentaire :*
*Réponse C : Lorsque les canaux ioniques s'ouvrent, l'ion dont ils contrôlent le passage transmembranaire va pouvoir passer du milieu où il est le plus concentré (intra - ou extracellulaire) vers le milieu où il l'est le moins.*

**73. Quel(les) est(sont) la(les) réponse(s) correcte(s) ?**

| | | |
|---|---|---|
| A | | La $K_D$ correspond à la concentration de ligand nécessaire pour occuper 100% des récepteurs |
| B | ■ | La réponse quantale est régie par le principe du tout ou rien, elle est quantifiée par le paramètre DE50 correspondant à la dose nécessaire pour produire un effet chez 50% des animaux |
| C | ■ | La réponse graduelle correspond à une augmentation graduelle en fonction de la concentration ou de la dose, elle est quantifiée par le paramètre DE50 ou CE50 qui correspond à la dose ou concentration nécessaire pour produire 50% de l'effet maximum de la drogue |
| D | ■ | Le pD2 se calcule selon la formule –log CE50 |
| E | ■ | Plus le pA2 est élevé plus l'affinité et l'efficacité de l'antagoniste sont élevées |

*Commentaire :*
*Réponse A : ie KD est la constante de dissociation du ligand d'avec son récepteur à l'état d'équilibre. Il traduit l'affinité du ligand pour son récepteur.*

**74. La phosphorylation de protéines**

| | | |
|---|---|---|
| A | [redacted] | Intervient dans la signalisation des récepteurs à activité protéine kinase |
| B | [redacted] | Est permise via l'AMP cyclique généré à partir d'ATP par les adénylates cyclases et stimulant la protéine kinase A |
| C | [redacted] | Est permise via le GMP cyclique généré par les guanylates cyclases et stimulant la protéine kinase G |
| D | [redacted] | Est permise via le diacylglycérol généré par la phospholipase C et stimulant la protéine kinase C |
| E | [redacted] | Est permise via les ions calcium stimulant les Cam-kinases |

**75.** Les molécules thérapeutiques du système rénine angiotensine

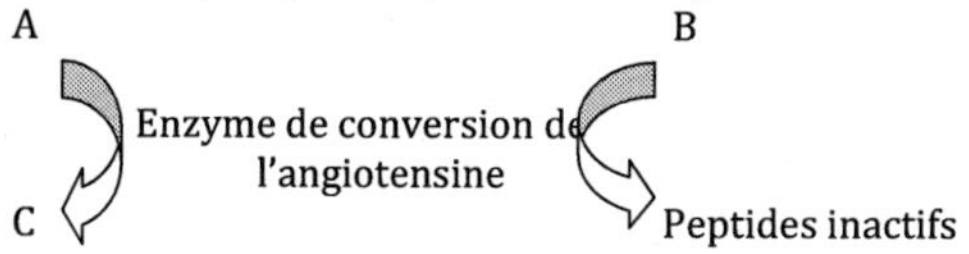


| | | |
|---|---|---|
| A | [redacted] | A correspond à l'angiotensine I |
| B | [redacted] | B correspond à la bradykinine |
| C | [redacted] | C se fixe sur les récepteurs AT1 |
| D | [redacted] | C correspond à l'angiotensine II |
| E | [redacted] | Les inhibiteurs de l'enzyme de conversion de l'angiotensine inhibent la vasoconstriction induite par l'angiotensine et inhibent la production d'aldostérone |

*Commentaires :*
*Toutes les réponses sont considérées exactes. A noter pour la réponse E :*
*Les IEC inhibent la formation d'angiotensine II et de ce fait inhibent la vasoconstriction dépendante de celle-ci.*

# 8 - Principaux paramètres pharmacodynamiques et pharmacocinétiques

**1. Parmi les propositions suivantes relatives aux paramètres pharmacodynamiques, quelle est (quelles sont) celle (celles) qui est (sont) exacte(s) ?**

| | | |
|---|---|---|
| A | ■ | Le Ki est un paramètre qui permet de mesurer l'affinité d'un médicament pour une cible |
| B | ■ | Affinité et sélectivité ne sont pas synonymes |
| C | ■ | La sélectivité dépend de la dose |
| D | | Un agoniste possède une activité intrinsèque supérieure à 1 |
| E | ■ | Un agoniste entier possède une activité intrinsèque supérieur à celle d'un agoniste partiel |

*Commentaires :*
*Réponse D : activité intrinsèque à 1 maximum pour les agonistes dits entiers*

**2. Parmi les propositions suivantes relatives à la pharmacocinétique des médicaments, quelle est (quelles sont) celle(s) qui est (sont) exacte(s) ?**

| | | |
|---|---|---|
| A | | La pharmacocinétique d'un médicament est toujours linéaire |
| B | | L'étape d'absorption digestive d'un médicament peut être décrite sur le plan mathématique par une exponentielle décroissante |
| C | ■ | Le choix de la voie d'administration d'un médicament est influencé par son métabolisme hépatique |
| D | ■ | L'aire sous la courbe (AUC) permet d'évaluer l'exposition d'un organisme aux effets d'un médicament |
| E | ■ | L'alimentation peut modifier la biodisponibilité d'un médicament administré par voie orale |

**3. Parmi les propositions suivantes relatives à la pharmacocinétique des médicaments, quelle est (quelles sont) celle(s) qui est (sont) exacte(s) ?**

| | | |
|---|---|---|
| A | | La valeur maximale du Volume de distribution (Vd) est égale à 42 litres |
| B | ■ | Le temps de demi-vie d'élimination (T1/2) d'un médicament va dépendre de sa distribution et de son élimination |
| C | ■ | La P-glycoproteine diminue la biodisponibilité des médicaments administrés par voie orale |
| D | | La glucuronoconjugaison est une réaction de biotransformations de phase 1 |
| E | | Le millepertuis peut diminuer le métabolisme des immunosuppresseurs |

*Commentaires :*
*Réponse E : le millepertuis est un inducteur enzymatique*

**4. Parmi les propositions suivantes relatives à la pharmacocinétique des médicaments, quelle est (quelles sont) celle(s) qui est (sont) exacte(s) ?**

| | | |
|---|---|---|
| A | ■ | L'insuffisance hépatique peut augmenter le temps de demi-vie d'élimination (T1/2) d'un médicament |
| B | ■ | Une déshydratation peut être responsable d'un retard d'élimination du médicament |
| C | ■ | Une hypo-albuminémie va influencer la diffusion tissulaire d'un médicament |
| D | | Le rein est l'organe principal des réactions de biotransformations de phase 2 |
| E | | L'héparine est facilement absorbée par la muqueuse digestive |

*Commentaires :*
*Réponse D : le métabolisme des médicaments est principalement hépatique*

**5. Concernant la relation [effets/concentrations] d'une molécule active :**

| | | |
|---|---|---|
| A | | sa caractérisation débute en phase 1 du développement du médicament |
| B | ■ | sa caractérisation nécessite l'utilisation de modèles expérimentaux |
| C | ■ | c'est un outil utile à la comparaison de molécules en développement |
| D | | elle permet de déterminer l'affinité du médicament pour sa cible |
| E | ■ | elle permet de déterminer l'activité du médicament |

*Commentaires :*
*Réponse A : Elle débute dès la phase préclinique du développement*
*Réponse D : Elle permet de déterminer son efficacité et son activité ou puissance*

**6. A et B sont deux agonistes b2-adrénergiques aux effets bronchodilatateurs. Si la puissance bronchodilatatrice de A est plus importante que celle de B, cela veut dire que :**

| | | |
|---|---|---|
| A | ■ | la concentration responsable de 50% de l'effet maximal ($CE_{50}$) de A est plus faible que celle de B |
| B | | l'effet maximal de A est plus important que celui de B |
| C | | l'affinité de A pour le récepteur $\beta_2$-adrénergique est plus forte que celle de B |
| D | ■ | la sélectivité de A pour le récepteur $\beta_2$-adrénergique est plus importante que celle de B |
| E | | B est un agoniste partiel du récepteur $\beta_2$-adrénergique |

*Commentaires :*
*Réponse B et C : L'effet maximal caractérise l'efficacité, pas la puissance ni l'affinité*
*Réponse E : La comparaison des puissances ne permet pas de définir le caractère entier ou partiel des agonistes. Celui-ci dépend de leur capacité à induire l'effet maximal*

**7. Concernant l'absorption des médicaments par diffusion facilitée et transport actif :**

| | | |
|---|---|---|
| A | ■ | un nombre restreint de médicaments est absorbé par ces mécanismes |
| B | ■ | dans les 2 cas, l'absorption met en jeu un transporteur |
| C | | seule l'absorption par diffusion facilitée nécessite une consommation d'énergie |
| D | | dans les 2 cas, la vitesse d'absorption des composés est proportionnelle à leur gradient de concentration |
| E | | dans les 2 cas, l'absorption peut être inhibée de façon non compétitive |

*Commentaires :*
*Réponse A vraie : la majorité des médicaments sont absorbés par diffusion passive*
*Réponse C : seule le transport actif nécessite une consommation d'énergie*
*Réponse D : ce n'est pas vrai dans le cas d'un transport actif*

**8. Concernant la phase d'absorption des médicaments :**

| | | |
|---|---|---|
| A | ■ | lorsqu'un médicament est administré par voie perlinguale, sa vitesse d'absorption est plus importante que lorsqu'il est administré par voie orale |
| B | | elle est identique chez l'adulte et le nouveau-né |
| C | ■ | elle est quantifiée par le paramètre de biodisponibilité |
| D | ■ | elle conditionne la quantité de médicament disponible dans l'organisme |
| E | ■ | elle ne dépend pas uniquement du coefficient d'absorption du médicament |

*Commentaires :*

*Réponse B : les processus d'absorption (par exemple par voie percutanée) et les mécanismes impliqués dans les effets de premier passage (immaturité enzymatique, etc...) sont différents chez l'adulte et le nouveau-né*

*Réponse E vraie : elle dépend aussi des effets de premier passage (hépatique, intestinal)*

**9. Concernant la distribution des médicaments :**

| | | |
|---|---|---|
| A | ■ | la distribution d'un médicament dans l'organisme est importante lorsque son volume de distribution a une valeur élevée |
| B | | elle dépend essentiellement du débit sanguin au niveau des différents tissus et organes |
| C | | chez la femme enceinte, la distribution des médicaments au fœtus est plus importante en début de grossesse qu'en fin de grossesse |
| D | | seuls les médicaments hydrosolubles peuvent franchir facilement la barrière hémato-encéphalique |
| E | ■ | elle se fait principalement par un mécanisme de diffusion passive |

*Commentaires :*

*Réponse B : Elle dépend aussi d'autres paramètres comme de l'affinité du médicament pour un tissu, ou de sa capacité à passer les membranes des capillaires sanguins, donc de sa taille*

*Réponse C : c'est l'inverse. La perméabilité du placenta augmente avec le terme de la grossesse*

*Réponse D : Au contraire, plus un médicament sera liposoluble, plus il passera facilement la barrière hémato-encéphalique*

**10. Concernant les effets de premier passage (EPP) des médicaments :**

| | | |
|---|---|---|
| A | ■ | les EPP après administration des médicaments par la voie intraveineuse sont identiques à ceux observables après administration par voie intramusculaire |
| B | ■ | les médicaments administrés par voie pulmonaire peuvent subir les mêmes EPP que lorsqu'ils sont administrés par voie intraveineuse |
| C | | plus les EPP sont importants, plus la biodisponibilité des médicaments est élevée |
| D | ■ | ils peuvent conduire à une augmentation des effets pharmacologiques des médicaments |
| E | | ils correspondent à une perte de médicament par métabolisme, qui survient après son arrivée dans la circulation générale |

*Commentaires :*

*Réponse C : Les effets de premier passage limitent la biodisponibilité*

*Réponse E : Cette perte de médicament survient avant son arrivée dans la circulation sanguine*

**11. Concernant le métabolisme des médicaments :**

| | | |
|---|---|---|
| A | | il a pour but d'augmenter la lipophilie des médicaments |
| B | ■ | il est souvent assimilé au paramètre de clairance hépatique |
| C | ■ | il peut se produire au niveau pulmonaire |
| D | | les réactions de phase II correspondent à des réactions de fonctionnalisation |
| E | | les cytochromes P450 catalysent plus de 95% des réactions de réduction des médicaments |

*Commentaires :*
*Réponse A : Il a pour but de rendre le médicament plus hydrosoluble*
*Réponse D : Les réactions dites de phase II sont des réactions de conjugaison*
*Réponse E : les cytochromes P450 catalysent des réactions d'oxydation*

**12. A propos du volume de distribution (Vd) d'un principe actif :**

| | | |
|---|---|---|
| A | | Il ne peut pas être supérieur au volume plasmatique |
| B | | Il se définit par la fraction de principe actif qui atteint la circulation générale |
| C | ■ | Il est influencé par les propriétés physicochimiques du principe actif |
| D | ■ | Il quantifie la diffusion du principe actif dans les différents tissus de l'organisme |
| E | | Les items A, B, C et D sont faux |

*Commentaires :*
*Réponse A : le Vd est un volume virtuel qui correspond au rapport entre la dose administrée et la concentration plasmatique. Si la diffusion tissulaire est nulle, le Vd sera égal à la dose divisée par la concentration, elle-même égale à la dose divisée par le volume de plasma. La valeur minimale du Vd est donc le volume plasmatique.*
*Réponse B : la fraction de substance active atteignant la circulation générale est la biodisponibilité d'un médicament. Elle est exprimée en pourcentage.*

**13. A propos de la biotransformation d'un principe actif :**

| | | |
|---|---|---|
| A | ■ | Elle implique des mécanismes enzymatiques hépatiques |
| B | | Elle est quantifiée par le volume de distribution du principe actif |
| C | ■ | Les métabolites produits peuvent expliquer tout ou partie de l'activité du médicament |
| D | ■ | Elle peut avoir lieu au niveau intestinal |
| E | | Les items A, B, C et D sont faux |

*Commentaires :*
*Réponse B : La distribution tissulaire est quantifiée par le volume de distribution (Vd).*

**14. A propos de la concentration efficace 50 d'un principe actif :**

| | | |
|---|---|---|
| A | | Elle détermine son efficacité |
| B | | Elle détermine sa sélectivité |
| C | ■ | Elle détermine sa puissance |
| D | | C'est la concentration nécessaire à l'obtention d'un effet pharmacodynamique chez 50 % des sujets traités |
| E | | Les items A, B, C et D sont faux |

*Commentaires :*
*Réponse A : l'efficacité d'une substance est définie par l'effet maximal ($E_{max}$) observé au plateau d'une courbe concentration-effet.*
*Réponse B : la sélectivité d'un agoniste dépend de son affinité au récepteur par rapport à d'autres récepteurs. La sélectivité est donc relative.*
*Réponse D: la $CE_{50}$ correspond à la concentration de principe actif qui induit 50 % de l'effet maximal d'une courbe concentration-effet.*

**15. A propos de la constante d'affinité (Kd) d'un ligand pour un récepteur, quelle(s) est/sont la/les proposition(s) exacte(s) ?**

| | | |
|---|---|---|
| A | ■ | Plus Kd est faible, plus l'affinité est grande |
| B | | Plus Kd est faible, plus l'affinité est petite |
| C | ■ | Elle correspond à la concentration de ligand nécessaire pour occuper 50 % des récepteurs |
| D | | Elle quantifie la puissance du ligand |
| E | | Les items A, B, C et D sont faux |

*Commentaires :*
*Réponses A et B : la constante d'affinité correspond à la concentration de ligand nécessaire pour occuper 50 % des récepteurs. Plus elle est faible, plus l'affinité est grande.*
*Réponses D : la puissance du ligand est définie par la $CE_{50}$, qui correspond à la concentration de principe actif qui induit 50 % de l'effet maximal d'une courbe concentration-effet.*

**16. Un médicament administré par voie orale est connu comme étant un substrat de la P-glycoprotéine. On l'administre un beau jour avec de la clarythromycine également par voie orale. Quelles vont être les conséquences pharmacocinétiques pour le médicament substrat de la P-glycoprotéine ?**

| | | |
|---|---|---|
| A | ■ | L'aire sous la courbe des concentrations plasmatiques en fonction du temps (ASC) augmente |
| B | | Sa demi-vie terminale d'élimination diminue |
| C | ■ | Sa biodisponibilité F augmente |
| D | | Sa clairance orale (F.dose/ASC) augmente |
| E | ■ | Sa concentration maximale augmente |

*Commentaires :*
*Réponses B et D : l'érythromycine est un inhibiteur enzymatique de la PGP, la demi-vie des médicaments substrat de la PGP doit donc être augmentée et leur clairance orale diminuée.*

**17. Parmi les médicaments ci dessous quels sont ceux qui peuvent occasionner une interaction médicamenteuse d'ordre pharmacocinétique par inhibition du CYP3A4 ?**

| | | |
|---|---|---|
| A | ■ | Le vérapamil |
| B | | La rifampicine |
| C | ■ | Le jus de pamplemousse |
| D | | Le paracétamol |
| E | | L'amoxicilline |

**18. En théorie, les principes actifs médicamenteux (PAM) peuvent franchir les membranes cellulaires :**

| | | |
|---|---|---|
| A | | Par transport paracellulaire |
| B | | Par transport à travers les canaux aqueux membranaires |
| C | ■ | Par diffusion passive à travers les lipides membranaires |
| D | ■ | Par transport actif d'influx |
| E | ■ | Par transport actif d'efflux |

*Commentaires :*
*Réponse A : Les molécules médicamenteuses sont trop grandes, « encombrantes », pour filtrer à travers les espaces intercellulaires des épithéliums*
*Réponse B : Les molécules médicamenteuses sont trop grandes, « encombrantes », pour filtrer à travers les canaux aqueux membranaires*

**19. Les transports actifs les plus importants pour la pharmacocinétique des PAM sont au niveau :**

| | | |
|---|---|---|
| A | | De l'estomac |
| B | ■ | De l'intestin grêle |
| C | | Du colon |
| D | ■ | Des hépatocytes |
| E | ■ | Du tube contourné du néphron |

*Commentaires :*
*Réponse A : Il n'existe pas de transport actif au niveau de l'estomac*
*Réponse C : Il existe un transport actif d'efflux, mais pas d'influx au niveau du colon*

**20. Concernant l'absorption des PAM :**

| | | |
|---|---|---|
| A | | La phase d'absorption correspond au passage du PAM de son site d'administration vers les cellules de l'organisme |
| B | ■ | Par voie orale, l'effet de premier passage peut être lié à des phénomènes de biotransformation ou d'élimination par la muqueuse digestive ou le foie |
| C | | Le facteur de biodisponibilité F est le produit (f×f') de la fraction de la dose administrée qui est absorbée (f) et de la fraction qui est éliminée par effet de premier passage (f') |
| D | | F augmente quand la dose administrée augmente |
| E | ■ | F ne peut être estimé que par comparaison avec la voie intraveineuse, pour laquelle F = 100% |

*Commentaires :*

*Réponse A : La phase d'absorption correspond au passage du PAM de son site d'administration vers la circulation sanguine. Le passage dans les cellules du tractus digestif n'est pas considéré comme absorption*

*Réponse C : F = f×f', avec f = fraction de la dose administrée qui est absorbée et f' = fraction qui n'est pas éliminée par effet de premier passage*

*Réponse D : En conditions de cinétique linéaire, F est constant quelle que soit la dose*

**21. Concernant la distribution des PAM :**

| | | |
|---|---|---|
| A | ■ | C'est la phase de répartition du PAM ou de la pro-drogue dans l'organisme, à partir du compartiment vasculaire |
| B | ■ | La première phase de distribution tissulaire dans chaque tissu ou organe dépend surtout de l'importance du débit sanguin local |
| C | | Les organes ou tissus les plus vascularisés, et recevant donc la plus forte proportion de PA, sont les muscles et le cerveau |
| D | ■ | La seconde phase est la redistribution tissulaire du PAM des tissus les plus vascularisés vers les tissus qui présentent une affinité particulière pour le PAM |
| E | | Le volume de distribution est le facteur de proportionnalité entre la quantité de PAM présente dans l'organisme à l'instant t et la concentration au site d'action |

*Commentaires :*

*Réponse C : Il s'agit du foie et des reins*

*Réponse E : Vd facteur de proportionnalité entre quantité de PAM présente dans l'organisme à l'instant t et la concentration veineuse dans la circulation systémique*

**22. Concernant l'élimination des PAM :**

| | | |
|---|---|---|
| A | ■ | Les PAM sont principalement éliminés dans l'urine ou dans la bile |
| B | | L'élimination biliaire peut s'accompagner d'une réabsorption des métabolites de PAM qu'on appelle cycle entéro-hépatique |
| C | | L'élimination urinaire fait intervenir la filtration glomérulaire, la réabsorption tubulaire proximale et l'excrétion tubulaire distale |
| D | ■ | Au bout de 7 demi-vies d'élimination, il reste moins de 1% de la quantité initiale de PAM dans l'organisme |
| E | ■ | La clairance d'un PAM par un organe est égale au débit artériel irrigant l'organe multiplié par le coefficient d'extraction du PAM par l'organe |

*Commentaires :*

*Réponse B : C'est la réabsorption du PAM qu'on appelle cycle entéro-hépatique*

*Réponse C : L'élimination urinaire fait intervenir la filtration glomérulaire, l'excrétion tubulaire proximale et la réabsorption tubulaire distale*

**23. Soit un PAM tel que : F = 0,8 ; T1/2 = 20 h ; Vd = 1000 L. Quelle est sa clairance totale ClT et sa constante d'élimination k chez un homme de 70 kg ?**

| | | |
|---|---|---|
| A | ■ | $Cl_T = 35\ L.h^{-1}$ |
| B | | $Cl_T = 14\ mL.h^{-1}$ |
| C | | $k = 28{,}6\ h^{-1}$ |
| D | ■ | $k = 0{,}035\ h^{-1}$ |
| E | ■ | Certaines données du problème ne sont pas utiles pour les calculs demandés |

*Commentaires :*

*Réponse B : $Cl_T = \ln 2 \times Vd/T1/2 = 0{,}7 \times 1000/20 = 35\ L.h^{-1}$*

*Réponse C : $K = Cl_T/Vd = 35/1000 = 0{,}035$*

*Réponse E : F et le poids du patient ne sont pas utilisés dans les calculs*

**24. Parmi les propositions suivantes concernant la demi-vie, indiquer lesquelles sont justes.**

| | | |
|---|---|---|
| A | | La demi-vie est un paramètre pharmacocinétique primaire. |
| B | ■ | Elle correspond au temps nécessaire pour que la concentration C(t) diminue de moitié. |
| C | | Trois demi-vies sont suffisantes pour que le processus d'élimination d'un médicament soit complet. |
| D | ■ | Elle peut se calculer à partir de la représentation semi-logarithmique des concentrations en fonction du temps. |
| E | ■ | Elle peut se calculer à partir de la constante de vitesse d'élimination. |

*Commentaires :*

*Réponse A : La demi-vie est un paramètre pharmacocinétique secondaire*

*Réponse C : Six demi-vies sont suffisantes pour que le processus d'élimination d'un médicament soit complet.*

**25. A propos de la clairance, indiquer lesquelles de ces propositions sont justes.**

| | | |
|---|---|---|
| A | | La clairance est exprimée en quantité par unité de volume. |
| B | ■ | La clairance est exprimée en volume par unité de temps. |
| C | | La clairance est un paramètre secondaire caractérisant l'étape pharmacocinétique d'élimination. |
| D | ■ | La clairance varie avec l'âge. |
| E | ■ | La clairance peut être influencée par d'autres médicaments. |

*Commentaires :*

*Réponse C : La clairance est un paramètre primaire.*

**26. Parmi les administrations suivantes, indiquer lesquelles permettent de délivrer la totalité de la dose administrée dans la circulation sanguine.**

| | | |
|---|---|---|
| A | ■ | Une administration intraveineuse en bolus. |
| B | ■ | Une administration intraveineuse lente. |
| C | ■ | Une administration orale pour un médicament ayant une biodisponibilité de 100%. |
| D | ■ | Une administration intra artérielle. |
| E | | Une administration cutanée topique. |

*Commentaires :*

*Réponse E: Dans l'usage cutané topique, le passage dans le sang n'est pas souhaité*

**27. Concernant la vitesse de passage d'un principe actif de la lumière intestinale vers la circulation sanguine, indiquer lesquelles de ces propositions sont justes**

| | | |
|---|---|---|
| A | ■ | Elle dépend de la formulation du principe actif. |
| B | | Elle peut, quand elle est élevée, conduire à des concentrations inférieures au seuil d'efficacité. |
| C | ■ | Elle est appréciée par le Tmax. |
| D | ■ | Elle peut, quand elle est élevée, conduire à des concentrations toxiques. |
| E | | Elle peut être appréciée par le $t_{1/2}$. |

*Commentaires :*
*Réponse B: Elle peut conduire à des concentrations supérieure au seuil de toxicité*
*Réponse E : Le t1/2 évalue l'élimination*

**28. Parmi ces propositions concernant la pharmacocinétique, indiquer lesquelles sont justes.**

| | | |
|---|---|---|
| A | | Le passage d'un médicament à travers un épithélium se fait toujours par diffusion passive. |
| B | ■ | La diffusion passive transmembranaire d'un médicament dépend de son poids moléculaire. |
| C | ■ | La diffusion passive transmembranaire de la forme ionisée d'un médicament est inférieure à celle de la forme non ionisée. |
| D | ■ | Un médicament acide aura une meilleure diffusion passive transmembranaire en milieu acide qu'en milieu basique. |
| E | | Le transport actif transmembranaire des médicaments suit la loi de Fick. |

*Commentaires :*
*Réponse A: C'est le principal mécanisme mais il existe le transport actif, la diffusion facilitée ou la convection*
*Réponse E : Le transport passif suit la loi de Fick*

**29. Concernant les modifications pharmacocinétiques maternelles durant la grossesse, lesquelles de ces propositions sont fausses ?**

| | | |
|---|---|---|
| A | | Absorption digestive variable. |
| B | ■ | Distribution diminuée. |
| C | ■ | Diminution progressive de la volémie durant la grossesse. |
| D | | Élimination rénale augmentée. |
| E | ■ | Ces modifications pharmacocinétiques résultent d'une diminution du débit cardiaque de la femme enceinte. |

*Commentaires :*
*Réponse B: Distribution augmentée*
*Réponse C : Augmentation de la volémie*
*Réponse E : Ces modifications résultent d'une augmentation du débit cardiaque*

**30. Parmi les médicaments et toxiques suivants, lesquels sont à l'origine d'une induction du métabolisme ?**

| | | |
|---|---|---|
| A | ■ | Phénobarbital. |
| B | ■ | Cigarette. |
| C | ■ | Rifampicine |
| D | | Erythromycine. |
| E | ■ | Alcool. |

*Commentaires :*
*Réponse D : C'est un inhibiteur métabolique*

**31. Parmi les propositions suivantes, indiquer celle(s) qui est (sont) exacte(s) concernant la variabilité de la réponse thérapeutique :**

| | | |
|---|---|---|
| A | | Elle ne peut pas résulter de modifications au niveau des protéines de transport |
| B | ■ | Elle peut survenir lorsque deux médicaments sont associés |
| C | | Elle ne peut pas être liée à une modification de la distribution du médicament |
| D | ■ | Une cinétique non linéaire est une source de variabilité de la réponse thérapeutique |
| E | ■ | Une réponse thérapeutique anormale peut être liée à l'origine ethnique |

*Commentaires :*
*Réponse A,C : La variabilité de la réponse thérapeutique peut résulter de modifications au niveau des protéines de transport, ou peut être liée à une modification de la distribution du médicament*

**32. Parmi les propositions suivantes indiquer celle(s) qui est (sont) exacte(s) concernant la diffusion passive du médicament :**

| | | |
|---|---|---|
| A | ■ | Est corrélée à son coefficient de partage : ks |
| B | ■ | Est corrélée à son coefficient de diffusion spécifique : d |
| C | ■ | Dépend du pH du milieu dans lequel il se trouve |
| D | ■ | Dépend de son pKa |
| E | | Est d'autant plus importante que le médicament est hydrosoluble |

*Commentaires :*

*Réponse E : Pour diffuser passivement à travers les membranes biologiques, de nature lipidique, les médicaments doivent être liposolubles*

**33. Le STP d'un principe actif se justifie :**

| | | |
|---|---|---|
| A | ■ | Si la zone thérapeutique est étroite |
| B | | Si la relation dose/effet est meilleure que la relation concentration/effet |
| C | ■ | S'il y a suspicion de sous dosage |
| D | ■ | Si l'effet pharmacologique est difficilement ou non mesurable |
| E | ■ | S'il y a suspicion de non observance au traitement |

*Commentaires :*

*Réponse B : Si la relation dose/effet est meilleure que la relation concentration/effet, il n'y a pas lieu de mesurer la concentration et donc pas lieu d'effectuer un STP.*

**34. Parmi les propositions suivantes concernant la variabilité de la réponse au médicament, indiquez les réponses exactes :**

| | | |
|---|---|---|
| A | ■ | Le bol alimentaire peut diminuer ou augmenter l'absorption de certains médicaments |
| B | | L'insuffisance rénale peut augmenter l'élimination de certains médicaments |
| C | ■ | Fumer peut diminuer l'efficacité de certains médicaments |
| D | ■ | La température corporelle peut modifier la pharmacocinétique de certains médicaments |
| E | ■ | L'obésité peut modifier la distribution de certains médicaments |

*Commentaires :*

*Réponse B : L'insuffisance rénale ne peut que provoquer une diminution de l'élimination des médicaments éliminés par voie urinaire.*

**35. Pour la validation clinico-biologique d'un dosage de principe actif, il est nécessaire de connaître :**

| | | |
|---|---|---|
| A | | La date de la dernière hospitalisation du patient |
| B | ■ | Le délai entre administration et prélèvement |
| C | ■ | La technique de dosage utilisée |
| D | ■ | La date de début de traitement |
| E | ■ | Le mode d'administration du médicament |

*Commentaires :*

*Réponse A : Il n'est généralement pas utile de connaitre la date de la dernière hospitalisation, cette information n'influe pas sur la qualité de la validation clinico-biologique d'un dosage.*

**36. En pharmacodynamie**

| | | |
|---|---|---|
| A | | La CE50 d'un médicament correspond à la concentration de médicament qui produit un effet chez 50% des animaux traités |
| B | | Plus la CE50 d'un agoniste est élevée, plus il est puissant |
| C | | La valeur de CE50 est indépendante du test pharmacologique utilisé |
| D | ■ | Un agoniste partiel a toujours un effet maximum inférieur à celui d'un agoniste vrai |
| E | | L'association d'un agoniste partiel et d'un agoniste vrai est synergique |

**37. En pharmacodynamie**

| | | |
|---|---|---|
| A | | Plus le Kd d'un médicament est élevé, plus la proportion de récepteurs occupés à une concentration donnée de médicament est élevée |
| B | | Un agoniste partiel a toujours une affinité pour le récepteur inférieure à celle d'un agoniste vrai |
| C | | Un agoniste partiel devient un agoniste vrai quand on augmente sa concentration |
| D | ■ | Si un agoniste vrai a un Kd faible pour sa cible, sa CE50 dans un test pharmacologique sur la même cible sera faible |
| E | | Pour obtenir l'effet pharmacologique maximal, il faut qu'au moins 50% des récepteurs soient occupés par l'agoniste |

**38. En pharmacodynamie**

| | | |
|---|---|---|
| A | | Un antagoniste compétitif empêche l'agoniste de produire son effet maximum quelle que soit la concentration de l'agoniste |
| B | ■ | Un agoniste inverse se comporte en présence d'un agoniste comme un antagoniste compétitif |
| C | | Un antagoniste non compétitif ne modifie pas l'affinité d'un agoniste pour sa cible |
| D | | En présence d'un antagoniste non compétitif, il suffit d'augmenter la concentration d'agoniste pour récupérer un effet pharmacologique maximal |
| E | | Un antagoniste compétitif a une activité intrinsèque inférieure à 1 |

**39. La demi-vie d'un médicament**

| | | |
|---|---|---|
| A | ■ | Est exprimée en unité de temps |
| B | ■ | Est fonction du Vd et de la Cl |
| C | | Ne dépend pas de la vitesse d'élimination |
| D | ■ | Sert de critère de comparaison entre divers médicaments |
| E | | Est, pour un médicament donné, la même pour tous les individus |

*Commentaires :*

*Réponse C : T1/2 = ln2/Kel= ln2xCl/Vd ; Kel = constante d'élimination ; Cl = clairance*

*Réponse E : la T1/2 peut varier en fonction des co-morbidités (insuffisance rénale, insuffisance hépatique, patients de réanimation, etc...)*

**40. La distribution d'un médicament**

| | | |
|---|---|---|
| A | ■ | Fait appel à des équilibres dynamiques |
| B | ■ | Mesure, indirectement, la liaison du médicament |
| C | ■ | Est caractérisée par un volume virtuel, théorique, fictif |
| D | ■ | Représente la diffusion du médicament dans l'organisme |
| E | | Permet de comparer l'efficacité des médicaments entre eux |

**41. L'effet de premier passage**

| | | |
|---|---|---|
| A | ■ | Est parfois nul |
| B | | Diminue toujours la biodisponibilité absolue |
| C | ■ | Met en jeu des systèmes enzymatiques |
| D | ■ | Dépend de la voie d'administration |
| E | ■ | N'est pas unique |

*Commentaires :*
*Réponse B : Il peut y avoir un effet de premier passage faible ou sans conséquence sur l'exposition au médicament (donc sur la biodisponibilité absolue)*

**42. La pharmacocinétique est :**

| | | |
|---|---|---|
| A | ■ | L'étude du devenir du médicament dans l'organisme |
| B | ■ | L'étude de l'évolution des concentrations du médicament dans l'organisme en fonction du temps |
| C | ■ | L'étude des processus physiologiques impliqués lors de l'ADME |
| D | ■ | L'étude des situations (physio-pathologiques et/ou environnementales) pouvant modifier les concentrations dans l'organisme |
| E | | L'étude des interactions médicament-récepteur |

*Commentaires :*
*Réponse E : il s'agit de la pharmacodynamie*

**43. Concernant l'effet des quatre agonistes A, B, C et D**

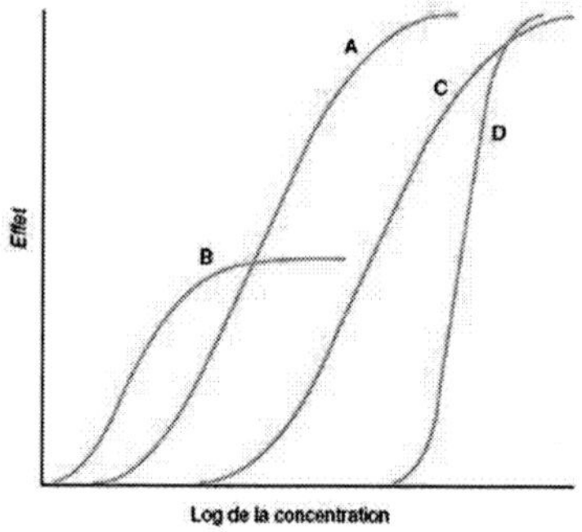


| | | |
|---|---|---|
| A | ■ | A est plus efficace que B |
| B | | A est plus puissant que B |
| C | ■ | C est plus puissant que D |
| D | ■ | A, C et D présentent la même efficacité |
| E | | A, C et D présentent la même puissance |
| F | | toutes les propositions précédentes sont inexactes |

*Commentaires :*
*Réponse B : B est plus puissant que A car il a une EC50 plus faible.*
*Réponse E : Non, leurs EC50 sont différents, ils ont, en revanche, la même efficacité (Emax identiques)*

**44. Concernant la notion d'agoniste**

| | | |
|---|---|---|
| A | ■ | un agoniste entraine généralement une réponse graduelle qui dépend de sa concentration |
| B | ■ | un agoniste est notamment caractérisé par son efficacité sur une cible |
| C | ■ | un agoniste peut être utilisé comme médicament pour pallier un déficit de médiateur |
| D | ■ | un agoniste peut être utilisé comme médicament pour s'opposer aux effets d'un ligand naturel |
| E | ■ | un agoniste partiel présente le même effet qualitatif que le médiateur naturel |
| F | | toutes les propositions précédentes sont inexactes |

**45. Concernant les paramètres fonctionnels d'activité d'un médicament**

| | | |
|---|---|---|
| A | | ils peuvent être mesurés sur des fragments de membrane cellulaire |
| B | ■ | ils nécessitent, si le médicament est un antagoniste, d'être évalués en présence d'un agoniste |
| C | | ils sont, dans la majorité des cas, caractérisés par des réponses de type « tout ou rien » |
| D | | ils sont exclusivement sous la dépendance de phosphorylations de protéines intra-cellulaires |
| E | | ils permettent de connaitre la liaison spécifique du médicament à sa cible |
| F | | toutes les propositions précédentes sont inexactes |

*Commentaires :*

*Réponse A : Les fragments membranaires sont utilisés dans le cadre des études in-vitro de liaison spécifique des médicaments*

*Réponse C : Non, les réponses sont des mesures de variables continues*

*Réponse D : La détermination de la liaison spécifique fait appel à d'autres types d'études sur récepteurs purifiés, fragments membranaires et cellules isolées.*

*Réponse E : Non, la réponse étudiée n'est pas forcément cellulaire et peut être celle de l'organisme tout entier après administration d'un médicament*

**46. Indiquez la (les) proposition(s) exacte(s) concernant l'évaluation pharmacodynamique des médicaments. D'après la figure suivante :**

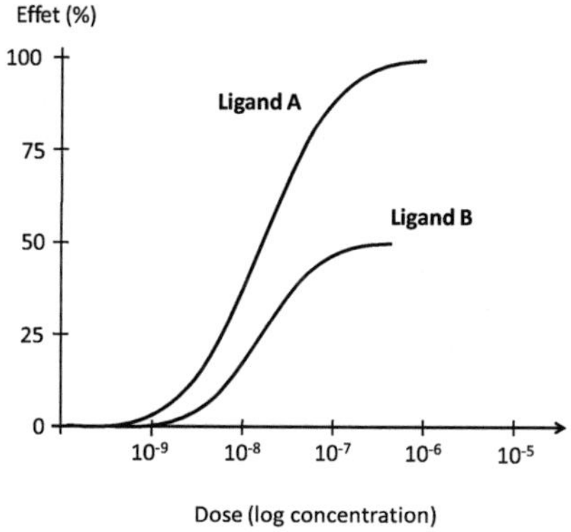


| | | |
|---|---|---|
| A | | A est plus puissant que B |
| B | ■ | A une efficacité supérieure à B |
| C | ■ | A est un agoniste entier |
| D | ■ | B est un agoniste partiel |
| E | | B est un agoniste inverse |

*Commentaires :*

*Réponse A : A et B ont la même puissance : c'est à dire qu'ils entrainent 50% de leur effet maximal à la même dose (environ $10^{-8}$).*

*Réponse E : un agoniste inverse est une substance qui interagit avec le même récepteur qu'un agoniste mais provoque l'effet inverse; il va diminuer l'activité constitutive d'un récepteur.*

**47. Indiquez la (les) proposition(s) exacte(s) concernant l'évaluation pharmacodynamique des médicaments. Un antagoniste compétitif :**

| | | |
|---|---|---|
| A | | Se fixe sur un site différent du site actif du récepteur |
| B | ■ | Se fixe au récepteur par des liaisons dues à des forces de faible intensité |
| C | | Modifie la structure du récepteur empêchant la fixation d'un agoniste |
| D | | Décale vers le bas la relation concentration/effet d'un agoniste |
| E | ■ | Décale vers la droite la relation concentration/effet d'un agoniste |

*Commentaires :*

*Réponse A : il se fixe sur le site actif du récepteur.*

*Réponse C : il ne modifie pas la structure du récepteur (cas des antagonistes non compétitifs) mais prend la place de l'agoniste endogène (compétition).*

*Réponse D : un antagoniste non compétitif décale vers le bas la relation concentration/effet d'un agoniste*

*Réponse E : cas des antagonistes compétitifs et non compétitifs*

**48. Indiquez la (les) proposition(s) exacte(s) concernant les cytochromes P450 :**

| | | |
|---|---|---|
| A | | Ils sont localisés exclusivement dans le foie |
| B | | Ils catalysent des réactions de conjugaison |
| C | | Leur activité conduit à la formation de métabolites toujours inactifs |
| D | ■ | Leur inhibition peut être à l'origine d'interactions ayant des conséquences cliniques graves |
| E | ■ | Le principal cytochrome impliqué dans le métabolisme des médicaments est le CYP 3A4 |

*Commentaires :*

*Réponse A : ils sont principalement retrouvés dans le foie mais on les trouve dans de nombreux types cellulaires (poumon, intestins, vaisseaux sanguins ...)*

*Réponse B : ils catalysent des réactions d'oxydoréduction.*

*Réponse C : ils peuvent conduire à la formation de métabolites actifs (cas des prodrogues).*

**49. Indiquez la (les) proposition(s) exacte(s) concernant les paramètres pharmacocinétiques :**

| | | |
|---|---|---|
| A | ■ | La clairance est un paramètre qui évalue la capacité de l'organisme à éliminer un médicament |
| B | | L'élimination rénale des médicaments ne concerne que leurs métabolites inactifs |
| C | ■ | Le volume de distribution peut prendre des valeurs largement supérieures au volume des compartiments physiologiques |
| D | ■ | Au bout de 5 demi-vies, il ne reste dans l'organisme que moins de 5 % de la dose administrée |
| E | ■ | La biodisponibilité d'un médicament administré par voie intraveineuse est par définition égale à 100% |

*Commentaires :*

*Réponse B : ellse concernent tous les métabolites actifs ou inactifs hydrosolubles*

**50. La dose efficace 50 d'une substance pharmacologique :**

| | | |
|---|---|---|
| A | | Permet de quantifier le $pA_2$ si c'est un antagoniste compétitif |
| B | ■ | Permet de calculer un index thérapeutique par comparaison avec la dose létale 50. |
| C | | Provoque la moitié de la réponse maximale induite par la substance sur un organe isolé. |
| D | ■ | Est la quantité de cette substance qui provoque une réponse quantale chez 50 % des animaux mis en expérience. |
| E | | Est quantifiée par des études de liaison d'un ligand radioactif |

*Commentaires :*
*Réponse A : le pA2 est homogène à une concentration d'agoniste, et non à une dose*
*Réponse C : la DE50 mesure la dose de substance provoquant une réponse thérapeutique chez 50 % de la population ayant reçu le traitement, et non chez un individu, ni a fortiori sur un organe isolé.*
*Réponse E : les études de liaison d'un ligand radioactif permettent d'estimer la CE50 et non la DE50.*

**51. La courbe concentration-effet d'un agoniste obtenue sur un organe isolé :**

| | | |
|---|---|---|
| A | ■ | Permet de comparer son efficacité avec celles d'autres agonistes. |
| B | ■ | Permet de déterminer la concentration de l'agoniste qui provoque 50 % de l'effet maximal. |
| C | ■ | Est une sigmoïde si l'effet est exprimé en fonction du logarithme de la concentration de l'agoniste. |
| D | | Permet de calculer la concentration de l'agoniste qui provoque 50 % d'occupation des récepteurs. |
| E | ■ | Permet de comparer sa puissance avec celles d'autres agonistes. |

*Commentaires :*
*Réponse D : l'échelle de l'organe isolé est trop large pour renseigner sur le niveau des récepteurs.*

**52. Pour développer son action, un agoniste partiel :**

| | | |
|---|---|---|
| A | | Se fixe sur une enzyme. |
| B | | Active une pompe ionique. |
| C | ■ | Se fixe sur un récepteur. |
| D | | Se fixe sur un canal ionique. |
| E | | Se fixe sur un canal ionique. |

*Commentaires :*
*Agonistes et antagonistes concernent l'interaction ligand-récepteur*

**53. L'effet de premier passage pour un médicament :**

| | | |
|---|---|---|
| A | ■ | Entraîne une perte en principe actif. |
| B | | Existe pour tous les médicaments administrés par voie intraveineuse. |
| C | ■ | Résulte de phénomènes ayant lieu dans la lumière digestive, les entérocytes et/ou les hépatocytes après administration orale. |
| D | | Est identique chez tous les sujets pour ce médicament. |
| E | ■ | Contribue à la valeur de la fraction biodisponible. |

*Commentaires :*
*Réponse B : l'effet de premier passage concerne les médicaments administrés par voie orale.*
*Réponse D : il existe une variabilité interindividuelle de l'effet de premier passage pour un médicament donné.*

**54. La glucuronoconjugaison d'un médicament :**

| | | |
|---|---|---|
| A | | Concerne tout médicament dont la structure présente une fonction hydroxyle (-OH) libre. |
| B | | Fait apparaître un groupement fonctionnel sur le médicament. |
| C | ■ | Correspond au transfert d'une substance endogène sur le médicament ou son métabolite. |
| D | | Rend les médicaments davantage liposolubles. |
| E | | Favorise la réabsorption tubulaire rénale des médicaments |

*Commentaires :*
*Réponse B : il existe 2 types de réactions métaboliques : les réactions de fonctionnalisation (phase I) et les réactions de conjugaison (phase II)*

*Réponses D et E : le métabolite formé par réaction de conjugaison est hydrosoluble et éliminable.*

**55. L'élimination des médicaments :**

| | | |
|---|---|---|
| A | ■ | Peut faire intervenir le foie. |
| B | ■ | Peut être modifiée en cas de dysfonctionnement rénal. |
| C | ■ | Peut être modifiée par des interactions médicamenteuses. |
| D | | Influence la biodisponibilité des médicaments. |
| E | ■ | Concerne tous les médicaments. |

*Commentaires :*

*Réponse D : l'absorption des médicaments influence la biodisponibilité, et non l'élimination systémique.*

**56. Une dose de 100 mg d'un médicament est administrée par bolus intraveineux. Le volume de distribution est 100 L et la demi-vie d'élimination est de 20h. Quelle sera la concentration sanguine du médicament 40 heures après l'administration du médicament ?**

| | | |
|---|---|---|
| A | ■ | 0,25 mg/L. |
| B | | 0,5 mg/L. |
| C | | 1 mg/L. |
| D | | 2 mg/L. |
| E | | Les données sont insuffisantes pour calculer cette concentration. |

*Commentaires :*

*$C_0$= 100mg/100L= 1mg/L*

*$C_{20h}$= 0.5 mg/L*

*$C_{40h}$= 0.25 mg/L*

**57. Texte de l'énoncé**

| | | |
|---|---|---|
| A | | l'absorption d'un médicament concerne toutes les voies d'administration |
| B | | le canal aqueux est le passage transmembranaire le plus utilisé par les médicaments |
| C | | les médicaments sont le plus souvent absorbés au niveau du gros intestin |
| D | ■ | l'effet de premier passage hépatique ou EPP est absent par voie sublinguale |
| E | ■ | seule la forme libre non liée aux protéines peut diffuser du sang vers les tissus |

*Commentaires :*

*Réponse A : pas la voie IV*

*Réponse C : intestin grêle*

**58. Texte de l'énoncé**

| | | |
|---|---|---|
| A | | les réactions de conjugaison mises en jeu dans le métabolisme d'un médicament entrainent une oxydation de la molécule |
| B | | le métabolisme d'un médicament permet la formation de métabolites toujours moins hydrosolubles que le principe actif lui même |
| C | ■ | les cytochromes P450 sont des enzymes impliquées dans les réactions de fonctionnalisation du métabolisme |
| D | ■ | le cytochrome P450 3A4 est le plus impliqué dans le métabolisme des médicaments |
| E | ■ | la glucuroconjugaison est une des réactions de conjugaison dans le métabolisme des médicaments |

*Commentaires :*

*Réponse B : métabolite plus hydrophile que la molécule mère*

**59. Texte de l'énoncé**

| | | |
|---|---|---|
| A | | En cas d'induction enzymatique du métabolisme, les métabolites sont formés en plus grande quantité, source d'une plus grande toxicité |
| B | ■ | l'induction enzymatique du métabolisme peut être due à une interaction médicamenteuse |
| C | | les inhibiteurs du métabolisme d'un médicament entrainent toujours une augmentation d'activité de ce médicament |
| D | | un sujet déficient en cytochrome 2D6 aura les effets antalgiques de la codéine augmentés |
| E | | le jus de pamplemousse est un inducteur important des cytochromes hépatiques |

*Commentaires :*
*Réponse A : les métabolites ne sont pas forcément toxiques*
*Réponse C : pas si la molécule mère est inactive (cas des prodrogues inactives avec métabolite actif)*
*Réponse D : un sujet déficient en 2D6 n'a pas les activités antalgiques de la codéine puisqu'il n'y aura pas de formation de morphine*
*Réponse 3 : le jus de pamplemousse est un inhibiteur*

**60. Texte de l'énoncé**

| | | |
|---|---|---|
| A | ■ | l'élimination rénale ou urinaire est la principale voie d'élimination des médicaments |
| B | ■ | le cycle entéro-hépatique (CEH) concerne essentiellement des médicaments non encore métabolisés |
| C | | la clairance d'un médicament correspond à la vitesse d'apparition de ce médicament dans le sang |
| D | | l'élimination rénale de tout médicament fait intervenir obligatoirement la filtration glomérulaire, la réabsorption tubulaire et la sécrétion tubulaire |
| E | | la clairance de filtration maximale d'un glomérule est de 120 litres par minute |

*Commentaires :*
*Réponse C : clairance = élimination*
*Réponse D : pas obligatoirement*
*Réponse E : 120 ml/min*

**61. Texte de l'énoncé**

| | | |
|---|---|---|
| A | | la sécrétion tubulaire fait intervenir uniquement la diffusion passive |
| B | | la réabsorption tubulaire ne concerne que les molécules qui n'ont pas été encore filtrées par le glomérule |
| C | | pour un médicament dont le principe actif a une clairance rénale importante, l'état de fonctionnement du foie sera important à prendre en compte |
| D | ■ | une substance hydrophile aura le plus souvent une élimination rénale rapide |
| E | ■ | les substances lipophiles sont les substances qui subissent généralement un métabolisme dans l'organisme |

*Commentaires :*
*Réponse A : transport actif*
*Réponse B : celles qui ont déjà été filtrées*

**62. Texte de l'énoncé**

| | | |
|---|---|---|
| A | | une molécule qui présente une biodisponibilité orale de 50% devra être administrée oralement à une posologie deux fois moins forte que par voie intraveineuse |
| B | | la Cmax d'un médicament est le temps nécessaire pour atteindre la concentration maximale de ce médicament dans le sang |
| C | | le volume de distribution d'un médicament peut être calculé par le rapport de la dose injectée par voie intraveineuse sur la concentration sanguine obtenue à l'origine de la courbe des concentrations en fonction du temps |
| D | | la clairance d'un médicament peut être calculée par le rapport de la dose administrée sur la surface sous la courbe des concentrations sanguines de ce médicament en fonction du temps |
| E | | les paramètres pharmacocinétiques suivant : biodisponibilité, volume de distribution et demi-vie d'un médicament varient toujours en fonction de la dose administrée |

*Commentaires :*
*Réponse A : 2 fois plus forte*
*Réponse B : concentration maximale*

**63. Devenir du médicament dans l'organisme - Pharmacocinétique, aspect qualitatif :**

| | | |
|---|---|---|
| A | | La résorption concerne le transfert du principe actif de son site d'administration vers son site d'élimination |
| B | | La distribution tissulaire d'un médicament est d'autant plus rapide que l'irrigation des organes est plus intense |
| C | | La phase d'élimination est composée de deux phases distinctes : métabolisation et excrétion |
| D | | La phase de métabolisation est un processus exclusivement non linéaire |
| E | | L'effet de premier passage correspond à une métabolisation pré-systémique |

*Commentaires :*
*Réponse A : la résorption correspond au passage du principe actif de son site d'administration dans la circulation générale.*

**64. Devenir du médicament dans l'organisme - Pharmacocinétique, aspect qualitatif :**

| | | |
|---|---|---|
| A | | La diffusion passive donne lieu à des interactions médicamenteuses par compétition |
| B | | Le cycle entérohépatique intéresse les principes actifs sécrétés dans la bile |
| C | | La liaison d'un principe actif aux protéines plasmatiques est irréversible |
| D | | L'induction enzymatique est un mécanisme génétique qui augmente la quantité d'enzymes disponibles pour la métabolisation |
| E | | L'excrétion urinaire des médicaments dépend de plusieurs mécanismes dont la filtration glomérulaire et le travail tubulaire |

*Commentaires :*
*Réponse A : la diffusion passive est un phénomène non saturable et non soumis à compétition.*
*Réponse C : elle est généralement réversible et peut donner lieu à des phénomènes de compétition entre principes actifs.*

**65. Devenir du médicament dans l'organisme - Pharmacocinétique, aspect quantitatif :**

| | | |
|---|---|---|
| A | ■ | La clairance totale est inversement proportionnelle à la surface sous la courbe des concentrations plasmatiques du médicament en fonction du temps |
| B | ■ | La demi-vie d'élimination d'un médicament est indépendante de la dose |
| C | ■ | Le temps nécessaire pour faire disparaître la totalité d'un principe actif de l'organisme est de cinq à sept fois son temps de demi-vie d'élimination |
| D | | L'induction enzymatique se traduit par une diminution du temps de demi-vie d'élimination ainsi que de la clairance totale du médicament |
| E | ■ | La fraction de principe actif éliminée dans les urines permet de calculer la clairance rénale |

*Commentaires :*

*Réponse D : l'induction enzymatique en diminuant l'aire sous la courbe des concentrations en fonction du temps augmente la clairance du médicament (cf. réponse A).*

**66. Concernant l'expérience dont les résultats sont présentés dans la figure ci-dessous quelle(s) est (sont) la (les) propositions exactes,**

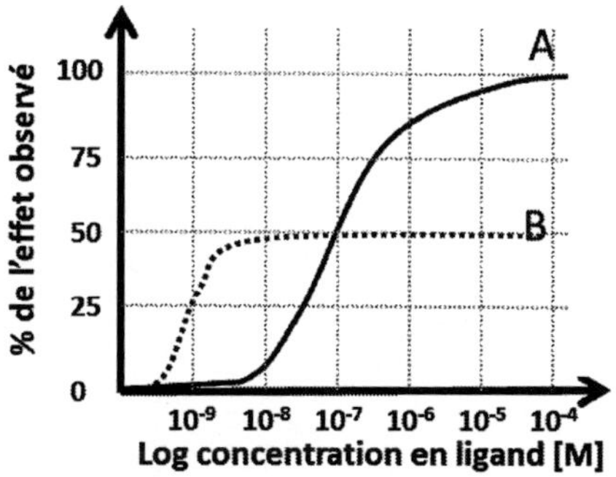


| | | |
|---|---|---|
| A. | | La puissance de la molécule A est de 10 nM |
| B. | ■ | La molécule A est 100 fois moins puissante que B |
| C. | ■ | Si A et B agissent sur la même cible, B est un antagoniste partiel de cette cible |
| D. | | Si une molécule C (non représentée sur la figure) supprime totalement les effets de A sans modifier l'effet de B, on peut en conclure que A et B agissent sur la même cible |
| E. | ■ | L'activité intrinsèque de B est 0,5 |

*Commentaire des propositions fausses :*

*A. 100 nM*

*D. Dans ce cas de figure, C devrait supprimer à la fois les effets de A et de B*

**67. Concernant Le transfert paracellulaire, quelle(s) est (sont) la (les) proposition(s) exacte(s) ?:**

| | | |
|---|---|---|
| A. | ■ | C'est un phénomène passif |
| B. | | Le transfert au travers des espaces inter-cellulaires est possible pour les médicaments d'un poids moléculaires supérieur à 30 000 Daltons |
| C. | | L'endothélium laisse diffuser les principes actifs qu'ils soient sous forme libre ou sous forme liée |
| D. | ■ | La filtration glomérulaire fait partie des transferts paracellulaires |
| E. | ■ | Tous les types de transfert paracellulaires sont dépendants du gradient de concentration |

*Commentaire des propositions fausses:*
*B : PM<200 Daltons*
*C : Uniquement forme libre*

**68. Concernant la pharmacocinétique, quelle(s) est (sont) la (les) proposition(s) exacte(s) ?:**

| | | |
|---|---|---|
| A. | | L'objectif du Suivi Thérapeutique Pharmacologique (STP) est de standardiser la posologie à administrer à une population |
| B. | ■ | LE STP est utile pour les médicaments à index thérapeutique étroit et à variabilité pharmacocinétique interindividuelle |
| C. | | L'absorption quantifie la disparition du principe actif de son site d'administration |
| D. | | Un médicament avec un pka d'acide faible est préférentiellement résorbé au niveau du gros intestin |
| E. | | Tous les médicaments résorbés au niveau tube digestif présentent un effet de premier passage hépatique |

*Commentaire des propositions fausses:*
*A : Permet de personnaliser la posologie pour des individus différents*
*C : quantifie le transfert du PA de son site d'administration jusqu'à la circulation systémique*
*D : pka acide faible plutôt absorbé pH acide alors que gros intestin pH=7-8*
*E : Un médicament peut être résorbé, avoir un premier passage hépatique et ne pas être métabolisé, donc pas d'effet de premier passage hépatique*

**69. Concernant la distribution des médicaments, quelle(s) est (sont) la (les) proposition(s) exacte(s) ? :**

| | | |
|---|---|---|
| A. | ■ | La fraction liée aux protéines plasmatiques constitue un stock de réserve |
| B. | ■ | La loi d'action de masse quantifie l'équilibre entre fraction libre et fraction liée |
| C. | | Les médicaments bases faibles sont à risque d'interactions avec d'autres médicaments fortement liés sur les protéines de transport |
| D. | | La fraction liée des médicaments est filtrée au niveau glomérulaire |
| E. | | Le volume de distribution des médicaments dépend de la voie d'administration |

*Commentaire des propositions fausses :*
*C. Les médicaments acides faibles à risques d'interactions médicamenteuses sur les protéines de transport mais pas bases faibles*
*D. Fraction non filtrable*
*E. Dépend des caractéristiques physico-chimiques, structure des barrières tissulaires et de l'irrigation des organes*

**70. Concernant le rangueillopril médicament antihypertenseur, quelle(s) est (sont) la (les) proposition(s) exacte(s) ? :**

| | | |
|---|---|---|
| A. | | Si le taux de fixation aux protéines plasmatiques est de 70%, seulement 30% de la dose administrée sera excrétée par voie rénale |
| B. | | Si la biodisponibilité par voie orale est de 30%, la demi-vie du médicament sera courte |
| C. | | Ce médicament est contre-indiqué en fin de grossesse bien que le placenta soit imperméable à la plupart des médicaments |
| D. | ■ | Son volume de distribution de 5 litres indique que ce médicament diffuse peu en dehors du secteur vasculaire |
| E. | | Ce médicament est un antagoniste des récepteurs de type AT1 de l'angiotensine II |

*Commentaire des propositions fausses :*
*A. La fixation aux protéines plasmatiques forme un équilibre dynamique et l'élimination du médicament sera totale après 7 demi-vies*
*B. Absorption et demi-vie sont 2 paramètres pharmacocinétique indépendants*
*C. Le placenta est perméable à la plupart des médicaments*
*E. Suffixe –pril fait référence à la classe des inhibiteurs de l'enzyme de conversion (IEC)*

**71. Concernant la métabolisation des médicaments, quelle(s) est (sont) la (les) proposition(s) exacte(s) ? :**

| | | |
|---|---|---|
| A. | | L'activité métabolique de glucuroconjugaison est plus importante chez la femme que chez l'homme |
| B. | ■ | Le millepertuis, plante vendue comme présentant des propriétés antidépressives, est un inducteur du métabolisme des médicaments |
| C. | ■ | Le jus de pamplemousse augmente les concentrations plasmatiques de certains médicaments |
| D. | | Le nombre de variants alléliques (SNPs) du gène codant pour le CYP2D6 identifiés chez l'homme est de 3 |
| E. | ■ | Une diminution du débit sanguin hépatique peut augmenter les concentrations plasmatiques en médicament |

*Commentaire des propositions fausses :*
*A. Plus importante chez l'homme que chez la femme*
*D. Plus de 40 variants alléliques sont identifiés chez l'homme*

**72. Concernant le Sebartoprofène (t½= 2 heures) métabolisé au niveau hépatique pour 90% de la dose sous forme de métabolites inactifs, quelle(s) est (sont) la (les) proposition(s) exacte(s) ? :**

| | | |
|---|---|---|
| A. | | Chez un sujet sain, plus de 1% de la dose sera encore présente dans le plasma 24 heures après sa dernière administration |
| B. | | Une seule prise par jour en libération immédiate permettra de maintenir les concentrations plasmatiques dans l'index thérapeutique |
| C. | ■ | La demi-vie sera peu modifiée chez le patient insuffisant rénal |
| D. | | Après une administration unique par voie orale, la concentration moyenne d'équilibre est atteinte après 10 heures |
| E. | ■ | Deux heures après l'injection intraveineuse d'une dose de 200 mg, une quantité de 90 mg a été métabolisée |

*Commentaire des propositions fausses :*
*A. La demi-vie est courte, après 14 heures (7 demi-vies) la quasi-totalité du médicament est éliminée*
*B. La demi-vie est courte, nécessité de répéter les administrations plusieurs fois par jour*
*D. Concentration moyenne d'équilibre est atteinte au cours des administrations répétées avec cumul de dose*

VIII

**73. A propos de l'analyse compartimentale en pharmacocinétique :**

| | | |
|---|---|---|
| A | ■ | Après prise unique *per os* (PO) on peut déduire la valeur de la constante d'absorption ka par une méthode graphique |
| B | ■ | Le modèle pharmacocinétique habituel fait appel à des équations différentielles de 1$^{er}$ ordre du type dC/dt = - $k_e$.C où C est la concentration du médicament dans le compartiment central |
| C | ■ | La notion de $T_{1/2}$ dérive de la notion de période de la physique nucléaire |
| D | ■ | La baisse de l'alcoolémie dépend d'une cinétique d'ordre zéro |
| E | | Après prise PO la valeur du Cmax est obtenue au bout de 5 $T_{1/2}$ |

*Commentaires :*
*Réponse E : Cmax est observé après un temps de Tmax lors duquel DC/dt = 0 ; les 2 constantes ka et ke intervenant.*

**74. Cocher les propositions vraies à propos des cytochromes P450 (ou « CYP »)**

| | | |
|---|---|---|
| A | ■ | la CYP 3A4 est une isoenzyme des cytochromes dont le blocage peut entraîner de graves intoxications |
| B | | La fonctionnalisation induite par les CYP consiste à glucuro-conjuguer le principe actif |
| C | ■ | Certains médicaments comme les macrolides peuvent bloquer des CYP |
| D | | Le phénobarbital (barbiturique antiépileptique) est un bloqueur connu de la CYP 3A4 |
| E | ■ | Les activités enzymatiques liées au métabolisme des médicaments, peuvent diminuer après ingestion de jus de pamplemousse |

*Commentaires :*
*Réponse B : la fonctionnalisation ou réactions de phase I comportent diverses réactions biochimiques comme l'hydroxylation, la méthylation, la déméthylation, etc... ; la glucuroconjugaison est une réaction de phase II consistant en une estérification au moyen de l'acide glucuronique*
*Réponse D : le Phénobarbital est le chef de file des inducteurs enzymatqiues*

**75. Quelle(s) est (sont) la (les) proposition(s) exacte(s) concernant la pharmacocinétique d'un médicament administré par perfusion intraveineuse continue**

| | | |
|---|---|---|
| A | ■ | La concentration à l'équilibre dépend de la clairance du médicament |
| B | | L'élimination du médicament débute à l'arrêt de la perfusion |
| C | | La concentration à l'équilibre est proportionnelle au volume de distribution |
| D | | On considère que l'équilibre est atteint au-delà de 2 demi-vies |
| E | ■ | La perfusion intraveineuse continue permet d'obtenir une concentration stable à l'état d'équilibre |

*Commentaires :*
*Réponse B : non elle commence dès le début de la perfusion*
*Réponse C : inversement proportionnelle !*
*Réponse D : au moins 5 demi-vies (on sera alors à plus de 97 % de la concentration à l'équilibre)*

**76. A propos des paramètres de la liaison des médicaments aux protéines plasmatiques**

| | | |
|---|---|---|
| A | | La fraction d'un médicament liée aux protéines correspond à la fraction efficace du principe actif d'un médicament |
| B | ■ | La quantité de protéines disponibles pour la fixation peut varier en fonction de certaines pathologies ou par compétition entre différents médicaments |
| C | ■ | Par comparaison à l'alpha-glycoprotéine acide, les sites de liaison de l'albumine sont beaucoup moins saturables car beaucoup plus nombreux |
| D | | L'affinité d'un médicament pour les protéines plasmatiques suffit à définir la concentration sanguine utile d'un principe actif |
| E | | le pKa d'un médicament n'a pas d'influence sur la fixation protéique de celui-ci |

*Commentaires :*
*Réponse A : c'est la fraction libre qui est la fraction efficace*
*Réponse D : il faut connaître l'affinité et le nombre de site de liaison pour calculer la concentration utile (donc libre ) d'un médicament*
*Réponse E : il y a pplusieurs sites selon les pKa des médicaments xxxx*

**77. A propos de la demi-vie d'élimination :**

| | | |
|---|---|---|
| A | | L'insuffisance hépatique isolée ne modifie pas la demi-vie d'élimination des médicaments |
| B | ■ | Lorsque le médicament est administré en perfusion, les concentrations sanguines atteignent 97% de l'état stable au bout de 5 T1/2 |
| C | | Après prise unique d'un médicament, il faut 4 demi-vies d'élimination pour en assurer l'élimination à plus de 99 % |
| D | | L'âge n'a aucun effet sur la demi-vie d'élimination des médicaments |
| E | ■ | La demi-vie d'élimination peut être modifiée en cas d'association à un autre médicament |

*Commentaires :*
*Réponse A :le métabolisme des médicaments se fait essentiellement au niveau hépatique. De ce fait les pathologies du foie augmentent la demi-vie d'élimination des médicaments*
*Réponse C : Après 4 demi-vies d'élimination d'un médicament l'élimination est de [100 – (50 + 25 + 12,5 + 6,25 %)] ; il reste donc 6,25% d la quantité administrée*
*Réponse D : la demi-vie d'élimination des médicaments est largement modifiée par l'âge ; ainsi l'élimination rénale des médicaments diminue progressivement en fonction de l'âge (d'où l'adaptation posologique selon la clairance glomérulaire)*

**78. Deux principes actifs agonistes pleins X et Y d'un même récepteur R ont une $CE_{50}$, respectivement de 0,03 et de 0,3 µmol/L. Ces informations permettent d'affirmer que :**

| | | |
|---|---|---|
| A | ■ | X et Y ont une activité intrinsèque identique, égale à 1 |
| B | | X est 10 fois plus efficace que Y |
| C | ■ | X est 10 fois plus puissant que Y |
| D | | X est 10 fois plus sélectif que Y |
| E | ■ | X a une plus grande affinité pour R que Y |

*Commentaires :*
*Réponse B : non, X et Y ont la même efficacité car tous deux agonistes pleins d'un même récepteur*
*Réponse D : il n'est question ici que d'un seul récepteur ; on ne peut donc rien dire d'une éventuelle sélectivité, qui s'entendrait, par exemple, par rapport à un autre sous-type de récepteur*

**79. Un médicament agoniste partiel du récepteur R1 :**

| | | |
|---|---|---|
| A | ■ | A une efficacité inférieure à celle d'un agoniste d'activité intrinsèque égale à 1 |
| B | ■ | A une activité intrinsèque non nulle. |
| C | | Est d'autant plus efficace que son affinité est élevée. |
| D | | Est d'autant plus puissant que son activité intrinsèque est élevée. |
| E | ■ | Peut diminuer l'effet d'un agoniste plein du récepteur R1. |

*Commentaires :*
*Réponse C : non, l'efficacité et l'affinité sont deux notions indépendantes (l'affinité peut être très forte et l'efficacité faible)*
*Réponse D : non, la puissance (en rapport avec l'affinité) ne varie pas forcément dans le même sens que l'activité intrinsèque (qui représente l'efficacité)*

**80. Concernant la pharmacocinétique, quelle(s) est (sont) la (les) proposition(s) exacte(s) ?**

| | | |
|---|---|---|
| A | ■ | Elle est composée des phases d'absorption, de distribution, de métabolisme et d'élimination |
| B | | Elle permet l'étude de l'effet au cours du temps |
| C | | Elle mesure la vitesse d'apparition de l'effet clinique |
| D | | Elle repose sur la mesure d'effets quantifiables |
| E | ■ | Elle s'intéresse notamment à l'évolution des concentrations plasmatiques |

*Commentaires :*
*Réponses B, C, D : relatives à la pharmacodynamie*

**81. Parmi les médicaments suivants, quel(s) est (sont) celui (ceux) qui est (sont) inhibiteur(s) enzymatique(s) des cytochromes P450 ?**

| | | |
|---|---|---|
| A | | Phénytoïne |
| B | | Carbamazépine |
| C | | Rifampycine |
| D | ■ | Kétoconazole |
| E | ■ | Erythromycine |

*Commentaires :*
*Réponses A, B, C : inducteurs enzymatiques*

**82. La phase pharmacocinétique d'un médicament administré au patient :**

| | | |
|---|---|---|
| A | ■ | Survient après la phase biopharmaceutique ; |
| B | ■ | Conduit au passage dans le sang d'un principe actif solubilisé ; |
| C | ■ | Permet d'estimer le volume apparent de distribution qui peut varier de 5 à 50000 L ; |
| D | | Est antérieure à la phase d'élimination. |
| E | | Les propositions A, B, C et D sont fausses. |

*Commentaires :*
*Réponse D : l'élimination est comprise dans la pharmacocinétique d'un médicament*

**83. Un patient souffrant d'une infection sensible à la pénicilline va recevoir un traitement par pénicilline G. Celle-ci lui est administrée par injection parentérale :**

| | | |
|---|---|---|
| A | | Parce qu'elle est mal tolérée par voie orale ; |
| B | ■ | Parce qu'elle est détruite par l'acidité gastrique ; |
| C | | Pour éviter les troubles digestifs ; |
| D | | Parce qu'elle cible des bactéries qui ne sont pas dans l'intestin. |
| E | | Les propositions A, B, C et D sont fausses. |

**84. L'utilisation des voies parentérales (IV ou IM) est recommandée :**

| | | |
|---|---|---|
| A | | Quand on veut prévenir un risque septique ; |
| B | ■ | Quand on souhaite administrer des peptides (ex : insuline, héparine...) ; |
| C | ■ | Pour éviter l'effet de premier passage hépatique ; |
| D | ■ | En situation d'urgence pour être rapidement efficace. |
| E | | Les propositions A, B, C et D sont fausses. |

**85. Dans le cadre du métabolisme d'un médicament par hydroxylation, on peut dire :**

| | | |
|---|---|---|
| A | ■ | Qu'il subit une réaction de phase I ; |
| B | | Que cette étape est indispensable pour pouvoir être ensuite conjugué (phase II) ; |
| C | ■ | Que le(s) métabolite(s) formé(s) est (sont) plus hydrosoluble(s) que la molécule mère ; |
| D | | Que le(s) métabolite(s) formé(s) sera (seront) plus actif(s). |
| E | | Les propositions A, B, C et D sont fausses. |

*Commentaires :*
*Réponse B : non, un médicament ou un métabolite peuvent être sulfo- ou glycurono-conjuqués sans passer obligatoirement par une phase préalable d'hydroxylation*

**86. L'administration de 6-mercaptopurine (6-MP, pro-médicament) à un patient sous-entend que l'on sait :**

| | | |
|---|---|---|
| A | ■ | Que son effet thérapeutique dépend d'une activation métabolique ; |
| B | | Que l'association à un inhibiteur du métabolisme le rendra plus efficace ; |
| C | ■ | Qu'une partie des métabolites formés est à l'origine d'effets toxiques ; |
| D | ■ | Que le polymorphisme de la thiopurine méthyl transférase (TPMT) joue un rôle essentiel dans la détermination de sa posologie. |
| E | | Les propositions A, B, C et D sont fausses. |

**87. Un patient est traité par 400 mg d'un antibiotique administré en bolus par voie intraveineuse. Le volume apparent de distribution de ce médicament (VD) est de 40L et sa constante d'élimination (ke) de 0,5 h-1. On peut en déduire que :**

| | | |
|---|---|---|
| A | ■ | La clairance de l'antibiotique est de 20 L/h ; |
| B | ■ | La concentration sanguine C0 est de 10 mg/L ; |
| C | ■ | En administrant l'antibiotique 2 fois par jour le plateau d'équilibre sera obtenu en 7 h environ ; |
| D | | L'utilisation d'une dose de charge est indispensable. |
| E | | Les propositions A, B, C et D sont fausses. |

**88. A propos de la liaison médicament-récepteur, l'étude de la courbe dose-effet nous apprend que :**

| | | |
|---|---|---|
| A | ■ | L'effet pharmacodynamique est proportionnel au nombre de récepteurs occupés ; |
| B | ■ | L'effet maximal est le représentant de l'efficacité d'un médicament ; |
| C | ■ | Elle permet de prévoir la relation dose-effet et/ou toxicité ; |
| D | ■ | Elle permet de calculer la puissance de la molécule grâce au calcul de la concentration efficace 50% (CE50). |
| E | | Les propositions A, B, C et D sont fausses. |

**89. Dans l'expérience dont les résultats sont représentés dans la figure ci-dessous, on a testé l'effet bronchodilatateur de l'adrénaline utilisée seule (A) ou de l'adrénaline en présence d'une concentration identique de deux antagonistes B et C. Concernant cette expérience, quelle(s) est (sont) la (les) proposition(s) exacte(s) ? :**

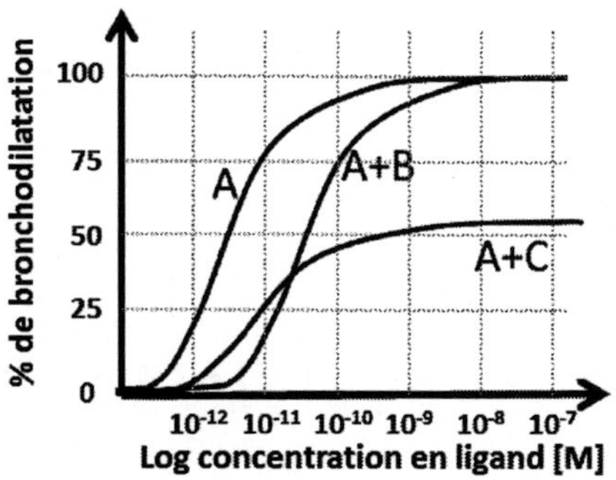

| | | |
|---|---|---|
| A. | ■ | L'activité intrinsèque de A est égale à 1 |
| B. | ■ | L'antagoniste B rajouté à l'adrénaline (courbe A + B) est un antagoniste compétitif |
| C. | | L'antagoniste C rajouté à l'adrénaline (courbe A + C) est un antagoniste surmontable |
| D. | | Si on mélange les deux antagonistes (B et C) avec l'adrénaline et qu'on répète l'expérience on obtiendrait une courbe similaire à la courbe A + B |
| E. | | L'expérience démontre que l'antagoniste C se lie de façon covalente au récepteur alpha-adrénergique de l'adrénaline |

*Commentaire des propositions fausses:*
*C. Il s'agit d'un antagoniste insurmontable*
*D. La courbe serait similaire à la courbe A + C*
*E. La bronchodilatation induite par l'adrénaline passe par son interaction avec un récepteur de type beta-adrénergique*

**90. Concernant la pharmacocinétique, quelle(s) est (sont) la (les) proposition(s) exacte(s) ? :**

| | | |
|---|---|---|
| A. | | Du moment qu'un médicament est détectable dans le sang, il produit un effet pharmacologique |
| B. | ■ | La modélisation mathématique permet de caractériser l'évolution de la concentration plasmatique dans le sang en fonction du temps |
| C. | | La pharmacocinétique quantifie l'évolution dans le temps des effets pharmacologiques |
| D. | ■ | Les modalités d'administration modifient l'évolution des concentrations plasmatiques en médicament |
| E. | ■ | Les phases A, D, M, et E coexistent dans le temps |

*Commentaire des propositions fausses :*
*A : La présence du médicament dans le secteur vasculaire ne préjuge pas toujours de son activité*
*C : Etudie le devenir du PA dans l'organisme depuis son administration jusqu'à son élimination*

**91. Concernant l'absorption des médicaments, quelle(s) est (sont) la (les) proposition(s) exacte(s) ? :**

| | | |
|---|---|---|
| A. | ■ | Les médicaments absorbés au niveau de l'estomac ont un premier passage hépatique obligatoire |
| B. | | Administré par voie orale, un médicament acide faible est majoritairement absorbé au niveau du colon |
| C. | | La quantification de l'absorption d'un médicament est réalisée en étudiant la surface sur la courbe de concentration plasmatique en fonction du temps |
| D. | ■ | Lors d'une crise aiguë d'asthme, l'absorption des médicaments par voie respiratoire peut être diminuée |
| E. | ■ | Un repas riche en graisse modifie l'absorption des médicaments lipophiles |

*Commentaire des propositions fausses :*
*B. Le colon a un pH légèrement basique, les acides faibles sont majoritairement absorbés à pH acide*
*C. Surface sous la courbe*

**92. Concernant l'absorption des médicaments, quelle(s) est (sont) la (les) proposition(s) exacte(s) ? :**

| | | |
|---|---|---|
| A. | | Les sels d'aluminium utilisés comme protecteurs gastriques peuvent modifier l'absorption d'autres médicaments par modification de la vitesse de la vidange gastrique |
| B. | | Deux médicaments sont dits bioéquivalents lorsque l'intensité de leurs effets est identique |
| C. | | La biodisponibilité relative est mesurée en utilisant pour une même dose de principe actif mais avec des voies d'administrations différentes |
| D. | ■ | La surface sous la courbe représentant la concentration plasmatique d'un médicament en fonction du temps est proportionnelle à la quantité de médicament absorbée |
| E. | ■ | La biodisponibilité d'un médicament permet de calculer la dose à administrer par voie orale pour obtenir une concentration plasmatique équivalente à la voie intraveineuse |

*Commentaire des propositions fausses :*
*A. Les sels d'aluminium ne modifient pas la vitesse de vidange gastrique mais augmentent le pH gastrique modifiant la solubilisation des médicaments*
*B. Bioéquivalence se détermine à partir de la biodisponibilité*
*C. C'est la définition de la biodisponibilité absolue*

**93. Concernant un médicament ciblant un récepteur situé dans le tissu nerveux central, quelle(s) est (sont) la (les) proposition(s) exacte(s) ? :**

| | | |
|---|---|---|
| A. | ■ | Si ce médicament n'est pas substrat d'un transporteur actif situé sur la barrière Hémato-encéphalique, ce médicament doit être lipophile pour être actif |
| B. | ■ | Si les essais précliniques montrent que le volume de distribution est réduit au volume plasmatique de l'animal, les essais cliniques ne se feront pas |
| C. | | Son élimination est principalement hépatique, les patients ayant une clairance rénale comprise entre 30 et 59 ml/min doivent avoir une modification de la posologie |
| D. | | Si la demi-vie est de 2 heures, l'effet pharmacologique au niveau du tissu nerveux central sera prolongé du fait de la métabolisation hépatique |
| E. | ■ | Une interaction médicamenteuse induisant une augmentation de la concentration plasmatique augmente le risque de survenue d'effet indésirable de type A |

*Commentaire des propositions fausses :*
*C. Si l'élimination est principalement hépatique, pas de modification de la posologie chez l'insuffisant rénal chronique modéré*
*D. La métabolisation hépatique n'est pas en lien avec l'effet au niveau du SNC*



**94. Concernant l'aspirine (acide acétylsalicylique), quelle(s) est (sont) la (les) proposition(s) exacte(s) ? :**

| | | |
|---|---|---|
| A. | | Elle est extraite directement de l'écorce du saule |
| B. | | Lors d'une administration par voie orale, elle est principalement absorbée à pH basique |
| C. | | Comme la plupart des médicaments, elle ne traverse pas la barrière placentaire |
| D. | ■ | L'alcalinisation des urines modifie la réabsorption tubulaire |
| E. | | Sa sécrétion tubulaire s'effectue par diffusion passive |

*Commentaire des propositions fausses :*
*A. L'acide salicylique est extrait de l'écorce du Saule puis transformé en aspirine*
*B. Principalement absorbée à pH acide car acide faible*
*C. Comme la plupart des médicaments elle traverse la barrière placentaire*
*E. La sécrétion tubulaire s'effectue par transport actif*

**95. Concernant l'élimination des médicaments, quelle(s) est (sont) la (les) proposition(s) exacte(s) ? :**

| | | |
|---|---|---|
| A. | | Tous les médicaments sont métabolisés par l'organisme |
| B. | | L'élimination d'un médicament décrit une courbe à croissance exponentielle |
| C. | ■ | A tout instant, le débit d'élimination est proportionnel à la concentration plasmatique en médicament |
| D. | ■ | Un médicament peut être retrouvé dans le plasma plusieurs centaines de jours après sa dernière administration |
| E. | ■ | Plus le volume de distribution d'un médicament est important, plus sa demi-vie est longue |

*Commentaire des propositions fausses :*
*A. Certains médicaments ne sont pas métabolisés et sont excrétés sous forme inchangée (par ex. Le lithium)*
*B. A décroissance exponentielle*

**96. Concernant la pharmacocinétique, quelle(s) est (sont) la (les) proposition(s) exacte(s) ? :**

| | | |
|---|---|---|
| A. | | L'administration d'une dose de charge est utile pour les médicaments à demi-vie courte |
| B. | | Un médicament administré par voie intraveineuse (IV) présente une absorption en 2 phases |
| C. | | Lors de l'administration IV d'un médicament, le volume de distribution est 3 fois plus important que lors d'une administration par voie orale |
| D. | ■ | La biodisponibilité d'un médicament par voie IV est toujours de 100% |
| E. | ■ | La prise orale répétée d'un médicament avec cumul de dose permet d'atteindre une concentration moyenne d'équilibre en 5 demi-vies |

*Commentaire des propositions fausses :*
*A. La dose de charge est utile pour les médicaments à demi-vie longue pour atteindre rapidement une concentration cible mais pas pour les médicaments à demi-vie courte*
*B. L'absorption est immédiate et totale*
*C. Le volume de distribution est identique quelle que soit la voie d'administration*

**97. Parmi les propositions suivantes lesquelles sont exactes ?**
**L'absorption d'un médicament dépend**

| | | |
|---|---|---|
| A | ■ | de sa forme galénique |
| B | ■ | de sa liposolubilité |
| C | ■ | de sa biodisponibilité |
| D | ■ | de sa proportion sous forme non ionisée |
| E | | de son excrétion |

**98. Parmi les propositions suivantes laquelle est exacte ?**
**Un médicament est administré à la dose de 15 mg par voie i.v. et sa concentration plasmatique est de 1mg/L. Quel est son volume de distribution ?**

| | | |
|---|---|---|
| A | | 1,5 L |
| B | | 10 L |
| C | | 0,15 L |
| D | ■ | 15 L |
| E | | 1 L |

*Commentaires :*
*Vd= Dose /[concentration de médicament]= 15/1= 15L*

**99. Indiquez les réponses exactes :**

| | | |
|---|---|---|
| A | ■ | La taille des particules d'aérosols conditionne leur trajet dans les poumons |
| B | ■ | Un patch transdermique (dispositif transdermique) est une forme cutanée à effet systémique |
| C | | L'administration conjonctivale d'un médicament (collyre) exclut la possibilité d'absorption gastrointestinale par déglutition |
| D | | L'administration conjonctivale d'un médicament (collyre) est une administration locale sans effet potentiel systémique |

*Commentaires :*
*Réponse C : les contenus des collyres peuvent arriver dans la sphère oropharyngée et donc peuvent être déglutis.*
*Réponse D : le principe actif d'un collyre peut passer dans la circulation systémique.*

**100. Indiquez les réponses exactes : L'administration par voie muqueuse comprend la ou les voie(s) :**

| | | |
|---|---|---|
| A | ■ | Pulmonaire |
| B | ■ | Buccale |
| C | ■ | Nasale |
| D | ■ | Rectale |
| E | | Transdermique |

*Commentaires :*
*Réponse E : la peau n'est pas une muqueuse.*

**101. Indiquez les réponses exactes :**

| | | |
|---|---|---|
| A | ■ | La muqueuse de l'intestin grêle est la voie de résorption principale des médicaments administrés par voie orale |
| B | ■ | La muqueuse de l'intestin grêle favorise l'absorption des acides et des bases faibles liposolubles |
| C | | La muqueuse de l'intestin grêle favorise l'absorption des médicaments hydrosolubles |
| D | ■ | L'absorption des médicaments par la muqueuse de l'intestin grêle peut être suivie par un effet de premier passage hépatique |
| E | | La voie rectale peut majorer l'effet de premier passage hépatique |

*Commentaires :*
*Réponse C : l'absorption est favorisée par la liposolubilité et cela n'a rien à avoir avec l'intestin grêle càd avec le lieu de l'absorption.*
*Réponse E : l'administration par voie rectale réduit (et non majore) l'effet premier passage.*

**102. La liaison aux protéines plasmatiques est un processus qui :**

| | | |
|---|---|---|
| A | | Concerne tous les médicaments |
| B | | Dépend de la vitesse d'apparition du médicament dans le sang |
| C | | Dépend de l'alimentation |
| D | ■ | Est réversible |
| E | | Nécessité une étape d'activation préalable |

*Commentaires :*
*Réponse A : faux car certains médicaments (très hydrosolubles) ne sont pas liés aux protéines plasmatiques.*
*Réponse B : faux car la liaison aux protéines plasmatiques est indépendante de la concentration plasmatique du médicament, donc de sa vitesse d'apparition.*
*Réponse C : faux car le % de liaison est indépendant du bol alimentaire.*
*Réponse E : faux (activation de quelle nature ?).*

**103. Les réactions de phase I du métabolisme des médicaments :**

| | | |
|---|---|---|
| A | ■ | Sont catalysées par les cytochromes P450 |
| B | | Sont catalysées par les UDP-glucuronyl-transférases |
| C | ■ | Peuvent être sujettes à un polymorphisme génétique |
| D | ■ | Peuvent être inhibées |
| E | | Ne peuvent être induites |

*Commentaires :*

*Réponse B : faux car les UDPGT sont des enzymes de réactions de phase II du métabolisme.*
*Réponse E : les réactions de phase I, du moins certaines, sont inductibles.*

**104. La sécrétion tubulaire est un processus d'élimination qui :**

| | | |
|---|---|---|
| A | | Concerne tous les médicaments |
| B | | Ne concerne que les médicaments préalablement réabsorbés |
| C | ■ | Peut être à l'origine d'interactions médicamenteuses |
| D | | Ne dépend que des différences de pression de part et d'autre du tubule |
| E | | Est sensible au pH urinaire |

*Commentaires :*

*Réponse A : faux tous les médicaments ne sont pas sécrétés.*
*Réponse B : faux car cela peut concerner des médicaments préalablement filtrés et non-réabsorbés.*
*Réponse D : faux cette réponse concerne la filtration glomérulaire.*
*Réponse E : faux cette réponse concerne la réabsorption tubulaire.*

**105. Cinq fois la demi-vie d'élimination est le temps nécessaire :**

| | | |
|---|---|---|
| A | | Pour qu'un médicament soit totalement absorbé |
| B | ■ | Pour qu'un médicament soit totalement éliminé |
| C | | Pour qu'un médicament soit efficace |
| D | | Pour atteindre l'état d'équilibre après administration unique d'un médicament |
| E | ■ | Pour atteindre l'état d'équilibre après administrations répétées d'un médicament |

*Commentaires :*

*Réponse A : faux car la demi-vie d'élimination concerne l'étape d'élimination et non pas d'absorption.*
*Réponse C: faux car l'efficacité n'est pas un paramètre pharmacocinétique.*
*Réponse D : faux car il n'y a pas d'état d'équilibre après une seule dose de médicament.*

**106. Un médicament qui présente un coefficient d'extraction hépatique élevé (> 0,7) est un médicament dont :**

| | | |
|---|---|---|
| A | | La clairance hépatique ne dépend que de sa clairance intrinsèque |
| B | ■ | La clairance hépatique ne dépend que du débit sanguin hépatique |
| C | | La biodisponibilité absolue est élevée |
| D | ■ | La biodisponibilité absolue est faible |
| E | | La biodisponibilité absolue dépend de sa fraction libre |

*Commentaires :*

*Réponse A : faux elle ne dépend que du débit sanguin hépatique.*
*Réponse C: faux la biodisponibilité absolue est faible.*
*Réponse E : faux la biodisponibilité absolue est un simple rapport des aires sous la courbe qui ne dépend pas de la liaison aux protéines.*

**107. Un médicament totalement éliminé de l'organisme sous forme inchangée dans les urines et qui présente une clairance rénale de 240 mL/min est :**

| | | |
|---|---|---|
| A | ■ | Davantage secrété que réabsorbé |
| B | | Davantage réabsorbé que secrété |
| C | ■ | Hydrosoluble |
| D | | Liposoluble |
| E | ■ | Éliminé, au moins en partie, par transport actif |

*Commentaires :*
*Réponse B : faux la clairance rénale serait < 120 mL/min.*
*Réponse D : faux car dans ce cas le médicament ne serait pas totalement éliminé sous forme inchangée dans les urines.*

**108. Après administration orale répétée d'un médicament, sa concentration à l'état d'équilibre (Css) dépend de :**

| | | |
|---|---|---|
| A | ■ | Sa clairance totale |
| B | ■ | Sa biodisponibilité |
| C | | Sa fraction libre |
| D | ■ | L'intervalle entre les prises |
| E | | Sa demi-vie d'élimination |

*Commentaires :*
*Réponse C: faux ce paramètre n'intervient pas dans la formule de calcul de la Css.*
*Réponse E : faux ce paramètre n'intervient pas dans la formule de calcul de la Css.*

**109. La concentration plasmatique d'un médicament dont la cinétique est linéaire est de 100 mg/L. Quelle serait la concentration plasmatique restante au bout de 3 fois la demi-vie d'élimination ?**

| | | |
|---|---|---|
| A | | 1,25 mg/L |
| B | | 6,25 mg/L |
| C | ■ | 12,5 mg/L |
| D | | 62,5 mg/L |
| E | | Ne peut être calculée car le volume de distribution n'est pas connu |

*Commentaires :*
*Réponses A, B et D : faux car après 1 demi-vie la concentration serait diminuée de 50 % (50 mg/L), après 2 demi-vies elle serait encore diminuée de 50 % (25 mg/L) et 62,5 mg/L est supérieur à la concentration obtenue après une seule demi-vie.*
*Réponse E : faux le calcul ne fait intervenir que la demi-vie d'élimination.*

**110. Un volume de distribution élevé est généralement observé :**

| | | |
|---|---|---|
| A | | Lorsqu'on augmente la dose administrée |
| B | | Lorsqu'on augmente l'apport calorique |
| C | | Lorsqu'on augmente l'apport hydrique |
| D | | Lorsqu'on augmente la biodisponibilité |
| E | ■ | Toutes les réponses précédentes sont fausses |

*Commentaires :*
*Réponse A : faux le volume de distribution est très généralement indépendant de la dose car Vd = dose/C0 et si dose x2 C0 est aussi x2 donc le Vd est inchangé.*
*Réponse B : faux cela n'a rien à voir.*
*Réponse C: faux cela n'a rien à voir.*
*Réponse D : faux la biodisponibilité n'intervient pas dans le calcul du volume de distribution.*

**111. L'effet d'un médicament, métabolisé par le foie en métabolites inactifs, peut être diminué du fait de :**

| | | |
|---|---|---|
| A | | Une auto-inhibition métabolique |
| B | ■ | Une induction des enzymes de conjugaison |
| C | | Une inhibition des enzymes de phase I |
| D | | La prise régulière de jus de pamplemousse |
| E | ■ | Une mauvaise observance |

*Commentaires :*
*Réponse A : faux cela peut augmenter l'effet.*
*Réponse C: faux cela peut augmenter l'effet.*
*Réponse D : faux cela peut augmenter l'effet en réduisant le métabolisme oxydatif.*

**112. Chez la personne âgée, comparativement à l'adulte jeune, on observe :**

| | | |
|---|---|---|
| A | ■ | Une diminution du flux sanguin rénal |
| B | ■ | Une diminution de la filtration glomérulaire |
| C | ■ | Une diminution de la sécrétion tubulaire |
| D | | Une augmentation de la réabsorption tubulaire |
| E | | Une augmentation de la clairance totale des médicaments non métabolisés |

*Commentaires :*
*Réponse D : faux on observe une diminution de la réabsorption tubulaire.*
*Réponse E : faux on observe une diminution de la clairance totale.*

**113. Les polymorphismes génétiques peuvent influencer :**

| | | |
|---|---|---|
| A | | Le transport passif des médicaments |
| B | ■ | Le transport actif des médicaments |
| C | ■ | Les enzymes de phase I et de phase II du métabolisme |
| D | | La fixation protéique |
| E | ■ | La biodisponibilité orale des médicaments |

*Commentaires :*
*Réponse A : faux le transport passif est non spécifique.*
*Réponse D : faux le % de fixation aux protéines plasmatiques n'est pas génétiquement déterminé, il dépend des médicaments administrés et de certains états physiopathologiques.*

**114. En cas d'insuffisance hépatique sévère, pour un médicament ayant un effet de 1er passage hépatique important, on observe :**

| | | |
|---|---|---|
| A | | Une diminution de la biodisponibilité orale |
| B | ■ | Une augmentation de la demi-vie d'élimination |
| C | ■ | Une diminution de la clairance totale |
| D | ■ | Une augmentation de la concentration maximale (Cmax) |
| E | | Une diminution de l'aire sous la courbe |

*Commentaires :*
*Réponse A : faux la biodisponibilité augmente.*
*Réponse E : faux l'aire sous la courbe augmente.*

**115. Une insuffisance rénale sévère est associée à :**

| | | |
|---|---|---|
| A | ■ | Une hypoalbuminémie |
| B | | Une hypocholestérolémie |
| C | | Une diminution du pH gastrique |
| D | | Une diminution de la glycémie |
| E | ■ | Une diminution de l'activité des cytochromes P450 |

*Commentaires :*
*Réponse B : faux cela n'a rien à voir.*
*Réponse C: faux il augmente.*

*Réponse D : faux cela n'a rien à voir.*

**116. En cas d'interaction médicamenteuse au niveau gastro-intestinal, peuvent être modifiés :**

| | | |
|---|---|---|
| A | ■ | La concentration plasmatique maximale (Cmax) des médicaments |
| B | ■ | La concentration plasmatique résiduelle (Cmin) des médicaments |
| C | | Le volume de distribution des médicaments |
| D | | La demi-vie d'élimination des médicaments |
| E | ■ | La biodisponibilité orale des médicaments |

*Commentaires :*
*Réponse C: faux car volume de distribution = quantité de médicament dans l'organisme/concentration plasmatique et interaction au niveau gastro-intestinal revient à modifier dans le même sens ces 2 paramètres donc volume de distribution inchangé.*
*Réponse D : faux car la demi vie d'élimination est très généralement indépendante des concentrations circulantes qui peuvent être modifiées par ce type d'interaction.*

**117. Concernant la notion de clairance :**

| | | |
|---|---|---|
| A | ■ | elle dépend du flux sanguin au niveau des organes impliqués dans le métabolisme et/ou l'élimination de la molécule |
| B | ■ | elle correspond à un volume totalement épuré par unité de temps |
| C | ■ | la clairance peut varier dans le cas de certaines pathologies |
| D | | la clairance hépatique se calcule directement grâce à la mesure de la quantité de substance active éliminée dans la bile |
| E | | aucune des propositions précédentes n'est exacte |

*D : Clairance biliaire et non hépatique*

**118. Lors de l'administration répétée d'un médicament de demi-vie courte (1 à 2 heures) :**

| | | |
|---|---|---|
| A | | l'atteinte de l'état d'équilibre prendra quelques semaines |
| B | | l'effet est maximal dès la première administration |
| C | | leur cinétique permet de ne les prendre que tous les 2 à 3 jours |
| D | | doubler la dose administrée permettra de diminuer la vitesse d'élimination de la substance active |
| E | ■ | aucune des propositions précédentes n'est exacte |

*A : En moyenne 5 demi-vies donc 10 heures dans un modèle mono-compartimental.*
*B : Il faut attendre l'état d'équilibre en administration répétée comme en perfusion.*
*C : Demi-vie de 1 à 2h donc plusieurs fois par jour pas tous les 2 à 3 jours. Le médicament sera dans l'organisme pendant environ 10 heures (5 demi-vie).*
*D : Doubler la dose modifie les concentrations plasmatiques mais ne joue pas sur la cinétique.*

**119. Concernant le volume de distribution :**

| | | |
|---|---|---|
| A | | le volume de distribution est au maximum égal au volume du corps humain |
| B | ■ | il peut permettre de prévoir la dose à administrer si l'on connaît la concentration cible de la molécule |
| C | ■ | si ce volume est élevé (180 litres), il y a concentration dans certains tissus de l'organisme |
| D | ■ | il peut dépasser 1 litre par kilogramme |
| E | | aucune des propositions précédentes n'est exacte |

*A : Sans rapport*

**120. La prise d'un inhibiteur enzymatique en plus d'une autre substance active (appelée « molécule A ») qui ne possède pas de métabolite actif :**

| | | |
|---|---|---|
| A | | entraînera parfois une baisse de l'effet thérapeutique de la molécule A |
| B | | entraînera toujours une augmentation de l'effet thérapeutique de la molécule A |
| C | ■ | n'aura d'effet sur la molécule A que si la molécule A est métabolisée par l'enzyme ou les enzymes dont l'activité est diminuée par cet inhibiteur |
| D | | n'a jamais de conséquence sur l'effet thérapeutique de la molécule A |
| E | | aucune des propositions précédentes n'est exacte |

*A : C'est l'inverse*
*B : Pas toujours si l'inhibiteur est sélectif*
*D : Parfois des conséquences et non jamais*

**121. Lors de l'administration d'un médicament en perfusion continue**

| | | |
|---|---|---|
| A | | il faut obligatoirement diminuer la concentration en substance active de la perfusion pour réduire la concentration circulante |
| B | | la concentration maximale est atteinte immédiatement après le début de la perfusion |
| C | ■ | la concentration à l'équilibre dépend notamment de la vitesse de perfusion |
| D | | diminuer la vitesse de perfusion entraîne une stabilisation immédiate des concentrations à une valeur inférieure à celle présente avant la baisse de cette vitesse de perfusion |
| E | | aucune des propositions précédentes n'est exacte |

*A : On peut jouer sur la vitesse de perfusion aussi*
*B : Non ce n'est jamais immédiat*
*D : Rien n'est jamais immédiat, il faut attendre que le nouvel équilibre se fasse*

**122. Les substances suivantes peuvent accélérer le métabolisme de médicament auquel elles sont associées**

| | | |
|---|---|---|
| A | ■ | Millepertuis |
| B | ■ | Alcool |
| C | ■ | Rifampicine |
| D | | Antimycosiques azolés |
| E | ■ | Barbituriques |

*Commentaires :*
*Réponse D : les anti-mycosiques azolés ne sont pas des médicaments inducteurs mais au contraire inhibiteurs enzymatiques qui ralentissent le métabolisme des médicaments associés lorsque ceux-ci sont métabolisés par un système enzymatique dépendant d'un certain type de cytochrome P450.*

**123. L'étude pharmacogénétique**

| | | |
|---|---|---|
| A | ■ | A pour objectif d'identifier les polymorphismes génétiques pouvant expliquer certaines variations interindividuelles des effets des médicaments |
| B | | Ne concerne pas les mutations génétiques qui ne touchent qu'un seul nucléotide |
| C | | Ne s'intéresse pas à l'expression des protéines impliquées dans le métabolisme des médicaments |
| D | ■ | Peut permettre l'adaptation posologique de certains médicaments |
| E | ■ | Peut être obligatoire avant d'instaurer certains traitements anticancéreux |

*Commentaires :*
*Réponse B : De nombreux polymorphismes responsables de variations interindividuelles d'ordre pharmacocinétique ou pharmacodynamique sont des SNPs (Single Nucleotide Polymorphisms) c'est à dire qui ne concernent qu'un seul nucléotide.*
*Réponse C : Il s'agit tout au contraire d'un domaine particulièrement important de la pharmacogénétique avec la mise en évidence par exemple pour certaines voies (en particulier*

*dépendantes de cytochromes P450) impliquées dans le métabolisme de médicaments. Il en résulte la notion de métaboliseurs lents ou rapides et des conséquences de ces variations dans le métabolisme en termes d'efficacité et/ou de toxicité.*

**124. Le cycle entéro-hépatique**

| | | |
|---|---|---|
| A | ■ | Peut diminuer la biodisponibilité orale d'un médicament |
| B | | Est observé en cas d'obstruction des voies biliaires |
| C | ■ | Peut provoquer une ré-élévation la concentration plasmatique du médicament quelques heures après l'administration orale |
| D | | Ne concerne pas les médicaments qui subissent une métabolisation hépatique |
| E | ■ | Peut favoriser l'élimination du médicament par voie fécale |

*Commentaires :*
*Réponse B : Ce cycle fait intervenir les voies biliaires (nouvelle absorption intestinale après élimination biliaire. Celles-ci doivent être libres.*
*Réponse D : Les médicaments faisant l'objet d'une glycuro-conjugaison peuvent être excrétés par voie biliaire et ensuite à nouveau absorbés au niveau intestinal*

**125. Votre patient reçoit un traitement antibiotique, la gentamicine, en une injection intraveineuse par jour. Pour ce patient, la constante d'élimination Ke de la gentamicine est estimée à 0,231 h-1. En supposant que le médicament suit ici un modèle mono-compartimental, combien de temps environ faut-il attendre après une administration pour que 97% du médicament soient éliminés de l'organisme ? Pour information : ln 2= 0,693 ; ln 0,03 = -3,5**

| | | |
|---|---|---|
| A | | 3h |
| B | | 8h |
| C | | 9h |
| D | ■ | 15h |
| E | | 24h |

*Commentaires :*
*Seule la réponse D est correcte : t ½ = Ln 2/ke = 0,693/0,231 = 3h. Pour une élimination de 97% du médicament, il faut 5 demi-vies =15h.*

**126. Dans les voies d'administration suivantes lesquelles sont parentérales locales**

| | | |
|---|---|---|
| A | ■ | voie intra-articulaire |
| B | | voie intradermique |
| C | | voie intraveineuse |
| D | ■ | voie intrarachidienne |
| E | ■ | voie épidurale |

*Commentaires :*
*Réponses B et C*
*Ces deux voies sont à l'origine d'un passage du médicament dans la circulation générale (voies parentérales générales ou systémiques)*

**127. La voie rectale peut proposer un médicament**

| | | |
|---|---|---|
| A | ■ | non stérile |
| B | | toujours à l'état solide |
| C | ■ | conditionné en unitaire |
| D | | toujours d'usage non systémique |
| E | | aucune réponse valable ci-dessus |

*Commentaires :*
*Réponse B : peut être liquide ((micro-lavements par exemple).*
*Réponse D : Elle peut être à usage local (ex pour traiter une constipation) mais aussi et surtout à usage systémique en particulier lorsque la voie orale est impossible*

**128.Quel(les) est(sont) la(les) réponse(s) correcte(s) ?**

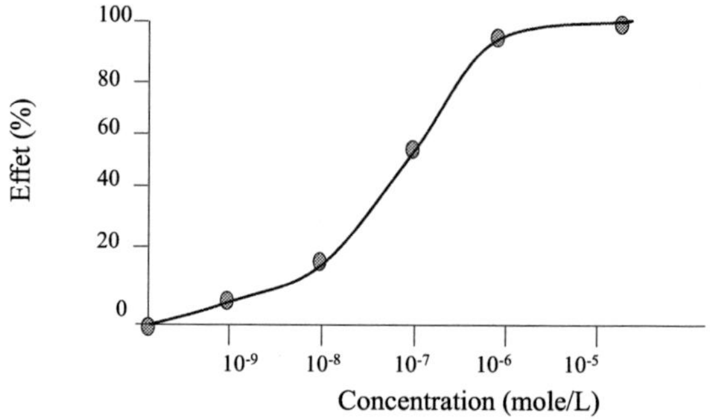


| | | |
|---|---|---|
| A | | La CE50 correspondant au graphique est de $10^{-5}$ mole/L |
| B | ■ | La CE50 correspondant au graphique est de $10^{-7}$ mole/L |
| C | ■ | Le PD2 correspondant au graphique est de 7 |
| D | | Le pA2 correspondant au graphique est de 5 |
| E | | Plus le PD2 est élevé plus l'efficacité est faible |

*Commentaires :*

*Réponse A : CE50 = concentration qui est à l'origine de 50% de l'effet maximal ici 10-7 M/L*

*Réponse D : Le pA2 définit l'activité antagoniste d'un médicament vis-à-vis d'une molécule responsable d'un effet pharmacologique. Il ne peut être déterminé qu'en évaluant la courbe concentration-effet d'un agoniste en présence de différentes concentrations de l'antagoniste étudié*

*Réponse E : Le PD2 correspond au logarithme décimal négatif de la CE50 (ici 7). Plus il est élevé, plus l'efficacité est forte.*

# 9 - Règles de prescription. Rapport bénéfice/risque

1. **Parmi les propositions suivantes relatives aux modalités de prescription des médicaments, quelle est (quelles sont) celle(s) qui est (sont) exacte(s) ?**

| | | |
|---|---|---|
| A | | Tout docteur en Médecine peut prescrire sans aucune limitation |
| B | ■ | La durée de prescription des hypnotiques est limitée |
| C | | Les stupéfiants se prescrivent sur une ordonnance ATU (Autorisation Temporaire d'Utilisation) |
| D | ■ | La prescription pour ALD (Affection de Longue Durée) concerne dune liste de maladies chroniques |
| E | ■ | Le numéro d'identification du médecin doit apparaître sur l'ordonnance |

*Commentaires :*
*Réponse A : il existe au contraire de nombreuses limitations y compris au regard de la spécialité du praticien*

2. **Dans le chapitre 4.6 des RCP intitulé « Fécondité, Grossesse et Allaitement», lorsque entre 300 et 1000 grossesses ont été exposées au premier trimestre sans augmentation du risque de malformation, alors que les données chez l'animal étaient non concluantes ou montrant un effet tératogène, il est mentionné concernant l'utilisation de ce médicament chez la femme enceinte :**

| | | |
|---|---|---|
| A | | Contre indiqué |
| B | | Déconseillé |
| C | ■ | A éviter par prudence au cours de la grossesse |
| D | | Utilisation envisageable au cours de la grossesse |
| E | | Utilisation possible au cours de la grossesse |

3. **Lesquels de ces éléments sont à prendre en compte dans la décision thérapeutique ?**

| | | |
|---|---|---|
| A | ■ | La balance bénéfice/risque du médicament. |
| B | ■ | Le résumé des caractéristiques du produit. |
| C | ■ | L'état physiologique du patient. |
| D | ■ | Les conditions socio-économiques du patient. |
| E | ■ | La réglementation encadrant la prescription médicale envisagée. |

4. **Concernant le résumé des caractéristiques du produit, indiquer lesquelles de ces propositions sont fausses.**

| | | |
|---|---|---|
| A | ■ | Il est rédigé à l'issue des étapes précliniques de développement du médicament. |
| B | ■ | Il permet d'obtenir une Autorisation de Mise sur le Marché. |
| C | | Il précise le bénéfice attendu du produit. |
| D | | Il précise si le médicament peut être indiqué chez la femme enceinte. |
| E | | Il détaille le mécanisme d'action du médicament. |

*Commentaires :*
*Réponse A et B : Il est rédigé à l'issu de l'évaluation clinique du médicament pour la commission d'AMM*

5. **La rédaction d'une ordonnance dans notre pays est soumise à des règles strictes. Parmi les propositions suivantes, lesquelles sont justes ?**

| | | |
|---|---|---|
| A | ■ | L'ordonnance doit toujours être rédigée en langue française. |
| B | ■ | Le médecin rédigeant l'ordonnance doit obligatoirement être inscrit à l'Ordre des Médecins. |
| C | | L'ordonnance destinée à un enfant doit comporter le nom de l'un des deux parents. |
| D | | Un exemplaire de l'ordonnance est destiné au malade et un autre à la pharmacie. |
| E | | Les règles de rédaction de l'ordonnance sont encadrées par le Code de Déontologie et le Code Civil. |

*Commentaires :*
*Réponse C : Le nom de l'enfant suffit*
*Réponse D : L'ordonnance est destiné au malade*
*Réponse E : C'est le code de santé publique*

6. **En France, le droit de prescription est accordé à certains professionnels de santé sous certaines conditions. Lesquelles de ces propositions sont fausses ?**

| | | |
|---|---|---|
| A | | Les infirmier(e)s peuvent renouveler une prescription de certains contraceptifs oraux. |
| B | | Les chirurgiens-dentistes peuvent prescrire des médicaments stupéfiants dans l'exercice de leur art. |
| C | ■ | Les vétérinaires peuvent choisir indifféremment les médicaments destinés aux animaux ou aux humains. |
| D | ■ | Les pédicures-podologues peuvent prescrire des traitements antalgiques par voie orale. |
| E | ■ | Les sages-femmes peuvent prescrire tous les médicaments qui n'ont pas de contre-indication chez les femmes enceintes. |

*Commentaires :*
*Réponse C : Les vétérinaires doivent prescrire en priorité un médicament ayant une AMM pour l'espèce et pour l'indication considérée*
*Réponse D : Les pédicures podologues ne peuvent prescrire que des topiques externes et certains pansements*
*Réponse E : Les sages-femmes ne peuvent prescrire que certains médicaments et dispositifs médicaux fixés par arrêtés au journal officiel*

7. **Parmi les propositions suivantes, indiquer celle(s) qui est (sont) exacte(s) concernant les ordonnances "bi-zones" utilisées pour les affections longue-durée :**

| | | |
|---|---|---|
| A | | Elles ont une utilisation restreinte à certains médecins spécialistes |
| B | | Elles doivent être utilisées pour toute maladie chronique |
| C | | Elles permettent le remboursement à 100% de l'ensemble des prescriptions |
| D | | Elles sont réservées aux établissements de santé publiques ou privés |
| E | ■ | Elles permettent la prescription de thérapeutiques pour une pathologie intercurrente survenant au décours de l'affection longue durée |

*Commentaires :*
*Réponse A,B,D : Les ordonnances bi-zones peuvent être rédigées par tout médecin généraliste ou spécialiste, d'un établissement de santé ou non, pour des patients ayant une affection de longue durée (ALD)*
*Réponse C : Les prescriptions relatives à l'ALD (zone supérieure) sont prises en charge à 100% (exonération du ticket modérateur) ; les prescriptions ne relevant pas de cette maladie (zone inférieure) sont remboursées au taux général*

**8. Certains médicaments sont soumis à des règles restreignant leurs prescriptions. Ce sont :**

| | | |
|---|---|---|
| A | | Les Médicaments Réservés à l'usage professionnel |
| B | ■ | Les Médicaments à Prescription Hospitalière |
| C | | Les Médicaments à Prescription Initiale par certains spécialistes |
| D | ■ | Les Médicaments à Prescription Réservée à certains médecins Spécialistes |
| E | ■ | Les Médicaments nécessitant une Surveillance Particulière pendant le traitement |

*Commentaires :*
*Réponse A,B,C,D,E : Les médicaments à prescription restreinte sont les médicaments réservés à l'usage hospitalier, les médicaments à prescription hospitalière, les médicaments à prescription initiale hospitalière, et les médicaments à prescription réservée à certains médecins spécialistes*

**9. Un médicament à dose exonérée :**

| | | |
|---|---|---|
| A | ■ | Contient une dose de principe actif suffisamment faible pour que le médicament soit délivrable sans ordonnance |
| B | | Est inscrit sur la liste des substances vénéneuses |
| C | | Est délivré sur présentation d'une prescription médicale |
| D | | Peut être délivré par quantité maximale de 2 boites |
| E | | Nécessite une inscription sur l'ordonnancier des spécialités |

**10. L'étiquetage d'une spécialité de liste II :**

| | | |
|---|---|---|
| A | | Comporte un cadre blanc délimité par un filet rouge |
| B | ■ | Comporte un cadre blanc délimité par un filet vert |
| C | | Comporte une étiquette rouge |
| D | | Comporte un sigle SGH comportant une tête de mort à tibias croisés et la mention toxicité aiguë |
| E | | Comporte une croix de Saint André |

*Commentaires :*
*Réponse A : liste I.*

**11. Le médecin**

| | | |
|---|---|---|
| A | | est totalement libre de ses prescriptions |
| B | ■ | a une liberté de prescription dans les limites fixées par la loi |
| C | ■ | fait les prescriptions qu'il estime les plus appropriées |
| D | ■ | doit limiter ses prescriptions à ce qui est nécessaire à la qualité, à la sécurité et à l'efficacité des soins |
| E | ■ | doit tenir compte des avantages, des inconvénients et des conséquences des différentes investigations et thérapeutiques possibles |
| F | | toutes les propositions précédentes sont inexactes |

*Commentaires :*
*Réponse A : La prescription est limitée par la loi et contrainte par l'AMM, les recommandations et les données de la science*

**12. L'ordonnance**

| | | |
|---|---|---|
| A | ■ | est un vecteur d'informations et d'instructions pour un seul malade |
| B | ■ | doit être complétée d'une information orale du malade et/ou de son entourage |
| C | ■ | doit avoir un duplicata |
| D | ■ | doit comporter l'identification du prescripteur |
| E | ■ | doit être datée et signée |
| F | | toutes les propositions précédentes sont inexactes |

**13. L'inscription d'un médicament**

| | | |
|---|---|---|
| A | ■ | sur une liste (I, II, stupéfiants) rend sa prescription médicale obligatoire et conditionne les modalités de sa délivrance |
| B | ■ | sur la liste I oblige à une prescription sur une ordonnance simple, non renouvelable sauf mention contraire du prescripteur |
| C | | sur la liste II impose une délivrance limitée à 14 jours |
| D | ■ | sur la liste des stupéfiants oblige à une prescription sur une ordonnance sécurisée |
| E | | sur la liste des stupéfiants fait que sa prescription a une validité d'exécution limitée à 30 jours |
| F | | toutes les propositions précédentes sont inexactes |

*Commentaires :*
*Réponse C : Limitée à 28 jours*
*Réponse E : L'ordonnance est exécutée dans sa totalité si elle est présentée au pharmacien dans les 3 jours suivant sa date d'établissement. Au-delà de ce délai, la délivrance sera limitée à la durée restant à courir.*

**14. Quels facteurs peuvent influencer le rapport bénéfice / risque individuel d'un traitement médicamenteux ?**

| | | |
|---|---|---|
| A | ■ | Les médicaments coprescrits. |
| B | | La prescription initiale hospitalière. |
| C | | La prescription dans le cadre d'une autorisation temporaire d'utilisation (ATU). |
| D | ■ | Les pathologies associées (insuffisance rénale, etc.). |
| E | ■ | Les facteurs génétiques. |

*Commentaires :*
*Réponse B : la prescription initiale hospitalière ne préjuge pas du rapport bénéfice/risque individuel*
*Réponse C : la prescription dans le cadre d'une ATU ne préjuge pas du rapport bénéfice/risque individuel.*

**15. Les médicaments inscrits sur la liste I :**

| | | |
|---|---|---|
| A | ■ | Sont des médicaments toxiques. |
| B | | Sont des substances à risque toxicomanogène. |
| C | | Doivent être prescrits sur une ordonnance sécurisée. |
| D | ■ | Doivent être stockés hors de portée du public. |
| E | ■ | Les spécialités portent un cadre rouge. |

*Commentaires :*
*Réponse B : ce sont les stupéfiants qui sont à risque toxicomanogène.*
*Réponse C : une ordonnance sécurisée est nécessaire pour la prescription de stupéfiants.*

**16. Texte de l'énoncé**

| | | |
|---|---|---|
| A | | A l'hôpital, le médecin est habilité à délivrer des médicaments |
| B | | Les internes et externes en médecine sont autorisés à prescrire lorsqu'ils sont à l'hôpital |
| C | | les chirurgiens dentistes ne peuvent prescrire que des médicaments inscrits sur une liste spécifique |
| D | ■ | Une ordonnance peut servir également à la prescription d'examens diagnostiques |
| E | | l'ordonnance bi-zone ne sert qu'à la prescription de médicaments d'exception |

*Commentaires :*
*Réponse A : c'est le pharmacien*
*Réponse B : pas les externes*
*Réponse C : pas de limitation*
*Réponse E : pour les affections de longue durée*

**17. Texte de l'énoncé**

| | | |
|---|---|---|
| A | ■ | Certains médicaments non classés stupéfiants comme le flunitrazépam (Rohypnol®) doivent être prescrits sur une ordonnance sécurisée |
| B | | Les médicaments de la liste I sont systématiquement renouvelables sauf mention contraire spécifiée sur l'ordonnance |
| C | | la morphine sous forme de comprimés peut être prescrite pour une durée maximale de 7 jours |
| D | | Un patient dispose de 96 heures pour se présenter dans une pharmacie pour obtenir la délivrance complète d'une prescription de médicaments classés comme stupéfiants |
| E | ■ | le rapport bénéfice/risque d'un médicament peut varier au cours du suivi d'un traitement |

*Commentaires :*
*Réponse B : non renouvelables sauf mention contraire*
*Réponse C : 28 jours*
*Réponse D : 3 jours*

**18. Concernant l'ordonnance, quelle(s) est (sont) la (les) proposition(s) exacte(s)? :**

| | | |
|---|---|---|
| A. | ■ | Les règles de rédaction de l'ordonnance sont définies dans le code de la santé publique |
| B. | | Le pharmacien délivre la quantité totale de médicaments nécessaire pour la durée de prescription sauf si celle-ci dépasse 6 mois |
| C. | | Les médicaments de la liste II ne sont pas renouvelables sauf mention contraire |
| D. | | Il n'est pas nécessaire au prescripteur d'indiquer la posologie car elle doit être celle indiquée par la pharmacopée Française et elle sera précisée par le pharmacien |
| E. | ■ | Dans certaines conditions, il est possible de prescrire par courrier électronique |

*Commentaire :*
*B. Non, le pharmacien délivre par fractions de 28j sauf si les règles de dispensation du produit sont particulières (dispensation pour 7 jours par exemple ; ou de 3 mois pour les maladies chroniques)*
*C. Non, Les médicaments de la liste II sont renouvelables sauf mention contraire*
*D . Le code de la santé publique indique que la posologie doit être indiquée par le prescripteur*

**19. Parmi les propositions suivantes, quelle(s) est (sont) celle(s) qui est (sont) exacte(s) ?**

| | | |
|---|---|---|
| A | ■ | Les médicaments inscrits sur la liste II contiennent des substances vénéneuses |
| B | ■ | Pour les médicaments inscrits sur la liste I tout renouvellement est interdit sauf mention expresse contraire du prescripteur |
| C | | Les médicaments inscrits sur la liste des stupéfiants et la liste I sont prescrits sur des ordonnances dites " sécurisées " |
| D | ■ | Les médicaments non inscrits sur une liste peuvent être délivrés sans ordonnance |
| E | ■ | Les médicaments inscrits sur la liste des psychotropes ont une durée maximale de prescription limitée à quatre semaines pour les substances à propriétés hypnotiques et dont l'indication de l'AMM est l'insomnie |

*Commentaires :*
*Réponse C : obligatoire seulement pour les stupéfiants mais pas interdit pour les médicaments inscrits sur les autres listes*
*Parmi les propositions suivantes, quelle(s) est (sont) celle(s) qui est (sont) exacte(s) ?*

**20. Parmi les propositions suivantes, quelle(s) est (sont) celle(s) qui est (sont) exacte(s) ?**

| | | |
|---|---|---|
| A | ■ | Un médicament générique est une copie d'un médicament original |
| B | ■ | Les prescriptions réalisées dans le cadre des affections de longue durée sont réalisées sur des ordonnances dites bizones |
| C | ■ | Les médicaments d'exception sont des médicaments d'indication précise dont le coût représente un enjeu économique important |
| D | | Les médicaments à prescription initiale hospitalière ne font pas partie des médicaments soumis à prescription restreinte |
| E | | Les prescriptions "hors AMM" donnent lieu à un remboursement |

**21. Un chirurgien-dentiste peut réglementairement prescrire :**

| | | |
|---|---|---|
| A | ■ | Un anti-inflammatoire non stéroïdien après une avulsion dentaire ; |
| B | ■ | Une antibiothérapie ciblée sur un abcès gingival ; |
| C | | Une chimiothérapie anti cancéreuse pour un cancer de la mandibule ; |
| D | | Une irradiation localisée pour un cancer de la mandibule. |
| E | | Les propositions A, B, C et D sont fausses. |

**22. Sur une ordonnance sécurisée, vous devez mentionner dans le cadre situé dans le coin inférieur droit :**

| | | |
|---|---|---|
| A | | La durée de la prescription ; |
| B | | Le nombre de boîtes à délivrer par le pharmacien ; |
| C | | Le nombre de comprimés à délivrer par le pharmacien ; |
| D | ■ | Le nombre de médicaments prescrits. |
| E | | Les propositions A, B, C et D sont fausses. |

**23. Le clonazépam (Rivotril®) est une benzodiazépine utilisée dans sa forme orale pour le traitement de certaines formes d'épilepsie de l'enfant ; elle est assimilée à un stupéfiant :**

| | | |
|---|---|---|
| A | ■ | La prescription initiale doit en être effectuée par un pédiatre ou un neurologue ; |
| B | | La prescription doit être effectuée sur une ordonnance bi-zone, dans le cadre d'une affection de longue durée (ALD) ; |
| C | | La prescription doit être effectuée sur une ordonnance normale, en précisant « non substituable » ; |
| D | ■ | La prescription doit être effectuée sur une ordonnance sécurisée. |
| E | | Les propositions A, B, C et D sont fausses. |

**24. Concernant la classification des études selon le niveau de preuve scientifique, quelle(s) est (sont) la (les) proposition(s) exacte(s) ?**

| | | |
|---|---|---|
| A. | ■ | Elle est utilisée dans la rédaction de référentiels |
| B. | ■ | Une étude de niveau 1 a plus de poids qu'une étude niveau 5 |
| C. | ■ | Une étude cas-témoin est de niveau 3 |
| D. | ■ | Une métaanalyse est en général considérée comme une étude de niveau 1 |
| E. | ■ | Un suivi de cohorte est en général une étude de niveau 2 |

**25. Concernant les médicaments contenant un principe actif inscrit à une liste de substances vénéneuses et soumis à exonération, quelle(s) est (sont) la (les) proposition(s) exacte(s) ? :**

| | | |
|---|---|---|
| A. | | La dose de principe actif par unité de prise doit être inférieure à celle de la spécialité contenant le même principe actif inscrite à une liste |
| B. | | On dit que la spécialité exonérée est un générique de la spécialité inscrite à la liste des substances vénéneuses |
| C. | | Ils doivent être prescrits sur une ordonnance de médicaments d'exception |
| D. | ■ | Ils peuvent être achetés à la pharmacie sans ordonnance |
| E. | | Lorsqu'ils sont prescrits, il faut indiquer la mention « NR » sur l'ordonnance |

*Commentaire :*
*Pas forcement, cette quantité peut être identique si elle ne dépasse pas la quantité maximale par prise indiquée dans le tableau d'exonération (cf ex de l'omeprazole donné en cours). Pour la spécialité exonérée, il faut aussi que la quantité totale remise au public soit inferieure à une quantité maximale définie dans le tableau d'exonération*
*Ce n'est pas la définition du générique*
*Non, un médicament contenant un principe actif à dose exonérée n'est pas un médicament d'exception*
*E. Non, NR est indiqué lors d'une prescription hors AMM*

**26. Parmi les propositions suivantes lesquelles sont exactes ?**
**A propos des prescriptions**

| | | |
|---|---|---|
| A | | Un médicament en vente libre n'existe pas sous forme remboursable |
| B | ■ | Un médicament remboursable nécessite une ordonnance pour être remboursé |
| C | ■ | Un renouvellement par le pharmacien n'implique pas toujours un remboursement |
| D | | Les prescriptions de stupéfiants peuvent mentionner un renouvellement |
| E | ■ | L'amélioration de service médical rendu (ASMR) sert pour l'établissement du prix du médicament |

*Commentaires :*
*Réponse A : Un médicament en vente libre peut exister sous forme remboursable (ex : ibuprofène), il est disponible sans ordonnance*
*Réponse D : Les délivrances se font selon la durée des prescriptions entre 7 et 28 jours selon l'ordonnance*

**27. Une ordonnance de médicament :**

| | | |
|---|---|---|
| A | | Peut être faite, dans certaines limites, par une infirmière |
| B | | Peut être faite, dans certaines limites, par un kinésithérapeute |
| C | ■ | Peut être faite, dans certaines limites, par une Sage-Femme |
| D | | Peut être faite par un pharmacien pour les médicaments à prescription médicale facultative |
| E | | Peut être faite par tout Docteur en Médecine |

*Commentaires :*
*Réponse A : les infirmières peuvent prescrire certains dispositifs médicaux mais en aucun cas des médicaments.*
*Réponse B : idem infirmières.*
*Réponse D : les pharmaciens ont un droit de substitution mais pas de prescription ; les médicaments à prescription médicale facultative ne se prescrivent pas sur ordonnances et peuvent être « conseillés » par le pharmacien.*
*Réponse E : de nombreux docteurs en médecine ne sont pas habilités à prescrire car non-inscrits au Conseil de l'Ordre des Médecins.*

**28. Les médicaments de prescription médicale facultative :**

| | | |
|---|---|---|
| A | | Sont remboursés par la sécurité sociale |
| B | ■ | Peuvent être prescrits sur ordonnance |
| C | | Sont une source majeure d'effets indésirables |
| D | | Peuvent figurer sur la liste des médicaments à prescription restreinte |
| E | | N'ont pas besoin d'une autorisation de mise sur le marché (AMM) |

*Commentaires :*
*Réponse A : ils peuvent parfois l'être mais en règle générale ne le sont pas.*
*Réponse C : non et c'est d'ailleurs une des conditions de leur autorisation de vente.*
*Réponse D : par définition les médicaments à prescription restreinte ne sont pas à prescription facultative mais à prescription limitée.*
*Réponse E : TOUS les médicaments ont besoin d'une AMM.*

**29. Les médicaments génériques :**

| | | |
|---|---|---|
| A | | Sont toujours moins chers que le médicament princeps qu'ils copient |
| B | | Ne peuvent avoir des noms de spécialité comme le peuvent les produits brevetés |
| C | | Doivent faire la preuve de leur efficacité thérapeutique |
| D | ■ | Peuvent être substitués entre eux pour un même principe actif |
| E | ■ | Ont un excipient qui peut être différent du médicament princeps qu'ils copient |

*Commentaires :*

*Réponse A : Certains princeps baissent leur prix face à l'arrivée de génériques qui peuvent être plus chers (le terme « toujours » invalide donc cette réponse).*

*Réponse B : Les génériques devaient initialement avoir comme nom la Dénomination Commune Internationale (DCI) du princeps copié ; mais ils ont gagné (scandaleusement) le droit d'utiliser des noms de fantaisie ce qui ajoute à la confusion des prescripteurs, des pharmaciens et des patients.*

*Réponse C : non ils doivent avoir une équivalence pharmaceutique (qualité du produit) et une bioéquivalence (cinétique) mais n'ont pas besoin de faire la preuve de leur efficacité thérapeutique (contrairement aux biosimilaires, l'équivalent des génériques pour les produits de biotechnologie).*

**30. Le rapport bénéfice/risque d'une prescription médicamenteuse :**

| | | |
|---|---|---|
| A | | Peut-être mesuré pour un patient donné |
| B | | Est évalué de manière définitive avant la mise sur le marché |
| C | ■ | Estime le bénéfice attendu au regard du risque encouru |
| D | | Détermine le prix du médicament |
| E | ■ | Dépend des doses du médicament |

*Commentaires :*

*Réponse A : non car ce rapport est une estimation probabiliste issue de l'analyse de groupes de malades.*

*Réponse B : non car ce rapport ne peut être vraiment évalué que lorsque le produit est precrit dans la vie réelle ; les essais cliniques permettent une estimation NON DÉFINITIVE du rapport bénéfice/risque.*

*Réponse D : l'estimation de ce rapport peut contribuer à l'évaluation par la HAS du service médical rendu et de son amélioration mais ne détermine absolument pas le prix du médicament.*

**31. Parmi les propositions suivantes, indiquer les intervenants qui engagent leur responsabilité lors d'une prescription médicamenteuse :**

| | | |
|---|---|---|
| A | ■ | La sage-femme |
| B | | Le kinésithérapeute |
| C | | Le brancardier |
| D | ■ | L'industriel qui commercialise le produit responsable |
| E | ■ | Le pharmacien qui délivre le produit |

*Commentaires :*

*Réponse B : non car les kinésithérapeutes*

**32. Concernant la prescription des stupéfiants :**

| | | |
|---|---|---|
| A | | elle peut se faire sur une ordonnance simple |
| B | | c'est seulement le nombre de prises qui doit être écrit en toutes lettres |
| C | | l'ordonnance a une validité d'exécution de 12 mois |
| D | | le patient dispose seulement de 2 jours pour obtenir la totalité de son traitement dans une pharmacie |
| E | ■ | aucune des propositions précédentes n'est exacte |

*A : Ordonnance sécurisé*
*B : Indiquer en toutes lettres : le nombre d'unités par prise, le nombre de prises et le dosage*
*C : 7 à 28 jours selon le médicament*
*D : 3 jours*

**33. L'ordonnance sécurisée :**

| | | |
|---|---|---|
| A | | concerne les médicaments prescrits pour les maladies de longue durée |
| B | | est obligatoire pour les médicaments des Listes officielles I et II |
| C | | est conseillée mais facultative pour les stupéfiants |
| D | ■ | est caractérisée par un numéro de lot |
| E | | aucune des propositions précédentes n'est exacte |

*A : C'est l'ordonnance bi-zone*
*B : Non pour les stupéfiants*
*C : Obligatoire*

**34. Une sage-femme peut prescrire :**

| | | |
|---|---|---|
| A | ■ | des anesthésiques locaux et antiseptiques locaux à la patiente et au nouveau-né |
| B | | tout antibiotique |
| C | ■ | de l'adrénaline dans l'urgence et dans l'attente du médecin |
| D | | du paracétamol par voie intra-veineuse au nouveau-né |
| E | | aucune des propositions précédentes n'est exacte |

*B : Pas tous :*
- *les antibiotiques par voie orale dans le traitement curatif de première ligne des cystites et bactériuries asymptomatiques chez la femme enceinte selon les recommandations officielles en vigueur. Prescription non renouvelable pour une infection donnée.*
- *Antibiotiques par voie orale ou parentérale en prévention d'infections materno-fœtales chez la femme enceinte, selon les recommandations officielles en vigueur.*

*D : Orale ou rectale seulement*

**35. Concernant la prescription des médicaments**

| | | |
|---|---|---|
| A | | Tous les médecins peuvent prescrire tous les médicaments à condition qu'ils aient soutenu leur thèse |
| B | | Les sages-femmes ne peuvent pas prescrire de médicaments |
| C | | Elle doit se faire obligatoirement de façon manuscrite |
| D | ■ | Implique une ordonnance sécurisée lorsqu'il s'agit de médicaments stupéfiants |
| E | ■ | Peut se faire en DCI |

*Commentaires :*
*Réponse A : Il existe des médicaments à prescription dite restreinte (médicaments réservés à l'usage hospitalier ou à prescription initiale hospitalière et médicaments réservés à certains spécialistes ou ayant certaines qualifications.*
*Réponse B : Les sages-femmes peuvent prescrire des médicaments relevant de leur spécialité*
*Réponse C : Elle peut être manuscrite (mais nécessitant une écriture suffisamment lisible) ou mieux dactylographiée et signée par le prescripteur*

**36. Concernant les médicaments génériques**

| | | |
|---|---|---|
| A | ■ | Ils contiennent le ou les même(s) principe(s) actif(s) que le médicament de référence |
| B | | Ils n'ont pas besoin d'AMM pour être dispensés |
| C | ■ | Ils doivent justifier d'une bioéquivalence avec le médicament de référence |
| D | ■ | Ils pourraient ne pas contenir d'excipient à effet notoire alors que le médicament de référence en contiendrait |
| E | | Ils doivent strictement avoir la même allure que le médicament de référence |

*Commentaires :*

*Réponse B : Comme pour tout médicament, les génériques doivent recevoir une AMM avant de pouvoir être délivrés. Le dossier d'AMM est allégé sur le plan des études cliniques qui sont nécessaires par rapport à des médicaments princeps (simple démonstration de bio-équivalence pour les génériques). Les exigences concernant la fabrication et les contrôles de qualité sont identiques par rapport aux autres médicaments.*

*Réponse E : L'allure, mais aussi la forme galénique peuvent être différentes. Ce qui compte c'est la démonstration de la bio-équivalence du générique par rapport au princeps*

**37. Une prescription de médicament stupéfiant doit :**

| | | |
|---|---|---|
| A | | être faite sur une ordonnance bizone |
| B | ■ | indiquer la durée du traitement |
| C | ■ | indiquer en toutes lettres le nombre d'unités par prise |
| D | ■ | indiquer l'âge du malade |
| E | | indiquer la pathologie du malade |

*Commentaires :*

*Réponse A : Les stupéfiants doivent être prescrits sur ordonnance sécurisée.*

*Réponse E : La pathologie n'est pas indiquée quelque soit le médicament prescrit.*

**38. Les médicaments à prescription médicale restreinte correspondent à des médicaments**

| | | |
|---|---|---|
| A | | en accès libre dans les officines |
| B | | pouvant cependant être prescrits ou conseillés par le pharmacien |
| C | | disponibles sans ordonnance |
| D | | ayant une vignette verte |
| E | ■ | bénéficiant d'une surveillance particulière |

*Commentaires :*

*Réponses A, B et C : Les médicaments à prescription médicale restreinte ne peuvent être prescrits que par des médecins spécialistes et le plus souvent hospitaliers, et pour certains dispensés uniquement par les pharmacies hospitalières.*

*Réponse D : La vignette verte n'existe pas. De plus, la vignette pharmaceutique qui donnait le prix et taux de remboursement d'un médicament a été supprimée au 1er juillet 2014.*

**39. L'automédication est définie par 3 critères :**

| | | |
|---|---|---|
| A | | une autorisation de remboursement par l'Assurance maladie |
| B | ■ | une absence de prescription médicale |
| C | | une autorisation de substitution |
| D | ■ | une absence de remboursement par l'Assurance maladie |
| E | ■ | une autorisation de publicité grand public |

# 10 - L'évaluation des médicaments commercialisés

**1. Parmi les propositions suivantes relatives à la Pharmacovigilance, quelle est (quelles sont) celle (celles) qui est (sont) exacte(s) ?**

| | | |
|---|---|---|
| A | | La définition du risque médicamenteux exclut les problèmes de surdosage et de toxicité |
| B | | Les effets indésirables de type B ont une fréquence élevée |
| C | ■ | L'incidence des effets indésirables médicamenteux est plus importante en pratique clinique que dans les essais thérapeutiques |
| D | ■ | La surveillance des effets indésirables repose en particulier sur la notification spontanée |
| E | | La pharmaco-épidémiologie n'apporte rien en termes d'évaluation du risque médicamenteux |

**2. Les études d'utilisation des médicaments :**

| | | |
|---|---|---|
| A | ■ | sont les études de la commercialisation, de la prescription et de la consommation de médicaments dans une société |
| B | | permettent d'évaluer l'efficacité des médicaments dans la vraie vie |
| C | ■ | peuvent évaluer les données de prescription médicale (facteurs influençant la prescription, respect des recommandations de bon usage) |
| D | | ne s'intéressent pas à l'automédication |
| E | | permettent d'évaluer le risque associé à l'utilisation d'un médicament |

*Commentaires :*

*Réponses B et E : Elles évaluent la vente, la prescription, la consommation des médicaments*

*Réponse D : Au contraire, les études de consommation du médicament s'intéressent à l'automédication*

**3. Concernant les structures d'évaluation du médicament :**

| | | |
|---|---|---|
| A | ■ | L'Agence Nationale de Sécurité du Médicament et des produits de santé (ANSM) est chargée de la pharmacovigilance |
| B | ■ | L'ANSM est chargée de définir les conditions de prescription et de délivrance d'un médicament |
| C | | La Haute Autorité de Santé (HAS) est chargée de la pharmacodépendance |
| D | ■ | Le Comité Economique des Produits de Santé (CEPS) est chargé de fixer le prix du médicament |
| E | | Le CEPS est chargé de fixer le taux de remboursement du médicament |

*Commentaires :*

*Réponse C : L'ANSM est chargée de la pharmacodépendance*

*Réponse E : L'HAS est chargée de fixer le taux de remboursement du médicament*

**4. Concernant la surveillance des médicaments après l'Autorisation de Mise sur le Marché (AMM) :**

| | | |
|---|---|---|
| A | ■ | Elle permet une réévaluation du rapport bénéfice/risque d'un médicament |
| B | ■ | Elle permet de détecter un mésusage du médicament par les malades |
| C | ■ | Elle permet de détecter précocement un nouvel effet indésirable |
| D | ■ | La pharmaco-épidémiologie est complémentaire de la pharmacovigilance |
| E | ■ | Le plan de gestion des risques est développé avant la mise sur le marché du médicament |

**5. La pharmacovigilance concerne :**

| | | |
|---|---|---|
| A | ■ | Les vaccins |
| B | ■ | Les contraceptifs oraux |
| C | ■ | Les produits de diagnostic |
| D | | Les rayonnements ionisants en radiothérapie |
| E | ■ | Le mauvais usage des médicaments |

*Commentaires :*

*Réponse D : Les rayonnements ionisants en radiothérapie sont du ressort de l'Autorité de sureté Nucléaire (ASN)*

**6. Concernant les études de cohorte en pharmacovigilance, indiquer lesquelles de ces réponses sont justes.**

| | | |
|---|---|---|
| A | ■ | Le risque relatif ne peut être calculé que si on connait le risque absolu de l'effet indésirable dans une population exposée au médicament. |
| B | ■ | Une étude de cohorte est une étude observationnelle. |
| C | | Une étude de cohorte bien menée va choisir par tirage au sort quels patients recevront le médicament et quels patients recevront le placebo (ou un médicament de référence). |
| D | ■ | L'étude de cohorte permet de calculer l'incidence de l'effet indésirable étudié, sur une période donnée. |
| E | | Une incidence est toujours supérieure à une prévalence pour un effet donné. |

*Commentaires :*

*Réponse C : C'est un essai randomisé en double aveugle*

*Réponse E : Pour une maladie chronique non mortelle, la prévalence est supérieure à l'incidence*

**7. Concernant les études cas-témoins en pharmacovigilance, indiquer parmi ces propositions lesquelles sont justes.**

| | | |
|---|---|---|
| A | | Il s'agit d'études de pharmaco-épidémiologie généralement prospectives. |
| B | ■ | Les cas correspondent aux patients présentant l'effet indésirable. |
| C | | Il n'y a pas de biais dans ce type d'études. |
| D | ■ | Les études cas-témoins sont conseillées quand il s'agit d'effets indésirables rares par rapport à l'exposition |
| E | | Les études cas-témoins sont déconseillées quand il s'agit d'effets indésirables d'apparition retardée par rapport à l'exposition |

*Commentaires :*

*Réponse A : Il s'agit d'études de pharmaco-épidémiologie toujours rétrospectives*

*Réponse C : Beaucoup de biais*

*Réponse E : Ces études sont conseillés en cas d'effet indésirables rares et retardés*

**8. Parmi les propositions suivantes, indiquer celle(s) qui est (sont) exacte(s) concernant la pharmacovigilance :**

| | | |
|---|---|---|
| A | ■ | Elle concerne la phase IV post autorisation de mise sur le marché des médicaments |
| B | | Elle aboutit souvent au retrait de commercialisation de médicaments |
| C | ■ | Elle peut faire initier des essais thérapeutiques pour évaluer la sécurité d'emploi des médicaments |
| D | | Elle repose sur la notification des effets inattendus des médicaments |
| E | | Le Centre Régional de Pharmacovigilance doit rendre une réponse à une notification par un professionnel de santé sous 48 heures |

*Commentaires :*
*Réponse B : Elle peut aboutir parfois, mais rarement, au retrait de commercialisation*
*Réponse D : La pharmacovigilance repose sur la notification de tout effet indésirable grave ou inattendu survenant au cours d'un traitement médicamenteux*
*Réponse E : Les contrainte de temps concernent la pharmacovigilance des essais cliniques pour la déclaration aux autorités*

**9. Parmi les propositions suivantes, indiquer celle(s) qui est (sont) exacte(s) :**

| | | |
|---|---|---|
| A | | Le résultat clinique d'une étude économique tient compte uniquement de l'efficacité médicale |
| B | ■ | Les études économiques sont des études comparatives |
| C | ■ | Dans les études pharmaco-économiques, on évalue les coûts des médicaments étudiés ainsi que les coûts associés et les coûts évités |
| D | | Pour l'identification des items de coût, il est nécessaire de recueillir les coûts communs à toutes les stratégies |
| E | ■ | Les études de minimisation de coûts sont utilisées dans le cas où les résultats cliniques des différentes stratégies thérapeutiques sont équivalents |

*Commentaires :*
*Réponse A : L'étude économique tient également compte de la prise en charge de la maladie et des effets secondaires du traitement*
*Réponse D : Il n'est pas nécessaire de recueillir les coûts communs à toutes les stratégies*

**10. Qui a une obligation légale de déclaration des effets indésirables médicamenteux**

| | | |
|---|---|---|
| A | | Les patients |
| B | ■ | Les médecins |
| C | ■ | Les pharmaciens |
| D | ■ | Les odontologistes |
| E | ■ | Les sages-femmes |

*Commentaires :*
*Réponses B,C,D,E : L'ensemble des professions médicales a pour obligation de déclarer les effets indésirables médicamenteux*

**11. L'imputabilité en pharmacovigilance repose sur des critères**

| | | |
|---|---|---|
| A | | Galéniques |
| B | | Chimiques |
| C | ■ | Chronologiques |
| D | ■ | Sémiologiques |
| E | ■ | Bibliographiques |

**12. Les effets indésirables médicamenteux de type B sont**

| | | |
|---|---|---|
| A | | Des effets fréquents |
| B | | Des effets prévisibles |
| C | ■ | Des effets souvent sévères |
| D | ■ | Des effets rarement dépistés au cours des essais cliniques de phase III |
| E | | Des effets liés à la pharmacocinétique du médicament |

*Commentaires :*
*Réponse B : les effets indésirables attendus ou prévisibles sont dits de type A. Ils résultent d'une propriété pharmacologique connue du produit en cause.*
*Réponse E : le classement des EI en type A ou type B ne dépend pas de la cause de l'EI*

**13. Les études de prévalence**

| | | |
|---|---|---|
| A | ■ | Mesurent la fréquence à un moment donné d'une caractéristique dans une population |
| B | ■ | Sont des études transversales |
| C | ■ | Sont des études réalisées à un instant t |
| D | | Suivent l'état de santé des sujets dans le temps |
| E | | Possèdent un niveau de preuve élevé |

*Commentaires :*
*Réponse D : ce sont les études de cohorte qui permettent de suivre l'état de santé des sujets dans le temps.*
*Réponse E : il y a de nombreuses limites et biais à ce type d'étude (chronologie entre exposition et maladie; biais de souvenir, facteurs confondants par exemple)*

**14. La pharmacoépidémiologie**

| | | |
|---|---|---|
| A | | Est une discipline ancienne |
| B | ■ | Etudie les effets des médicaments à l'échelle de la population |
| C | ■ | Etudie des effets des médicaments dans la vraie vie |
| D | | Etudie le médicament dans un environnement contrôlé |
| E | ■ | Permet de vérifier dans la vie réelle les résultats obtenus dans les essais cliniques |

*Commentaires :*
*Réponse A : la pharmacoépidémiologie est née dans les années 1980.*
*Réponse D : les études sur le médicament dans un environnement contrôlé ont lieu avant la mise sur le marché.*

**15. Les études de pharmacoépidémiologie :**

| | | |
|---|---|---|
| A | ■ | Utilisent les méthodes épidémiologiques pour évaluer l'effet des médicaments. |
| B | | Se situent avant l'AMM. |
| C | ■ | Sont de type cohortes, cas-témoins ou transversales. |
| D | ■ | Sont observationnelles. |
| E | | S'intéressent à l'usage du médicament chez le volontaire sain. |

*Commentaires :*
*Réponses B, E : les études de pharmaco-épidémiologie sont positionnées après la commercialisation et, réalisées, le plus souvent, dans des conditions d'utilisation des médicaments dites « observationnelles ».*

**16. La pharmacovigilance :**

| | | |
|---|---|---|
| A | ■ | Est un système de surveillance des effets indésirables des médicaments. |
| B | ■ | Permet de détecter des effets indésirables rares. |
| C | | Repose sur des essais cliniques de phase III. |
| D | ■ | Est structurée en un réseau de centres régionaux de pharmacovigilance |
| E | | Transmet les effets indésirables au Comité Economique des Produits de Santé (CEPS). |

*Commentaires :*
*Réponse C : la pharmacovigilance est l'étude des effets du médicament dans la « vraie vie » : la poursuite de l'évaluation des risques et bénéfices des médicaments après leur commercialisation.*
*Réponse E : les effets indésirables sont transmis par les professionnels de santé au centre régional de pharmacovigilance (CRPV) dont ils dépendent. Le CRPV alerte le laboratoire pharmaceutique propriétaire du médicament, qui lui-même doit en faire la déclaration directement à l'ANSM.*

**17. Pharmacoépidémiologie - A propos des études de prévalence :**

| | | |
|---|---|---|
| A | | Ce sont des séries chronologiques |
| B | | Elles permettent d'étudier l'association entre une exposition et la survenue ultérieure d'une maladie |
| C | | Elles permettent la mesure d'association au moyen de rapport de cotes |
| D | ■ | Elles offrent un faible niveau de preuve pour l'étude des associations |
| E | ■ | Elles permettent de faire des hypothèses |

*Commentaires :*
*Réponse A : sans rapport.*
*Réponse B : les études dites étiologiques, notamment de cohorte, permettent d'étudier l'association entre une exposition et la survenue ultérieure d'une maladie.*
*Réponse C : le rapport de cotes est la mesure de l'association utilisée dans une étude cas-témoins.*

**18. Pharmacoépidémiologie - A propos de la population rejointe d'un médicament :**

| | | |
|---|---|---|
| A | | Elle correspond à la population traitée dans les essais cliniques |
| B | ■ | Elle est plus hétérogène que la population cible |
| C | ■ | Elle peut comprendre des patients présentant une autre indication que celle reconnue pour le médicament |
| D | | Elle exclut systématiquement les patients présentant des contre-indications |
| E | | Elle comprend tous les patients présentant l'indication du médicament |

*Commentaires :*
*Réponse A : elle correspond à la population effectivement traitée après mise sur le marché du médicament.*
*Réponse D : un mauvais usage du médicament est possible dans la population rejointe (non respect des contre-indications, indications, etc).*
*Réponse E : après commercialisation d'un médicament, certains patients présentant l'indication du médicament peuvent ne pas être traités par ce médicament (non traités ou traités par un autre médicament de la même classe).*

**19. A propos de la pharmacovigilance :**

| | | |
|---|---|---|
| A | ■ | Elle a pour but d'améliorer le rapport bénéfices / risques des médicaments |
| B | | La Haute Autorité de Santé (HAS) coordonne la pharmacovigilance |
| C | ■ | Le mauvais usage d'un médicament peut être une cause évitable d'effet indésirable |
| D | | Il faut toujours adapter la posologie d'un médicament en cas d'insuffisance rénale |
| E | | La déclaration des effets indésirables est obligatoire pour tous les professionnels de santé |

*Commentaires :*
*Réponse B : c'est l'ANSM qui coordonne la pharmacovigilance au niveau national.*
*Réponse D : ceci est nécessaire pour les médicaments dont l'élimination par voie rénale est importante.*
*Réponse E : elle n'est obligatoire que pour les médecins, sages-femmes, chirurgiens-dentistes et pharmaciens.*

**20. La définition de la pharmacovigilance est la suivante :**

| | | |
|---|---|---|
| A | | C'est la surveillance, la prévention du risque d'effet indésirable des médicaments |
| B | | C'est la surveillance, l'évaluation et la prévention du risque d'effet indésirable des médicaments |
| C | ■ | C'est la surveillance, l'évaluation, la prévention et la gestion du risque d'effet indésirable des médicaments |
| D | | C'est le dépistage, le diagnostic et le traitement des effets indésirables des médicaments |
| E | | C'est l'évaluation, la prévention et la gestion du risque d'effet indésirable des médicaments |

**21. concernant les sources de l'information, quelle(s) est (sont) la (les) proposition(s) exacte(s) ?**

| | | |
|---|---|---|
| A. | | Toutes les revues médicales ont un comité de lecture |
| B. | | Les livres sont une source d'information et sont rapidement actualisables |
| C. | ■ | Les revues qualifiées d'indépendantes correspondent à des revues très peu soumises aux influences de l'industrie Pharmaceutique |
| D. | | Les articles médicaux sont rédigés de telle façon qu'ils sont aisément compréhensibles du corps médical |
| E. | | L'accès à un article médical en ligne est en général gratuit pour les patients |

*Commentaire :*

*A : Certaines revues n'ont qu'un éditeur*

*B : La mise à jour doit se faire par une nouvelle édition du livre*

*D : non, d'où l'intérêt de la LCA ;*

*E : non et tous les articles ne sont pas gratuitement accessibles aux médecins*

**22. Cocher les propositions vraies à propos des Etudes Cas / Témoins : les résultats des études « cas /témoins » s'expriment sous forme d'un tableau à quatre cases, ci-après :**

| | Malades (cas) | Non-malades (témoins) |
|---|---|---|
| Exposés aux médicaments | a | b |
| Non-exposés aux médicaments | c | d |
| Total | a + c | b + d |

| | | |
|---|---|---|
| A | ■ | Le rapport des cotes (RC ou « odds ratio ») correspond à : (a/c) / (b/d) |
| B | | Pour simplifier on peut donc écrire RC = ab /cd |
| C | ■ | Si le rapport des cotes RC est < 1, cela signifie que l'exposition au médicament entraîne moins de risque d'évènement indésirable que leur non consommation |
| D | | On peut calculer une incidence dans les études cas /témoins bien que ce soit un 'instantané', car celui-ci équivaut à un suivi dans le temps |
| E | ■ | Si le risque global est faible le RC est proche ou similaire au RR (risque relatif) des études de cohortes |

*Commentaires :*

*Réponse B : Non ! si on effectue le calcul RC = ad/bc*

*Réponse D : l'incidence implique un suivi dans le temps, comme dans les études de cohorte.*

**Texte de l'énoncé**

**23. Notion de risque relatif en pharmacoépidémiologie :**
**L'analyse des cohortes permet de répartir les sujets de la façon suivante :**

| | Ayant présenté l'événement | N'ayant pas présenté l'événement | Total |
|---|---|---|---|
| Sujets exposés | a | b | a + b |
| Sujets non exposés | c | d | c + d |

| | | |
|---|---|---|
| A | ■ | le taux d'incidence de l'évènement chez les exposés est défini comme = a/(a+b) |
| B | ■ | les études de cohortes nécessitent une durée de suivi de la population |
| C | ■ | le risque relatif (RR) est = (a / a+b) / (c / c+d) |
| D | | la prévalence de l'évènement chez les non exposés est = (a+b) / (c+d) |
| E | | un risque relatif est <1 signifie que la population exposée a une plus grande incidence de l'évènement |

*Commentaires :*
*Réponse D : La prévalence est un rapport simple d'une fraction d'une population ayant présenté un évènement : ex ici : a/a+b*
*Réponse E : c'est l'inverse !*

**24. Cocher la (les) réponse(s) exacte(s) sur les objectifs de la pharmacovigilance :**

| | | |
|---|---|---|
| A | | L'indemnisation des patients ayant eu à souffrir d'un effet iatrogène médicamenteux |
| B | ■ | La participation à la lutte contre la iatrogenèse médicamenteuse |
| C | | Le suivi de la fabrication et de la vente des médicaments |
| D | ■ | La communication et la diffusion de toute information relative à la sécurité d'emploi des médicaments |
| E | ■ | L'information directe des prescripteurs et la correction du RCP des médicaments mis sur le marché |

*Commentaires :*
*Réponse A : L'indemnisation des patients ayant eu à souffrir d'un effet iatrogène (médicamenteux ou autre) dépend de commissions particulières et indépendantes de la pharmacovigilance*
*Réponse C : cela relève des bonne pratique de fabrication....et du marketing d'autre part !*

**25. La prévalence de la prise de poids (effet indésirable) dans une population de malades traités par le médicament X**

| | | |
|---|---|---|
| A | ■ | Représente la proportion de patients présentant une augmentation de poids dans cette population, à un moment donné |
| B | | Représente le nombre de nouveaux cas de patients présentant une augmentation de poids dans cette population par unité de temps |
| C | ■ | A pour valeur le nombre de cas rapportés à cette population |
| D | ■ | Peut être évaluée par une étude descriptive transversale de pharmaco-épidémiologie |
| E | | Doit être évaluée par une étude cas témoin |

*Commentaires :*
*Réponse B : le nombre de nouveaux cas représente l'incidence*
*Réponse E : non, une étude cas témoin cherche une association entre un événement et un facteur d'exposition*

**26. Une étude de cohorte a été organisée pour rechercher une association entre l'exposition au médicament X et le risque de survenue d'un événement pathologique Y**

| | | |
|---|---|---|
| A | ■ | L'étude devra comprendre un groupe de sujets exposés au médicament et un groupe de sujets non exposés |
| B | | Les deux groupes devront être constitués par tirage au sort |
| C | | Le risque de référence est calculé par le nombre de cas ayant présenté l'événement pathologique Y dans le groupe exposé par rapport à l'effectif total de ce groupe |
| D | ■ | Un risque relatif supérieur à 1 avec un intervalle de confiance à 95 % ne comportant pas la valeur 1 indique une augmentation significative du risque dans le groupe exposé |
| E | | La persistance de cette augmentation significative de risque après ajustement sur toutes les variables de confusion connues permet d'affirmer que le médicament X est réellement la cause de l'événement pathologique Y |

*Commentaires :*

*Réponse B : non, l'étude de cohorte est une étude observationnelle, longitudinale, sans intervention sur les conditions d'exposition des sujets*

*Réponse C : non, il s'agit là du risque absolu ; le risque de référence se calcule dans le groupe non exposé*

*Réponse E : non, les techniques d'ajustement permettent de réduire l'effet confondant de certains biais sur l'analyse statistique et donc de conforter l'existence d'une association, mais en aucun cas d'affirmer une relation de causalité (ce que seul un essai clinique comparatif randomisé en double insu peut permettre)*

**27. La tachycardie que l'on peut observer lors de la perfusion de salméterol est :**

| | | |
|---|---|---|
| A | | Dépendante d'une action antagoniste sur les récepteurs bêta 2 adrénergiques. |
| B | | Est un effet indésirable attendu indépendant des propriétés pharmacodynamiques du salméterol |
| C | | Liée à une différence d'activité intrinsèque sur le récepteur bêta 1 adrénergique par rapport à l'activité intrinsèque sur le récepteur bêta 2 adrénergique |
| D | ■ | Un effet indésirable peu fréquent |
| E | ■ | Liée à une action agoniste sur les récepteurs bêta 1 adrénergiques |

*Commentaires :*

*Réponse A : Le salbutamol est un agoniste des récepteurs bêta 2 adrénergiques.*

*Réponse B: La tachycardie observée est liée à une activité sur les récepteurs bêta 1 adrénergiques*

*Réponse C: Perte de la sélectivité pharmacologique entre récepteurs bêta 1 et bêta 2 adrénergiques à doses élevées.*

**28. La méthode d'imputabilité utilisée par les centres Régionaux de Pharmacovigilance :**

| | | |
|---|---|---|
| A | ■ | Est une méthode générale qui permet d'imputer tous les types d'effets indésirables médicamenteux |
| B | | Comprend un score bibliographique allant de B0 à B5. |
| C | ■ | Comprend 4 critères séméiologiques |
| D | ■ | Permet d'évaluer la relation de cause à effet entre une prise médicamenteuse et un évènement indésirable chez un patient donné. |
| E | ■ | Est une méthode qui prend en compte les autres pathologies que présente un patient pour imputer un effet indésirable donné. |

*Commentaires :*

*Réponse B : Score bibliographique allant de B0 à B3 (méthode d'imputabilité publiée en 1985) ou allant de B0à B4 pour la réactualisation de 2011).*

**29. Parmi les propositions suivantes, quelle(s) est (sont) celle(s) qui est (sont) exacte(s)?**

| | | |
|---|---|---|
| A | | Tout médecin ayant eu connaissance d'un effet indésirable susceptible d'être dû à un médicament doit en faire la déclaration à la Haute Autorité de Santé |
| B | ■ | Tout chirurgien dentiste ayant eu connaissance d'un effet indésirable susceptible d'être dû à un médicament doit en faire la déclaration au Centre Régional de Pharmacovigilance |
| C | | La notification spontanée n'a pas valeur de signal d'alerte |
| D | ■ | Un effet indésirable est grave s'il entraîne une prolongation d'hospitalisation |
| E | | Une Sage Femme ayant eu connaissance d'un effet indésirable susceptible d'être dû à un médicament doit en faire la déclaration au laboratoire pharmaceutique qui commercialise ce médicament |

*Commentaires :*

*Réponses A et E : déclaration au Centre Régional de Pharmacovigilance*

**30. Parmi les propositions suivantes, quelle(s) est (sont) celle(s) qui est (sont) exacte(s) ?**

| | | |
|---|---|---|
| A | ■ | La pharmacovigilance est un système de surveillance reposant sur la mobilisation des professionnels de santé |
| B | | En pharmacovigilance, il n'y a pas de problème de sous-notification des effets indésirables car le signalement est obligatoire |
| C | | La pharmacovigilance est une vigilance organisée uniquement au niveau national |
| D | ■ | La pharmacovigilance peut conduire au retrait de l'Autorisation de Mise sur le Marché d'un médicament |
| E | ■ | Les centres régionaux de pharmacovigilance évaluent le rôle du (des) médicament(s) dans la survenue de l'effet indésirable |

*Commentaires :*

*Réponse C: coordination internationale, échanges d'information (cf. EMA pour l'Europe)*

**31. Parmi les propositions suivantes, quelle(s) est (sont) celle(s) qui est (sont) exacte(s) ?**

| | | |
|---|---|---|
| A | | Une étude de pharmacoépidémiologie est suffisante pour obtenir l'AMM |
| B | | La pharmacoépidémiologie se positionne après les études chez l'animal et avant la commercialisation du médicament |
| C | ■ | La pharmacoépidémiologie évalue le risque lié à la prise du médicament au niveau populationnel |
| D | ■ | L'évaluation du risque lié à la prise du médicament est indispensable |
| E | | Les études de pharmacoépidémiologie sont inutiles pour les médicaments commercialisés depuis plus de 2 ans |

*Commentaires :*

*Réponse B: post-AMM, étude en situation d'utilisation réelle*

**32. Parmi les objectifs du système national de pharmacovigilance figurent :**

| | | |
|---|---|---|
| A | ■ | La surveillance des médicaments ayant une autorisation de mise sur le marché ; |
| B | | La surveillance des produits labiles de transfusion sanguine ; |
| C | | La surveillance des pesticides utilisés en agro-alimentaire ; |
| D | ■ | L'amélioration de la sécurité d'emploi des médicaments. |
| E | | Les propositions A, B, C et D sont fausses. |

*Commentaires :*

*Réponse B : c'est du ressort de l'hémovigilance*

*Réponse C : c'est la responsabilité de l'ANSES*

**33. Concernant le biduloprofène Ge 200 mg, générique du Gemalalatete® comprimé 200 mg voie orale, quelle(s) est (sont) la (les) proposition(s) exacte(s) ? :**

| | | |
|---|---|---|
| A. | ■ | Le biduloprofène Ge 200 mg peut être commercialisé sous forme de gélule |
| B. | | Le tiers payant ne s'applique pas si la mention « non substituable » est écrite en toutes lettres devant le Gemalalatete® |
| C. | ■ | Le biduloprofène Ge peut ne pas contenir d'excipient à effets notoires, alors que le Gemalalatete® contient du lactose |
| D. | | Les études de bioéquivalence seront obligatoires pour qu'un autogénérique du Gemalalatete® obtienne une Autorisation de Mise sur le Marché |
| E. | ■ | Le biduloprofène Ge 200mg doit être inscrit au répertoire des groupes génériques pour permettre la substitution |

*Commentaire des propositions fausses :*

*B. Si mention « non substituable » le dispositif de tiers-payant doit pouvoir s'appliquer*

*D. Non obligatoire, puisque c'est un autogénérique (copie-copie)*

**34. Parmi les propositions suivantes lesquelles sont exactes ?**
**A propos des remboursements**

| | | |
|---|---|---|
| A | ■ | Le taux de remboursement des médicaments homéopathiques est fixé à 30 % |
| B | ■ | Les mutuelles complètent toujours le remboursement de l'assurance maladie lorsque cette dernière rembourse 30% du prix d'un médicament |
| C | ■ | Les médicaments particulièrement coûteux ne sont pas pris en charge par les mutuelles |
| D | | Les médicaments non remboursés par l'Assurance Maladie le sont par les Mutuelles |
| E | | Les taux de remboursement dans le régime général de sécurité sociale sont 100%, 70%, 30% et 15% |

*Commentaires :*

*Réponse D : Les mutuelles complètent le remboursement de l'Assurance Maladie. C'est ce que l'on appelle le ticket modérateur.*

*Réponse E : Les taux de remboursement dans le régime général de sécurité sociale sont 100%, 65%, 30% et 15%*

**35. Parmi les propositions suivantes lesquelles sont exactes ?**
**A propos de l'imputabilité en pharmacovigilance**

| | | |
|---|---|---|
| A | ■ | L'imputabilité intrinsèque inclut un élément chronologique |
| B | ■ | L'imputabilité extrinsèque fait référence aux publications |
| C | ■ | L'imputabilité se calcule à l'échelon individuel |
| D | ■ | L'examen clinique apporte des éléments de causalité |
| E | ■ | Une réintroduction d'un médicament source d'un effet indésirable immuno-allergique pourrait engendrer une réaction grave et précoce |

**36. Un médicament nouveau qui vient d'être commercialisé est moins sûr qu'un médicament ancien car :**

| | | |
|---|---|---|
| A | ■ | Les effets très rares ne sont pas détectés par les essais cliniques, |
| B | ■ | La durée d'exposition au médicament dans les essais cliniques ne permet pas de dépister les effets indésirables qui apparaissent après plusieurs années de traitement |
| C | ■ | La population traitée après la mise sur le marché est différente de la population incluse dans les essais cliniques |
| D | ■ | On connaît peu le risque d'interaction médicamenteuse |

**37. Les études pharmaco-épidémiologiques cas-témoins**

| | | |
|---|---|---|
| A | ■ | Sont des études rétrospectives |
| B | | Sont des études transversales (un jour donné) |
| C | | Reposent sur la détermination d'un risque relatif |
| D | ■ | Reposent sur la détermination d'un rapport de côtes (odds ratio) |
| E | | Correspondent à des études prospectives |

*Commentaires :*
*Réponse B : Les études transversales évaluent le nombre de patients recevant un médicament présentant un effet indésirable défini et ne visent qu'à établir un taux de prévalence*
*Réponse C : Elles reposent sur la détermination d'un rapport de cotes (odds ratio)*
*Réponse E : Il s'agit d'études rétrospectives portant sur l'évaluation de la prise ou non d'un médicament chez des patients présentant ou non une pathologie*

**38. Pour être imputé à un médicament, un effet indésirable**

| | | |
|---|---|---|
| A | | Doit survenir pendant la durée d'exposition à ce médicament |
| B | | Doit être nécessairement associée à une prise prolongée |
| C | | Doit être associée à des concentrations excessives si le médicament est dosé chez le patient |
| D | ■ | Peut correspondre à un effet non attendu des propriétés pharmacologiques du médicament |
| E | | Doit figurer dans le résumé des caractéristiques du produit (RCP) de ce médicament |

*Commentaires :*
*Réponse A et B : Un effet indésirable peut survenir à distance de l'exposition à un médicament surtout si celle-ci est brève*
*Réponse C : Ceci n'est vrai que si l'effet indésirable est dépendant de concentrations excessives du médicament (ne concerne que les effets dits de type a) car l'effet indésirable s'explique alors par ses propriétés pharmacodynamiques*
*Réponse E : Le RCP ne reprend que les effets indésirables connus et documentés du médicament. La surveillance post-commercialisation vise à mieux connaître les effets indésirables du médicament (et à faire évoluer si nécessaire le RCP)*

**39. Quelles sont les propositions exactes concernant les effets indésirables des médicaments**

| | | |
|---|---|---|
| A | ■ | Les effets de type a sont les plus fréquents |
| B | | Les effets de type b sont prévisibles du fait des propriétés pharmacologiques connues du médicament |
| C | ■ | Ils peuvent être observes même en cas de respect strict du résumé des caractéristiques du produit (RCP) |
| D | | Environ 10 % sont considérés comme évitables |
| E | ■ | Ils sont responsables de 3 % environ des hospitalisations |

*Commentaires :*
*Réponse B : Les effets de type b ne sont pas reconnus comme liés à une propriété pharmacologique du médicament. Ils sont de ce fait non prévisibles. Ils correspondent à une réaction spécifique à l'individu qui reçoit le médicament (ex : réactions allergiques)*
*Réponse D : On considère que près de la moitié des effets indésirables sont évitables car résultant d'un mésusage du médicament*

**40. Indiquer les propositions exactes concernant l'organisation de la pharmacovigilance en France**

| | | |
|---|---|---|
| A | ■ | La notification des effets indésirables médicamenteux graves est obligatoire pour les médecins qui les ont constates |
| B | | La notification doit se faire directement à l'ANSM (agence nationale de sécurité du médicament et des produits de sante) |
| C | | Les centres régionaux de pharmacovigilance sont au nombre de 22 (1 par région) |
| D | ■ | Les CRPV ont une mission d'information et de renseignement sur le médicament |
| E | ■ | Les notifications d'effets indésirables sont transmises (après avoir été complétées et validées) par les CRPV a l'ANSM |

*Commentaires :*

*Réponse B : la notification par les professionnels de santé doit être faite à un CRPV. Les notifications adressées directement à l'ANSM sont transmises pour évaluation et validation au CRPV de la zone géographique de survenue de l'effet indésirable*

*Réponse C : il y a actuellement 31 CRPV (certaines régions en ont plusieurs avec une zone géographique déterminée de cette région pour chaque CRPV)*

**41. Le centre régional de pharmacovigilance va recueillir les effets indésirables résultant**

| | | |
|---|---|---|
| A | ■ | d'un abus de médicament |
| B | ■ | d'un mésusage |
| C | ■ | d'une exposition pendant la grossesse |
| D | ■ | d'une exposition professionnelle quand elle résulte de l'exposition à un médicament fini |
| E | ■ | d'une absence d'effet thérapeutique |

**42. En France, la pharmacovigilance s'applique**

| | | |
|---|---|---|
| A | | aux médicaments labiles dérivés du sang |
| B | | aux concentrés de culot globulaire |
| C | | aux culots plaquettaires |
| D | ■ | aux médicaments stables dérivés du sang |
| E | ■ | aux insecticides et acaricides destinés à être appliqués sur l'Homme |

*Commentaires :*

*Réponses A, B et C : Ces produits sont du ressort de l'hémovigilance.*

**43. Le PRAC ou Pharmacovigilance Risk Assessment Committee**

| | | |
|---|---|---|
| A | ■ | donne un avis scientifique au Committee for Medicinal Products for Human Use (CHMP) sur toute question relative aux activités de pharmacovigilance |
| B | ■ | donne un avis scientifique au Co-Ordination Group for Mutual Recognition and Decentralised Procedures – human (CMDh) sur l'efficacité des systèmes de gestion des risques |
| C | | publie sur le site de l'European Medicines Agency (EMA) des recommandations après celles du CHMP |
| D | ■ | publie sur le site de l'EMA des recommandations avant celles du CMDh |
| E | | publie sur le site de l'EMA des recommandations après celles de l'Agence Nationale de Sécurité du Médicament et des produits de santé (ANSM) |

# 11 - Bon usage du médicament et iatrogenèse

**1. Parmi les propositions suivantes relatives à la toxicité directe d'un médicament ou de ses métabolites, quelle est (quelles sont) celle(s) qui est (sont) exacte(s) ?**

| | | |
|---|---|---|
| A | | L'incidence en est faible chez les sujets exposés |
| B | ■ | Les effets sont dépendants de la dose |
| C | | Le plus souvent, il n'y a aucun intervalle entre la prise et la survenue de l'effet indésirable |
| D | ■ | L'effet toxique peut être reproduit chez l'animal |
| E | | Sur le plan anatomique, les lésions témoignent d'une réaction humorale |

*Commentaires :*
*Réponse A : incidence au contraire généralement élevée*

**2. Le Dossier Pharmaceutique :**

| | | |
|---|---|---|
| A | ■ | est un outil d'aide au bon usage du médicament |
| B | | est mis à disposition des médecins |
| C | | permet de connaître l'identité du prescripteur |
| D | | est mis à jour automatiquement à chaque délivrance |
| E | ■ | permet de consulter les traitements délivrés sur les 4 derniers mois |

*Commentaires :*
*Réponse B : c'est un outil disponible pour les pharmaciens seulement*

**3. Dans sa démarche de bon usage du médicament, le médecin :**

| | | |
|---|---|---|
| A | ■ | sait prescrire des thérapeutiques non médicamenteuses |
| B | ■ | sensibilise le patient à l'importance de l'observance au traitement |
| C | ■ | assure le suivi de l'efficacité d'un traitement prescrit |
| D | | applique systématiquement les résultats des essais cliniques qu'il juge intéressants, dès leur parution dans la littérature scientifique |
| E | ■ | renouvelle régulièrement ses connaissances en participant à des programmes de développement professionnel continu |

*Commentaires :*
*Réponse D : L'application systématique est dangereuse. Les résultats des essais cliniques, après analyse par des groupes de travail d'experts, des avis donnés par des sociétés savantes etc..., peuvent conduire à modifier les pratiques cliniques*
*Réponse E vraie : Le médecin a une obligation de DPC*

**4. Un effet indésirable grave :**

| | | |
|---|---|---|
| A | | n'est pas décrit dans le RCP du médicament |
| B | | modifie à la fois la pharmacocinétique et la pharmacodynamie du médicament |
| C | ■ | peut entraîner des anomalies congénitales ou des malformations |
| D | ■ | peut mettre en jeu le pronostic vital |
| E | | apparaît indépendamment d'un surdosage ou d'une interaction médicamenteuse |

*Commentaires :*
*Réponse B : la définition de l'effet indésirable grave n'implique pas ces modifications*
*Réponse E : Il peut en être la conséquence*

**5. Soit un médicament M de faible marge thérapeutique, métabolisé par les cytochromes P450 en dérivés inactifs et éliminés par voie biliaire. Quel(s) est(sont) le(s) facteur(s) de risque d'un surdosage de M ?**

| | | |
|---|---|---|
| A | | patient insuffisant rénal |
| B | ■ | patient insuffisant hépatique |
| C | | patient insuffisant respiratoire |
| D | ■ | prise concomitante d'un médicament inhibiteur des cytochromes P450 |
| E | | prise concomitante d'un pansement gastrique |

*Commentaires :*

*Réponse A : le médicament n'est pas éliminé par voie rénale*

*Réponse C : Elle n'a pas de conséquence systématique sur le métabolisme hépatique et le fonctionnement biliaire*

*Réponse E : Il peut éventuellement diminuer le risque de toxicité en diminuant l'absorption du médicament*

**6. A propos de la biodisponibilité d'une substance active :**

| | | |
|---|---|---|
| A | | Elle est toujours égale à 100 % lorsque le principe actif est administré par voie injectable. |
| B | | Elle est de 100 % en l'absence d'effet de premier passage hépatique |
| C | | Elle correspond à la concentration plasmatique à l'état d'équilibre |
| D | | Elle correspond au volume plasmatique épuré de la substance par unité de temps. |
| E | ■ | Les items A, B, C et D sont faux |

*Commentaires :*

*Réponse A : c'est vrai pour la voie IV, pas pour les voies sous-cutanée ou intramusculaire.*

*Réponse B : la biodisponibilité ne dépend pas exclusivement de l'effet de premier passage hépatique, mais aussi du coefficient d'extraction intestinale et du passage de la barrière intestinale.*

*Réponse C : la biodisponibilité d'une substance active est la fraction atteignant la circulation générale. Elle est exprimée en pourcentage.*

*Réponse D : cette définition correspond à la clairance.*

**7. Concernant la notion de risque :**

| | | |
|---|---|---|
| A | ■ | Le risque se définit comme l'exposition à un danger |
| B | ■ | Le prescripteur a tendance à sous-estimer le risque d'effet indésirable d'un médicament |
| C | | Le malade a tendance à sous-estimer le risque d'effet indésirable d'un médicament |
| D | ■ | Il faut un accord entre le patient et le soignant dans la prise d'un risque thérapeutique |
| E | | La prise d'un médicament est risquée uniquement en cas d'automédication |

*Commentaires :*

*Réponse C : Le malade a tendance à sur-estimer le risque d'effet indésirable d'un médicament*

*Réponse E : Le risque lié à la prise d'un médicament peut survenir en toute circonstance*

**8. Concernant les effets indésirables des médicaments :**

| | | |
|---|---|---|
| A | ■ | Ils peuvent se manifester dans un domaine différent de celui de l'indication |
| B | ■ | Ils peuvent survenir même pour des doses habituelles |
| C | | Ils ont le plus souvent des expressions spécifiques |
| D | | Si une sage-femme constate un effet indésirable avec un médicament qu'elle a prescrit, elle doit le signaler à la pharmacie qui a délivré ce médicament |
| E | | Si un chirurgien-dentiste constate un effet indésirable avec un médicament qu'il a prescrit, il doit le signaler à la pharmacie qui a délivré ce médicament |

*Commentaires :*

*Réponse C : Les effets indésirables n'ont pas de caractéristiques spécifiques*

*Réponse D et E : Un effet indésirable est à signaler au centre régional de pharmacovigilance*

**9. Concernant le bon usage des médicaments :**

| | | |
|---|---|---|
| A | | Chez la personne âgée, les traitements doivent toujours être plus courts que chez l'adulte jeune |
| B | ■ | Chez la personne âgée, certains médicaments sont potentiellement inappropriés |
| C | ■ | Chez la personne âgée, l'absorption digestive des médicaments est habituellement sensiblement la même que chez l'adulte jeune |
| D | | Chez la personne âgée, l'élimination des médicaments est habituellement sensiblement la même que chez l'adulte jeune |
| E | ■ | Certains médicaments donnés en fin de grossesse peuvent retentir sur le nouveau-né encore plusieurs jours après la naissance |

*Commentaires :*
*Réponse A : A priori non. Les doses sont le plus souvent à réduire, mais pas les durées*
*Réponse D : L'élimination des médicaments (rénale surtout) est le plus souvent ralentie chez la personne âgée*

**10. Concernant les effets indésirables, indiquer parmi ces propositions lesquelles sont justes.**

| | | |
|---|---|---|
| A | | Un effet indésirable évitable est un aléa thérapeutique. |
| B | ■ | Les effets indésirables d'origine médicamenteuse constituent la première cause des affections iatrogènes. |
| C | | La prévalence des effets indésirables médicamenteux dans un groupe de patients hospitalisés est calculée à partir du nombre de nouveaux cas d'effets indésirables survenus sur une période donnée de leur hospitalisation. |
| D | | Le risque de toxicité fœtale des anti-inflammatoires non stéroïdiens est maximal au cours des 3-4 premiers mois de la grossesse. |
| E | ■ | Le risque d'effets indésirables lié à l'accumulation de médicaments sans biotransformation normalement éliminés par le rein est augmenté chez les insuffisants rénaux. |

*Commentaires :*
*Réponse A : Un effet indésirable non-évitable est un aléa thérapeutique.*
*Réponse C : Nombre de cas recensés sur une période donnée (Inclut ceux survenus pendant la période d'étude + ceux qui ont débuté avant mais ne sont pas encore résolus)*
*Réponse D : Les 2 premiers mois de grossesse*

**11. Concernant l'oméprazole ou les anti-inflammatoires non stéroïdiens (AINS), indiquer parmi ces propositions lesquelles sont justes.**

| | | |
|---|---|---|
| A | ■ | L'oméprazole qui augmente le pH gastrique est un inhibiteur de pompe à protons. |
| B | ■ | Les AINS inhibent les enzymes cyclooxygénases. |
| C | ■ | L'oméprazole peut être utilisé pour prévenir la toxicité digestive (gastrique/duodénale) des AINS. |
| D | | La prise d'un AINS par une femme enceinte proche du terme peut induire la mort in utero par fermeture du canal cholédoque. |
| E | ■ | Les effets indésirables rénaux et gastriques des AINS sont liés à l'inhibition, par ces médicaments, de la synthèse des prostaglandines. |

**12. Indiquer lesquelles de ces méthodes permettent le contrôle de l'observance ?**

| | | |
|---|---|---|
| A | ■ | Dosage des médicaments dans le sang. |
| B | ■ | Compte des comprimés restant dans la boîte. |
| C | ■ | Dosage des médicaments dans les urines. |
| D | ■ | Contrôle de la prise grâce à un boîtier électronique. |
| E | ■ | Vérification de l'effet clinique. |

**13. Parmi les propositions suivantes, lesquelles caractérisent l'erreur médicamenteuse ?**

| | | |
|---|---|---|
| A | ■ | Elle peut être liée à une confusion entre noms commerciaux. |
| B | ■ | C'est un événement évitable. |
| C | ■ | Elle peut être lié à un mauvais étiquetage. |
| D | ■ | Elle peut être lié à une erreur d'interprétation de l'ordonnance. |
| E | | Elle peut être la conséquence d'une intoxication volontaire. |

**14. Parmi les erreurs médicamenteuses suivantes, lesquelles sont des erreurs que l'on peut classer dans le niveau d'erreur sans préjudice ?**

| | | |
|---|---|---|
| A | ■ | Une erreur s'est produite, mais le médicament n'est pas parvenu jusqu'au patient. |
| B | | Une erreur s'est produite en entraînant ou en allongeant un séjour hospitalier. |
| C | ■ | Une erreur s'est produite et a provoqué une surveillance accrue pour le patient mais sans atteinte du patient. |
| D | | Une erreur s'est produite qui a nécessité une intervention auprès du patient. |
| E | | Une erreur s'est produite et a provoqué un handicap du patient. |

**15. Parmi les facteurs qui augmentent la iatrogénie on retrouve:**

| | | |
|---|---|---|
| A | | L'âge. Les effets indésirables augmentent avec l'âge |
| B | ■ | L'insuffisance rénale |
| C | ■ | Le nombre de pathologies à prendre en charge |
| D | ■ | Des facteurs génétiques |
| E | ■ | Un défaut de communication entre le professionnel de santé et le patient |

*Commentaires :*
*Réponse A : C'est vrai chez l'adulte mais c'est l'inverse chez l'enfant*

**16. Parmi les propositions suivantes indiquer celle(s) qui est (sont) exacte(s) concernant les causes permettant d'atteindre une concentration toxique du paracétamol :**

| | | |
|---|---|---|
| A | ■ | Le jeûne réduit la production de dérivés glucuro-conjugués |
| B | ■ | Le jeûne réduit la production de dérivés sulfo-conjugués |
| C | ■ | Le jeûne réduit l'élimination du métabolite toxique par le glutathion |
| D | ■ | Certaines de ces causes peuvent mettre en œuvre l'induction d'un certain cytochrome P450 |
| E | | La majoration des doses de paracétamol n'est jamais suffisante à elle seule |

*Commentaires :*
*Réponse E : Un surdosage de paracétamol peut conduire à des concentrations toxiques*

**17. Depuis la Directive 2010/84/EU, un effet indésirable médicamenteux relève du système de pharmacovigilance s'il est observé dans le cadre :**

| | | |
|---|---|---|
| A | ■ | D'un surdosage |
| B | ■ | D'un mésusage |
| C | ■ | D'une erreur médicamenteuse |
| D | ■ | D'une utilisation non définie dans le dossier d'autorisation de mise sur le marché de ce médicament |
| E | ■ | D'une utilisation définie dans le dossier d'autorisation de mise sur le marché de ce médicament |

**18. Un effet indésirable médicamenteux présente un score chronologique élevé si :**

| | | |
|---|---|---|
| A | | L'effet indésirable apparaît au minimum 15 jours après la prise du médicament |
| B | | L'effet indésirable disparaît au minimum 48 heures avant l'arrêt du médicament |
| C | | L'effet indésirable présente des signes cliniques compatibles avec la prise du médicament |
| D | ■ | L'effet indésirable réapparaît en cas d'une nouvelle prise du médicament |
| E | | L'effet indésirable a déjà été décrit dans la littérature |

*Commentaires :*
*Réponse A : Un grand nombre d'effet indésirable apparait dans les premiers jours du traitement.*
*Réponse B : L'effet indésirable disparait rarement avant l'arrêt du traitement.*
*Réponse C : Le score sémiologique est élevé dans ce cas.*
*Réponse E : Il s'agit ici d'un critère d'imputabilité extrinsèque et non intrinsèque (cas du critère chronologique).*

**19. Concernant la sous-notification des effets indésirables médicamenteux, indiquez les réponses exactes :**

| | | |
|---|---|---|
| A | ■ | Elle concerne 90 à 95 % des effets indésirables médicamenteux |
| B | ■ | Elle entraîne un biais dans l'évaluation de la balance bénéfices/risques des médicaments |
| C | | Elle concerne plus particulièrement les effets indésirables graves et inattendus |
| D | ■ | Elle peut entraîner un retard dans la prise de décision par l'Agence Nationale de Sécurité du Médicament et des Produits de Santé |
| E | ■ | Elle est la conséquence d'une très faible implication des professionnels de santé au système de pharmacovigilance |

*Commentaires :*
*Réponse C : Elle concerne davantage les effets attendus et non-graves.*

**20. Suite à une infection, un patient est traité par un antibiotique à la dose de 30mg/kg/j. Ce médicament présente une demi-vie sérique de 6h, un volume distribution de 20 L et une fixation protéique de 55 %. Trois jours après la fin du traitement antibiotique, le patient présente une éruption cutanée généralisée et consulte son médecin généraliste qui lui prescrit un traitement symptomatique. Indiquez les réponses exactes.**

| | | |
|---|---|---|
| A | ■ | Le patient peut déclarer cet effet indésirable au Centre Régional de Pharmacovigilance de sa région |
| B | ■ | Après avoir été informé par son patient, le médecin traitant doit déclarer cet effet indésirable au Centre Régional de Pharmacovigilance de sa région |
| C | ■ | En tenant compte des seules données de ce cas, le lien chronologique entre la prise de l'antibiotique et l'apparition de l'effet indésirable semble *a priori* peu probable |
| D | | L'effet indésirable décrit peut être qualifié d'effet indésirable grave |
| E | ■ | Le dosage plasmatique du médicament pourrait être un des examens complémentaires utiles pour établir un lien entre la prise de médicament et l'apparition de cet effet indésirable |

*Commentaires :*
*Réponse D : Un effet indésirable grave est un effet indésirable mortel ou susceptible de mettre la vie en danger, ou entraînant une invalidité ou une incapacité importante ou durable, ou provoquant ou prolongeant une hospitalisation, ou se manifestant par une anomalie ou une malformation congénitale.*

**21. Lors d'une déclaration de pharmacovigilance d'un effet indésirable survenu chez un nouveau né, les informations nécessaires à mentionner sont :**

| | | |
|---|---|---|
| A | ■ | L'identité et les coordonnées du déclarant |
| B | | L'identité du père du nouveau-né |
| C | ■ | La nature de l'effet indésirable |
| D | ■ | La liste des médicaments pris par la mère au cours de la grossesse |
| E | | Le lien de causalité établi par le déclarant |

*Commentaires :*
*Réponse B : Pour les nouveau-nés, la seule différence lors de la déclaration est la mention de la prise du produit directement par le nouveau-né, au cours de l'allaitement ou par la mère durant la grossesse.*
*Réponse E : Le lien de causalité n'est pas établi par le déclarant mais par le CRPV*

**22. Le système de Pharmacovigilance en France repose sur :**

| | | |
|---|---|---|
| A | | La déclaration obligatoire des effets indésirables par tous les professionnels de santé exerçant en France |
| B | ■ | Le réseau des 31 centres régionaux appelés Centres Régionaux de Pharmacovigilance |
| C | ■ | L'Agence Nationale de Sécurité du Médicament et des Produits de Santé (ANSM) |
| D | ■ | Les propositions de la Commission Nationale de Pharmacovigilance |
| E | ■ | Les cellules de Pharmacovigilance des industries pharmaceutiques |

*Commentaires :*
*Réponse A : Cette obligation ne concerne que le personnel médical (Médecins, Pharmaciens, Dentistes, Sage-femmes).*

**23. Parmi ces médicaments, lesquels ont une AMM dans le traitement de substitution en cas de dépendance à l'héroïne ?**

| | | |
|---|---|---|
| A | | Salbutamol |
| B | ■ | Méthadone |
| C | ■ | Buprénorphine |
| D | | Codéine |
| E | | Naloxone |

*Commentaires :*
*Réponse A : Le salbutamol est un médicament utilisé dans le traitement de l'asthme.*
*Réponse D : La codéine est un antalgique morphinique.*
*Réponse E : La naloxone est un antidote antagoniste des morphiniques utilisé en cas d'intoxication.*

**24. Parmi ces propositions concernant les benzodiazépines, indiquez les réponses exactes :**

| | | |
|---|---|---|
| A | ■ | Elles peuvent exposer à des risques de pharmacodépendance |
| B | ■ | Elles peuvent provoquer un syndrome de sevrage à l'arrêt du traitement |
| C | ■ | Elles sont des agonistes des récepteurs au GABA |
| D | ■ | Elles peuvent exposer à des risques de tolérance |
| E | ■ | Elles possèdent des propriétés hypnotiques et anxiolytiques |

**25. Parmi ces propositions concernant le cannabis, indiquez les réponses exactes :**

| | | |
|---|---|---|
| A | ■ | C'est un produit illicite très consommé en France |
| B | ■ | Le THC est l'un de ses principaux composés psychoactifs |
| C | ■ | Sous son emprise, le risque d'accident de la circulation routière est augmenté |
| D | ■ | Sa consommation régulière peut être dangereuse |
| E | ■ | Il peut être consommé sous forme d'huile |

**26. Le thalidomide**

| | | |
|---|---|---|
| A | ■ | Est tératogène |
| B | | Peut en 2013 être administré chez la femme enceinte |
| C | ■ | A été employé comme antiémétique et sédatif chez la femme enceinte dans les années 50 |
| D | ■ | A entraîné des phocomélies chez les enfants dont la mère en avait reçu |
| E | ■ | A entraîné des malformations des membres et des doigts chez les enfants dont la mère en avait reçu |

*Commentaires :*
*Réponse B : Le thalidomide est contre-indiqué chez la femme enceinte en raison du risque tératogène associé à la molécule*

**27. La tolérance médicamenteuse**

| | | |
|---|---|---|
| A | ■ | Est la diminution observée des effets d'une dose fixe du médicament quand on répète son administration |
| B | ■ | Entraîne la nécessité d'augmenter les posologies du médicament pour obtenir l'effet recherché |
| C | ■ | Génère des surconsommations |
| D | ■ | Génère des comportements frauduleux |
| E | | Est un signe de sevrage médicamenteux |

*Commentaires :*
*Réponse E : Le sevrage est lié à la dépendance à une substance et à l'état d'adaptation de l'organisme qui se trouve modifié lors de l'arrêt brutal de ladite substance*

**28. La iatrogénie**

| | | |
|---|---|---|
| A | | Résulte toujours d'un mauvais usage |
| B | | Résulte obligatoirement d'une erreur de prescription |
| C | ■ | Est plus fréquente chez les sujets polymédiqués |
| D | ■ | Est plus fréquente chez le sujet âgé |
| E | ■ | Entraîne plus de 100 000 hospitalisations par an en France |

*Commentaires :*
*Réponses A et B : l'accident iatrogène peut survenir même dans les conditions dites « de bon usage ». Il résulte de différents aspects : effets indésirables lors d'une utilisation normale, interactions médicamenteuses, surdosage, pharmacodépendance ou tolérance...*

**29. Les Centres Régionaux de Pharmacovigilance (CRPV) sont chargés**

| | | |
|---|---|---|
| A | ■ | de recueillir les déclarations que leur adressent les professionnels de santé |
| B | ■ | de recueillir les informations relatives aux effets indésirables médicamenteux |
| C | ■ | de transmettre à l'Agence Nationale de Sécurité du Médicament (ANSM), sans délai, les informations concernant les effets indésirables médicamenteux graves |
| D | ■ | de remplir une mission d'expertise en conduisant les travaux demandés par l'ANSM |
| E | ■ | de contribuer au développement des connaissances sur les méthodes de pharmacovigilance et sur la nature et les mécanismes des effets indésirables médicamenteux |
| F | | toutes les propositions précédentes sont inexactes |

**30. Les principes du bon usage du médicament sont**

| | | |
|---|---|---|
| A | ■ | de fixer des objectifs thérapeutiques |
| B | ■ | de hiérarchiser les objectifs thérapeutiques |
| C | ■ | de discuter les options thérapeutiques et le rapport bénéfice/risque individualisé de chacune |
| D | ■ | de mettre en place un suivi thérapeutique |
| E | ■ | de remettre régulièrement en question la prescription |
| F | | toutes les propositions précédentes sont inexactes |

**31. Indiquez la (les) proposition(s) exacte(s) concernant la pharmacovigilance**

| | | |
|---|---|---|
| A | ■ | La pharmacovigilance intervient dans la surveillance des effets indésirables après l'AMM |
| B | | La mise en place du système français de Pharmacovigilance date des années 1950 |
| C | ■ | Il y a une trentaine de centres régionaux de pharmacovigilance (CRPV) en France |
| D | ■ | Les CRPV ne traitent pas les dossiers d'intoxications aiguës volontaires ou involontaires |
| E | | L'Agence Nationale de Sécurité du Médicament (ANSM) transmet les déclarations d'effets indésirables aux CRPV |

*Commentaires :*
*Réponse B : Elle date des années 1970*
*Réponse E : Les déclarations des effets indésirables sont recueillies par les CRPV*

**32. Indiquez la (les) proposition(s) exacte(s) concernant la pharmacovigilance**

| | | |
|---|---|---|
| A | ■ | Son existence est justifiée par le fait que les études pré-AMM ne mettent pas systématiquement en évidence les effets indésirables des médicaments |
| B | ■ | Les médecins ont une obligation légale de déclarer les effets indésirables médicamenteux graves ou inattendus |
| C | ■ | Les pharmaciens ont une obligation légale de déclarer les effets indésirables médicamenteux graves ou inattendus |
| D | ■ | Il existe pour les nouveaux médicaments une identification particulière, associée à une surveillance complémentaire |
| E | | Les dossiers de demande d'AMM sont traités exclusivement par l'Agence Nationale de Sécurité du Médicament (ANSM) |

*Commentaires :*
*Réponse E : Il s'agit aujourd'hui le plus souvent d'une procédure Européenne*

**33. Texte de l'énoncé**

| | | |
|---|---|---|
| A | ■ | les fiches de Bon Usage du Médicament sont émises par la commission de transparence de la Haute Autorité de Santé |
| B | ■ | les Résumés des Caractéristiques d'un Produit (RCP) sont validés par la commission d'Autorisation de Mise sur le Marché (AMM) de l'Agence Nationale de Sécurité des Médicaments (ANSM) |
| C | | Une association contre-indiquée de deux médicaments signifie qu'il est possible de les associer en respectant certaines recommandations simples comme une adaptation de posologie de l'un des deux médicament |
| D | ■ | les Résumes des Caractéristiques d'un Produit (RCP) sont élaborées par le fabricant du médicament |
| E | ■ | Les trois acteurs majeurs du Bon Usage du Médicament sont le médecin, le pharmacien et le patient lui-même |

*Commentaires :*
*Réponse C : ne pas associer*

**34. Texte de l'énoncé**

| | | |
|---|---|---|
| A | ■ | les études cliniques médicamenteuses avec des résultats positifs ont une plus grande probabilité d'être publiées que les études ayant montré des résultats négatifs |
| B | | la iatrogénie ou iatrogénèse médicamenteuse est toujours la conséquence d'un mauvais usage de médicament ou d'une erreur de prescription |
| C | | Une association synergique de deux médicaments peut être considérée comme une interaction médicamenteuse d'ordre pharmacocinétique |
| D | | l'action de l'antidote (naloxone) administré lors d'une intoxication aux médicaments de type opiacés comme la morphine repose sur une action toxicocinétique en augmentant la vitesse d'élimination des toxiques |
| E | | la dépendance peut être définie comme une diminution des effets d'une dose fixe d'un médicament au fur et à mesure que se répète son administration |

*Commentaires :*
*Réponse C : d'ordre pharmacodynamique*
*Réponse D : action dynamique par déplacement sur les récepteurs*
*Réponse E : ça, c'est la tolérance*

**35. Les règles d'or de la prescription sont :**

| | | |
|---|---|---|
| A | | Prescrire les médicaments les plus récents |
| B | ■ | Prescrire le moins possible |
| C | ■ | Se former régulièrement tout au long de sa carrière |
| D | ■ | Toujours expliquer l'ordonnance au patient |
| E | | Se tenir informé par le pharmacien de la substitution par un générique |

*Commentaires :*
*Réponse A : plus on dispose de recul sur l'utilisation d'un médicament, plus sa prescription est sûre.*
*Réponse E : la substitution par le pharmacien par un générique est sans rapport avec la qualité de la prescription.*

**36. La iatrogenèse médicamenteuse :**

| | | |
|---|---|---|
| A | ■ | Est corrélée à la consommation globale de médicaments en France |
| B | ■ | Peut être prévenue par le respect des règles de bon usage du médicament |
| C | ■ | N'est pas obligatoirement la conséquence d'une erreur de prescription |
| D | ■ | Est responsable de décès |
| E | ■ | N'est pas obligatoirement la conséquence d'un mauvais usage du médicament |

**37. Quelles situations correspondent à un bon usage du médicament ?**

| | | |
|---|---|---|
| A | | Administration de comprimés chez un enfant de 4 ans |
| B | | Privilégier un antipyrétique non absorbé par l'intestin pour traiter une fièvre de l'enfant |
| C | | Prescription de deux psychotropes différents pour traiter l'insomnie d'un patient de 82 ans |
| D | ■ | Utilisation d'un médicament conformément au Résumé des Caractéristiques du Produit |
| E | | Administration de gélules chez un enfant de 5 ans |

*Commentaires :*
*Réponses A et E : de manière générale, les comprimés et les gélules ne doivent pas être utilisés chez l'enfant de moins de 6 ans.*
*Réponse B : pour obtenir un effet systémique pour traiter la fièvre, il faut que l'antipyrétique soit bien absorbé au niveau digestif.*
*Réponse C : le sujet âgé étant plus sensible aux effets centraux des psychotropes, il convient d'en utiliser le moins possible surtout pour une même indication.*

**38. La vente de médicaments sur internet :**

| | | |
|---|---|---|
| A | | N'est autorisée que pour des médicaments d'automédication et de liste II |
| B | ■ | Expose au risque d'interactions médicamenteuses |
| C | | Impose au patient de faire la notification au centre de Pharmacovigilance en cas d'effet indésirable |
| D | ■ | Expose au danger de contrefaçons |
| E | | Peut être faite par toute pharmacie physique |

*Commentaires :*
*Réponse A : la vente de médicaments par internet n'est autorisée que pour les médicaments non soumis à prescription obligatoire.*
*Réponse C : il n'y a pas d'obligation pour le patient de déclarer les effets indésirables.*
*Réponse E : la vente de médicaments sur internet par une pharmacie doit préalablement être autorisée par l'agence régionale de santé (ARS) dont dépend la pharmacie.*

**39. Les définitions des effets indésirables (EI) des médicaments :**

| | | |
|---|---|---|
| A | ■ | étendent la définition du médicament à son usage pour la prophylaxie ou le diagnostic |
| B | ■ | elles soulignent la notion d'effet indésirable grave (EIG) |
| C | | la définition des EIG ne comporte pas la notion de tératogénèse |
| D | | la définition des EI exclue le mésusage du médicament |
| E | ■ | permet d'intégrer la notion d'observation directe d'un EIG par un médecin |

*Commentaires :*
*Réponse C : la tératogénèse appartient au groupe des EIG*
*Réponse D : le mésusage du médicament fait partie de la définition des EI*

**40. à propos des effets indésirables (EI) après exposition prolongée aux médicaments**

| | | |
|---|---|---|
| A | ■ | les stérilités féminines peuvent être un EI tardif des chimiothérapies anti-cancéreuses |
| B | ■ | le suicide après un traitement antidépresseur de longue durée peut-être un effet indésirable classique de ce type de médicament |
| C | | les allergies aux médicaments sont considérées comme des effets dose-dépendant |
| D | ■ | une hémorragie survenant après une prise d'aspirine chez un patient sous anti-coagulants est une complication grave et fréquente de ceux-ci |
| E | ■ | la prescription prolongée d'immunosuppresseurs puissants induit un risque de cancers Dont l'apparition est différée dans le temps |

*Commentaires :*
*Réponse C : les allergies aux médicaments sont considérées comme des effets pas (ou peu) dépendant de la dose ; ils sont surtout liés à la 'personnalité' (i.e. idiotype) du sujet.*

**41. Cocher les propositions vraies concernant des informations nouvelles issues de travaux de pharmacovigilance**

| | | |
|---|---|---|
| A | ■ | Elles peuvent entraîner le retrait de l'autorisation de mise sur le marché (AMM) |
| B | ■ | Un nouvel effet indésirable peut apparaître dans le résumé des caractéristiques du produit |
| C | ■ | Les posologies recommandées peuvent être modifiées |
| D | ■ | Après enquêtes nationale ou européenne, des contre-indications comme la prescription de fluoroquinolones chez l'enfant peuvent disparaître |
| E | | L'extension d'indication du médicament dépend des enquêtes de pharmacovigilance |

*Commentaires :*
*Réponse E : L'extension d'indication d'un médicament dépend de la commission d'AMM*

**42. Concernant le bon usage des médicaments : cocher la (les) proposition(s) exacte(s) :**

| | | |
|---|---|---|
| A | | l'accident iatrogène médicamenteux résulte toujours d'un mauvais usage ou d'un défaut de surveillance du médicament |
| B | ■ | le Résumé des Caractéristiques du Produit (RCP) est approuvé par l'ANSM et/ou par l'EMA |
| C | | la surmortalité par interactions médicamenteuses reste très rare |
| D | | le bon usage du médicament ne concerne que le médecin et le patient |
| E | ■ | on peut observer des cas de surdosage malgré une administration à posologie normale |

*Commentaires :*

*Réponse A : l'accident iatrogène médicamenteux peut s'observer en l'absence de mauvais usage ou de défaut de surveillance du médicament en cas d'allergie non connue ou d'anomalie du métabolisme non encore connue (intérêt de la pharmacogénétique)*

*Réponse C : la surmortalité par interactions médicamenteuses n'est pas rare en cas de médicament toxique (ex. anti-cancéreux ,) ou à faible index thérapeutique (digoxine, morphine,...) et chez des sujets fragilisés, y compris en réanimation.*

*Réponse D : le bon usage du médicament concerne également, le pharmacien, le personnel soignant et les autorités de santé*

**43. Texte de l'énoncé la médecine basée sur des preuves (EBM = Evidence Based Medicine) préconise**

| | | |
|---|---|---|
| A | ■ | de valider une efficacité par une pratique collective normalisée |
| B | | de ne valider les traitements qu'après des méta-analyses |
| C | ■ | d'augmenter les connaissances sur le rapport "bénéfice / risque" par des grilles d'évaluation précises |
| D | | de ne tenir compte que des études de cohorte |
| E | ■ | d'évaluer par comparaison à des placebos ou à un médicament de référence |

*Commentaires :*

*Réponse B : B les méta-analyses sont des exploitations a posteriori d'essais cliniques dont on compile les résultats*

*Réponse D : les études de cohorte ne sont qu'une parmi d'autres pour démontrer la supériorité d'un traitement sur un autre ou l'existence d'effets indésirables liés à l'usage de médicaments*

**44. La pathologie iatrogène médicamenteuse :**

| | | |
|---|---|---|
| A | | Est inévitable dans 20 % des cas |
| B | | Est observée uniquement avec les médicaments à élimination rénale |
| C | ■ | Peut être liée à des problèmes d'observance thérapeutique |
| D | ■ | Peut résulter d'un suivi clinique et/ou biologique insuffisant |
| E | | Est indépendante du terrain du patient traité |

*Commentaires :*

*Réponse A : non, la pathologie iatrogène médicamenteuse est évitable dans 40 à 60% des cas, selon les études*

*Réponse B : non, il n'y a pas de spécificité par rapport à la voie d'élimination*

*Réponse E : non, le terrain ou profil du patient peut être un facteur de risque de pathologie iatrogène médicamenteuse, exemple : le sujet âgé*

**45. Parmi les propositions suivantes, laquelle (lesquelles) est (sont) exacte(s) ?**

| | | |
|---|---|---|
| A | ■ | La iatrogénie médicamenteuse peut être la conséquence d'un médicament prescrit pour une mauvaise indication |
| B | ■ | La iatrogénie médicamenteuse peut être la conséquence d'une erreur d'utilisation de la part du patient |
| C | | C. La iatrogénie médicamenteuse n'est jamais liée à une erreur de délivrance de médicament par le pharmacien |
| D | ■ | La iatrogénie médicamenteuse peut être liée à une erreur de la voie d'administration du médicament |
| E | ■ | Une partie de la iatrogénie médicamenteuse est inévitable |

**46. Les effets indésirables des médicaments de type A sont liés à leurs propriétés pharmacologiques. C'est la raison pour laquelle :**

| | | |
|---|---|---|
| A | | Leur incidence est faible ; |
| B | | Leur gravité est fréquente ; |
| C | | Ils sont découverts en phase IV ; |
| D | | Ils ont pour origine les propriétés pharmacocinétiques des médicaments. |
| E | ■ | Les propositions A, B, C et D sont fausses. |

*Commentaires :*
*Réponse A : leur incidence est importante puisque dépendants et explicables par la dose*
*Réponse B : leur gravité, appréhendée au cours du développement est généralement faible*
*Réponse C : ils sont appréhendés et confirmés tôt au cours du développement clinique*
*Réponse D : non, mais leurs propriétés pharmacodynamiques*

**47. La iatrogenèse médicamenteuse est estimée responsable de dizaines de milliers d'hospitalisations par an. Certains organismes de santé visent à la réduire :**

| | | |
|---|---|---|
| A | ■ | La déclaration au CEIP de cas d'abus médicamenteux est obligatoire pour les médecins ; |
| B | | Les centres régionaux de pharmacovigilance aident au mésusage du médicament ; |
| C | ■ | Les centres anti-poison informent les professionnels de santé et le public ; |
| D | | Les centres anti-poison informent uniquement sur la toxicité des médicaments. |
| E | | Les propositions A, B, C et D sont fausses. |

*Commentaires :*
*Réponse B : bien sûr que non, ils essaient de le combattre*
*Réponse D : non, la toxicité des produits ménagers par exemple, des champignons, parfums etc... font partie de leurs attributions*

**48. Parmi les propositions suivantes lesquelles sont exactes ?**
**L'estimation de l'observance d'un traitement médicamenteux peut être facilitée par différents moyens**

| | | |
|---|---|---|
| A | ■ | Compter les comprimés restants |
| B | ■ | Questionnaire rempli par le patient |
| C | ■ | Mesures cliniques |
| D | ■ | Mesures biologiques |
| E | ■ | Réactions colorées (urines par exemple) |

**49. Dans les RCP : Indiquez les réponses exactes :**

| | | |
|---|---|---|
| A | ■ | Le chapitre « Mise en garde » informe que l'utilisation est possible en respectant certaines conditions. |
| B | | Le chapitre « Contre-indication » informe que la prescription est contraire à l'indication |
| C | ■ | Le chapitre « Surdosage » liste les symptômes apparaissant quand le médicament est administré à des doses supérieures aux doses thérapeutiques préconisées |
| D | ■ | Le chapitre « Précautions d'emploi » informe que l'utilisation du médicament est possible avec précaution dans les cas listés. |

*Commentaires :*
*Réponse B : la contre-indication définit les conditions particulières où on ne peut pas prescrire lorsque l'indication est par ailleurs justifiée.*

**50. Dans les RCP, les « Données pharmaceutiques » décrivent :**

| | | |
|---|---|---|
| A | ■ | La gestion des déchets |
| B | ■ | Les incompatibilités physico-chimiques |
| C | | La voie d'administration |
| D | | Les méthodes de fabrication |
| E | | Les effets indésirables |

*Commentaires :*
*Réponses C, D et E : n'ont rien à voir avec les données pharmaceutiques.*

**51. Les effets indésirables d'un médicament :**

| | | |
|---|---|---|
| A | ■ | Peuvent être graves |
| B | | Sont exceptionnels |
| C | ■ | Apparaissent souvent à des posologies normalement utilisées |
| D | ■ | Peuvent survenir suite à une interaction médicamenteuse |
| E | ■ | Doivent être notifiés au centre régional de pharmacovigilance |

*Commentaires :*
*Réponse B : non, les effets indésirables sont d'une fréquence variable mais certainement pas exceptionnels.*
*Réponse E – précision importante : jusqu'au décret 2012-1244 du 8 novembre 2012, seuls les effets indésirables graves ou inattendu susceptible d'être dû à un médicament DEVAIENT être déclarés au CRPV (tous les effets indésirables POUVANT l'être). Suite à l' « affaire » Médiator le législateur a introduit un article R. 5121-161 au Code de la Santé Publique indiquant la nécessité de déclarer, immédiatement, tout effet indésirable. Cette disposition est parfaitement irréaliste, inapplicable ... et contre-productive.*

**52. Pourquoi notifier à la Pharmacovigilance les effets indésirables graves et/ou inattendus susceptibles d'être dus à un médicament :**

| | | |
|---|---|---|
| A | ■ | Parce que c'est obligatoire |
| B | ■ | Pour faire remonter l'information |
| C | | Pour se conformer aux règles des conseils de l'Ordre |
| D | | Pour gagner de l'argent (acte codifié par la Sécurité sociale) |
| E | ■ | Pour contribuer au bon usage des médicaments |

*Commentaires :*
*Réponse C : le conseil de l'ordre n'a rien à voir avec cette obligation réglementaire.*
*Réponse D : mauvaise réponse humoristique/piège – il n'y a aucun acte codifié par la Sécurité Sociale pour rapporter un effet indésirable, c'est une obligation de par la loi.*

**53. Par définition, un effet indésirable grave est un effet qui :**

| | | |
|---|---|---|
| A | ■ | Entraîne le décès |
| B | | Empêche de conduire |
| C | ■ | Donne des séquelles |
| D | | Empêche d'avoir des relations sexuelles |
| E | ■ | Est responsable d'une hospitalisation |

*Commentaires :*

*Réponses B et D : critères n'appartenant pas à la définition réglementaire d'un effet indésirable grave.*

**54. Les relations suivantes existent entre :**

| | | |
|---|---|---|
| A | ■ | inhibition de la synthèse des prostaglandines et risque d'ulcère gastrique |
| B | ■ | activation des récepteurs 5-HT2B à la sérotonine et valvulopathies cardiaques |
| C | ■ | anti-inflammatoires non stéroïdiens et cyclo-oxygénases |
| D | ■ | dompéridone et allongement de l'espace QT |
| E | | aucune des propositions précédentes n'est exacte |

**55. Un médicament de la famille des anti-inflammatoires non stéroïdiens :**

| | | |
|---|---|---|
| A | | peut sans problème être associé au lithium |
| B | ■ | peut poser problème en fin de grossesse |
| C | ■ | induit des effets indésirables en lien avec son mécanisme d'action |
| D | | peut être utilisé sans risque majoré chez le sujet âgé |
| E | | aucune des propositions précédentes n'est exacte |

*A : Contre-indication : diminution de la perfusion rénale donc augmentation de la lithémie*

*D : Fonction rénale altérée chez les sujets âgés qui ont parfois plusieurs traitements pouvant être contre-indiqué*

**56. Les effets suivants sont de nature atropinique :**

| | | |
|---|---|---|
| A | ■ | constipation |
| B | | hypotension orthostatique |
| C | ■ | sècheresse buccale |
| D | ■ | rétention urinaire |
| E | | aucune des propositions précédentes n'est exacte |

*B : pas d'hypotension orthostatique*

**57. La notification spontanée des effets indésirables :**

| | | |
|---|---|---|
| A | | ne peut pas se faire par télédéclaration |
| B | | n'a pas d'intérêt de santé publique |
| C | | est très fréquente en France |
| D | | est essentiellement faite par les pharmaciens |
| E | ■ | aucune des propositions précédentes n'est exacte |

*A : Peut être rempli et envoyé par mail*

*C : Elle est rare malgré son obligation*

*D : Médecins*

**58. Le lien entre médicaments et effets indésirables évoqués ci-dessous est valide :**

| | | |
|---|---|---|
| A | ■ | tendinopathies et fluoroquinolones |
| B | | amitriptyline et hypertension artérielle |
| C | ■ | aspirine et hémorragies |
| D | ■ | allopurinol et toxidermies bulleuses |
| E | | aucune des propositions précédentes n'est exacte |

**59. Les erreurs médicamenteuses**

| | | |
|---|---|---|
| A | | Sont évitables |
| B | | Peuvent être associées à la survenue d'un effet indésirable |
| C | | Peuvent être liées à un étiquetage mal adapté |
| D | | Sont totalement évitables grâce aux logiciels de prescription/délivrance |
| E | | Doivent faire l'objet d'une évaluation a posteriori |

*Commentaires :*
*Réponse D : leur utilisation peut être une cause d'erreur médicamenteuse en particulier dans le cadre d'une utilisation inadaptée.*

**60. Le mésusage d'un médicament peut correspondre**

| | | |
|---|---|---|
| A | | A un défaut d'adaptation posologique en fonction d'un défaut d'élimination |
| B | | Au non-respect de contre-indications |
| C | | Au non-respect de recommandations de surveillance |
| D | | A l'utilisation d'un médicament non remboursé |
| E | | A l'utilisation pour une personne autre que celle pour laquelle le médicament a été prescrit |

*Commentaires :*
*Réponse D : le mésusage concerne aussi bien des médicaments remboursés que non remboursés*

**61. La pharmacodépendance**

| | | |
|---|---|---|
| A | | Peut être à l'origine d'un syndrome dit de sevrage à l'arrêt de la prise médicamenteuse |
| B | | Peut être associée à une perte d'efficacité |
| C | | Peut être associée à des troubles du comportement |
| D | | Se définit essentiellement par la réapparition des symptômes qui étaient contrôles par le médicament lors de l'arrêt de celui-ci |
| E | | Peut se traduire par le besoin de majorer progressivement les doses du médicament |

*Commentaires :*
*Réponse D : Se définit par le besoin non contrôlable de répéter les prises d'un médicament (dépendance psychique) et par l'apparition de troubles physiques parfois graves en cas d'arrêt brutal (dépendance physique)*

**62. L'erreur médicamenteuse**

| | | |
|---|---|---|
| A | | entre dans le champ de compétence de la pharmacovigilance |
| B | | est porteuse d'événements indésirables |
| C | | est déclarée à la Haute Autorité de Santé (HAS) |
| D | | peut survenir au moment de la dispensation |
| E | | peut être le fait du patient |

*Commentaires :*
*Réponse C : Elle est déclarée à l'ANSM.*

# 12 - Divers

**1. Parmi les propositions suivantes relatives aux capsules molles, quelle est (quelles sont) celle (celles) qui est (sont) exacte(s) ?**

| | | |
|---|---|---|
| A | ■ | Elles comportent une enveloppe contenant de la glycérine |
| B | | Elles sont destinées à la seule voie orale |
| C | | Elles sont remplies de poudre ou de granulés |
| D | ■ | Elles sont constituées d'une dose unitaire de principe actif |
| E | ■ | Elles peuvent être ouvertes pour faciliter l'administration du principe actif |

**2. La pharmacie galénique est une discipline qui :**

| | | |
|---|---|---|
| A | | étudie l'action du médicament chez l'Homme |
| B | ■ | vise à mettre au point la forme pharmaceutique la plus adaptée pour le médicament |
| C | | permet de connaître les effets indésirables du médicament |
| D | ■ | comprend des aspects techniques industriels |
| E | ■ | étudie l'influence de la formulation sur la libération de la substance active dans l'organisme |

*Commentaires :*
*Réponse A : Elle est plutôt décrite par la pharmacodynamie*

**3. Les différentes formes galéniques peuvent être classées en fonction :**

| | | |
|---|---|---|
| A | | de l'ordre alphabétique |
| B | | des classes thérapeutiques des substances actives |
| C | | de la posologie de la substance active |
| D | ■ | de leur consistance |
| E | ■ | de leur voie d'administration |

*Commentaires :*
*Réponse D vraie : solides, liquides*
*Réponse E vraie: orale, rectale, transcutanée, oculaire, respiratoire, parentérale, etc...*

**4. Les excipients :**

| | | |
|---|---|---|
| A | ■ | peuvent avoir un rôle technologique |
| B | ■ | peuvent modifier la stabilité de la substance active |
| C | | présentent des propriétés préventives ou curatives |
| D | | ont un rôle d'identification du médicament |
| E | | n'interfèrent pas avec la cinétique de la substance active |

*Commentaires :*
*Réponse C : c'est la substance active qui procure les propriétés curatives ou préventives au médicament*
*Réponse E : les excipients peuvent avoir des conséquences sur la cinétique d'un principe actif (absorption en particulier), d'où les différences que l'on peut parfois observer entre un médicament princeps et ses génériques.*

**5. Les formes pharmaceutiques unitaires :**

| | | |
|---|---|---|
| A | | contiennent une seule substance active |
| B | | sont toujours solides |
| C | ■ | sont favorables au bon usage du médicament |
| D | | nécessitent un système d'administration adapté |
| E | | posent souvent des problèmes de conservation |

*Commentaires :*
*Réponse B : elles peuvent être liquides*
*Réponse E : c'est le contraire, puisqu'elles permettent à chaque administration, l'ouverture du seul conditionnement de l'unité de prise*

**6. Pour adapter la posologie d'un médicament à la fonction rénale il est nécessaire de calculer le débit de filtration glomérulaire. Quels sont les éléments nécessaires pour pouvoir le calculer à l'aide de la formule de Gault et Cockcroft ?**

| | | |
|---|---|---|
| A | | La taille |
| B | ■ | Le poids |
| C | ■ | Le sexe |
| D | | L'uricémie |
| E | ■ | La créatininémie |

*Commentaires :*
*Formule de Gault et Cockcroft : [(140-âge)/créatininémie] x poids x K*
*K vaut 1,23 chez l'homme et 1,04 chez la femme*

**7. Parmi les propositions suivantes, lesquelles sont justes ?**

| | | |
|---|---|---|
| A | | Plusieurs nourrissons sont morts d'une carence en vitamine C à Mayotte. |
| B | ■ | Une anémie peut résulter d'un déficit en acide folique (vitamine B9). |
| C | ■ | La vitamine C a un effet anti-oxydant. |
| D | | Les médicaments antivitamines K augmentent la coagulation sanguine. |
| E | | La peau peut synthétiser la vitamine D2 sous l'effet des rayons ultraviolets. |

*Commentaires :*
*Réponse A : Les nourissons sont morts du béri béri (carence en vitamine B1)*
*Réponse D : Les antivitamines K diminuent la coagulation du sang*
*Réponse E : La peau peut synthétiser la vitamine D3*

**8. Parmi les propositions suivantes, lesquelles sont justes ?**

| | | |
|---|---|---|
| A | ■ | Un dérivé de la vitamine A est utilisé pour traiter une acné sévère. |
| B | ■ | Une anémie peut résulter d'une carence en vitamine B12. |
| C | ■ | L'organisme humain ne synthétise pas de vitamine K. |
| D | | Une carence en vitamine B1 peut aboutir à une cécité. |
| E | ■ | L'insuffisance rénale génère une diminution de la synthèse de calcitriol. |

*Commentaires :*
*Réponse D : Une carence en vitamine A peut aboutir à une cécité.*

**9. Parmi les propositions suivantes concernant les eaux, lesquelles sont justes ?**

| | | |
|---|---|---|
| A | | La boisson énergétique Powerade® est une solution hypertonique. |
| B | ■ | L'eau Hépar est riche en magnésium. |
| C | ■ | L'eau de Vichy est riche en sodium. |
| D | | L'eau Contrex est riche en lithium. |
| E | ■ | L'eau de Vichy est riche en bicarbonate. |

*Commentaires :*
*Réponse A : La boisson énergétique Powerade® est une solution isotonique*
*Réponse D : L'eau Contrex est riche en magnésium et en calcium*

**10. Parmi les propositions suivantes, lesquelles sont vraies ?**

| | | |
|---|---|---|
| A | | La théophylline est un hétéroside. |
| B | ■ | La morphine est un alcaloïde. |
| C | | La digitaline est un alcaloïde. |
| D | | Le haschich est une essence. |
| E | ■ | La pénicilline est extraite d'un champignon. |

*Commentaires :*
*Réponse A : La théophylline est un alcaloïde*
*Réponse C : La digitaline est un hétéroside*
*Réponse D : Le haschich est une résine*

**11. Lesquelles des opérations pharmaceutiques suivantes peuvent intervenir dans la préparation de gélules à contenu solide ?**

| | | |
|---|---|---|
| A | ■ | Mélange. |
| B | ■ | Granulation. |
| C | | Filtration. |
| D | | Distillation. |
| E | | Tassement. |

*Commentaires :*
*Réponse C et D : Opérations concernant les formes liquides*
*Réponse E : Le tassement n'est pas une opération pharmaceutique*

**12. Le texte de référence des bonnes pratiques de préparation n'est pas opposable à certaines des structures suivantes : indiquez lesquelles.**

| | | |
|---|---|---|
| A | ■ | Les laboratoires pharmaceutiques |
| B | | Les pharmacies de ville |
| C | ■ | Les laboratoires de biologie médicale |
| D | | Les pharmacies à usage intérieur des établissements de santé |
| E | ■ | Les grossistes répartiteurs |

**13. Indiquer lesquels de ces éléments participent au développement professionnel continu (DPC) ?**

| | | |
|---|---|---|
| A | ■ | La lecture de journaux médicaux. |
| B | ■ | La participation à des congrès médicaux. |
| C | ■ | La participation à des actions de formation. |
| D | | La formation par les visiteurs médicaux. |
| E | | L'exercice médical en cabinet de groupe. |

**14. Parmi les propositions suivantes, indiquer celle(s) qui est (sont) exacte(s) :**

| | | |
|---|---|---|
| A | ■ | Une gélule est une forme solide destinée à la voie orale |
| B | | La solubilisation nécessite l'emploi d'une solution micellaire eau-éthanol |
| C | ■ | Un surfactif permet de stabiliser les systèmes dispersés |
| D | | Le propylène glycol, de formule CH3-CHOH-CH3 est un excipient liquide hydrophile |
| E | | Aucune proposition exacte |

*Commentaires :*
*Réponse D : La formule du propylène glycol est CH3-CHOH-CH2OH*

**15. Parmi les propositions suivantes, indiquer celle(s) qui est (sont) exacte(s) :**

| | | |
|---|---|---|
| A | ■ | Le saccharose est une substance solide hydrophile entrant dans la composition du sirop simple |
| B | ■ | Lactose et amidon de blé sont des diluants solides utilisés dans la préparation des comprimés et des gélules |
| C | | La vitamine E (ou acide ascorbique) est un antioxydant lipophile |
| D | | Le chlorure de sodium est un liquide utilisé pour ajuster le pH des préparations injectables |
| E | | Aucune proposition exacte |

*Commentaires :*
*Réponse C : L'acide ascorbique est la vitamine C*
*Réponse D : Le chlorure de sodium ne modifie pas le pH*

**16. Parmi les propositions suivantes, indiquer celle(s) qui est (sont) exacte(s) :**

| | | |
|---|---|---|
| A | | Un lyophilisat est une forme à libération retardée |
| B | ■ | Les liposomes sont des vecteurs modulant la distribution d'un médicament |
| C | ■ | La vitesse de libération d'une suspension est inférieure à celle d'une poudre effervescente |
| D | ■ | Les microsphères sont des systèmes à libération et distribution contrôlées |
| E | | Aucune proposition exacte |

*Commentaires :*
*Réponse A : Les lyophilisats sont très hydrophiles, donc facilement solubles et dispersibles dans l'eau, avec une grande rapidité d'action*

**17. La résistance bactérienne aux antibiotiques :**

| | | |
|---|---|---|
| A | ■ | Est un phénomène constant après l'introduction d'un nouvel antibiotique en thérapeutique |
| B | ■ | Traduit la capacité des bactéries à s'adapter à leur environnement |
| C | ■ | Est plus fréquente dans les pays à forte consommation d'antibiotiques |
| D | ■ | Est plus probable quand l'infection est contractée en milieu hospitalier |
| E | | Définit la virulence bactérienne |

**18. Pour lutter contre l'émergence des mécanismes de résistance bactérienne**

| | | |
|---|---|---|
| A | ■ | Il faut pouvoir disposer de molécules nouvelles actives sur les bactéries résistantes |
| B | ■ | Il faut tenir compte des recommandations officielles sur le Bon Usage des Antibiotiques |
| C | ■ | Il ne faut pas utiliser les antibiotiques dans les infections virales |
| D | ■ | Il faut savoir associer certaines molécules pour éviter l'émergence de la résistance (exemple : la tuberculose) |
| E | | Il faut diminuer les doses d'antibiotiques administrées aux patients |

*Commentaire : E : La diminution des doses peut être associée à une diminutions des concentrations plasmatiques ou in-situ ce qui augmente la probabilité d'avoir des concentrations en antibiotique inférieures aux concentrations minimale inhibitrice de la bactérie avec comme conséquence une perte d'activité et risque de développement de résistance.*

**19. Les traitements antibiotiques**

| | | |
|---|---|---|
| A | ■ | Ont pour but de lutter contre les infections bactériennes |
| B | ■ | Ont fait disparaître certaines maladies bactériennes |
| C | ■ | Ont réduit la mortalité des maladies infectieuses |
| D | ■ | Doivent être dirigés autant que possible vers les seules bactéries responsables de l'infection |
| E | ■ | Exposent les bactéries du tube digestif à la molécule utilisée après prise par voie orale |

**20. Cochez la (les) proposition(s) correcte(s) concernant les mécanismes des effets indésirables d'origine médicamenteuse :**

| | | |
|---|---|---|
| A | | par effet de type « B » (banal) qui est simplement liés à la dose administrée |
| B | ■ | par hépatotoxicité qui peut être idiosyncrasique |
| C | ■ | par toxicité d'organe liée à leur structure, telle la néphrotoxicité des aminosides |
| D | | par effet de type « C » (de type cumulatif), qui ne surviennent que chez l'enfant |
| E | ■ | par mécanisme de type « D », parce qu'ils surviennent au début du traitement |

*Commentaires :*
*Réponse A : les effets de type « B » sont aussi dits idiosyncrasiques et donc ne dépendent pas directement de la dose mais de la 'personnalité biologique' du patient (ex. Allergie)*
*Réponse D : les effets cumulatifs ou de dépendance liés à une exposition prolongée peuvent se voir à tous les âges même si leurs conséquences peuvent être différentes selon l'âge*

**21. Concernant les interactions médicamenteuses cocher les réponses exactes** :

| | | |
|---|---|---|
| A | | Sont nécessairement liées à des variations pharmacocinétiques |
| B | ■ | Peuvent être liées à une modification du métabolisme ou de l'élimination du médicament par un autre médicament |
| C | ■ | La polymédicamentation est une situation à risque pour la survenue d'interactions médicamenteuses |
| D | ■ | Peut se caractériser par l'augmentation de la réponse de l'organisme à un médicament en présence d'un autre médicament |
| E | ■ | Peut se caractériser par la diminution de la réponse de l'organisme à un médicament en présence d'un autre médicament |

*Commentaires :*
*Réponse A des interactions peuvent être liées à des variations pharmacodynamiques, des pharmacogénétiques un état physiologique ou pathologique particulier,...*

**22. Cocher les propositions correctes au sujet de certaines catégories d'effets indésirables graves**

| | | |
|---|---|---|
| A | ■ | des effets indésirables de type 'D' peuvent survenir plusieurs années après l'arrêt du médicament suspecté |
| B | ■ | des effets indésirables peuvent être liés à des interactions pharmacodynamiques |
| C | | les effets indésirables de type 'B' sont directement liés à la dose |
| D | ■ | des effets indésirables peuvent être attribués à une pharmacodépendance |
| E | ■ | certains surdosages sont dus à des déplacements de la fraction liée des médicaments |

*Commentaires :*
*Réponse C : les effets indésirables de type 'B' sont liés à des particularités de l'individu (ex. allergie)*

**23. Parmi les propositions suivantes laquelle est exacte ?**
**Les gélules**

| | | |
|---|---|---|
| A | | Contiennent toujours des poudres |
| B | | Ne sont jamais fabriquées en officine |
| C | | Peuvent être effervescentes |
| D | ■ | Peuvent contenir des liquides |
| E | | Peuvent être dispersibles |

*Commentaires :*
*Réponse A : peuvent aussi contenir des microgranules, substances liquides et pâteuses*
*Réponse B : Fabrication de gélules à partir d'un gélulier sur lequel sont disposés les corps de gélules*
*Réponse C et E : Concernent les comprimés*

**24. Parmi les propositions suivantes lesquelles sont exactes ?**
**A propos des comprimés**

| | | |
|---|---|---|
| A | ■ | un comprimé est une forme solide d'un principe actif |
| B | ■ | l'aspirine est dans l'estomac principalement sous sa forme moléculaire |
| C | | on peut recommander d'avaler un comprimé effervescent |
| D | | l'effet de premier passage réduit la biodisponibilité de tous les principes actifs |
| E | ■ | la voie sublinguale est utilisable en cas de trouble de déglutition |

*Commentaires :*
*Réponse C : L'administration nécessite une dissolution aqueuse au préalable*
*Réponse D : le premier passage ne concerne que les médicaments à métabolisme hépatique*

**25. Parmi les composés suivants lesquels peuvent servir d'excipients ?**

| | | |
|---|---|---|
| A | | L'halothane |
| B | | Le gaz moutarde |
| C | ■ | Le formaldéhyde |
| D | ■ | Le norflurane |
| E | ■ | La tartrazine |

*Commentaires :*
*Réponse A : Dérivé halogéné utilisé en anesthésie*
*Réponse B : Gaz de combat sûrement pas utilisé come excipient*

**26. Parmi les propositions suivantes lesquelles sont exactes ?**
**A propos des vitamines**

| | | |
|---|---|---|
| A | ■ | L'isotrétinoïne est un dérivé acide de la vitamine A |
| B | | La vitamine B9 est synthétisée par les bactéries intestinales |
| C | ■ | Le déficit en vitamine A est une cause de cécité |
| D | | Le chou est anticoagulant |
| E | | Une carence en vitamine B1 génère une anémie |

*Commentaires :*
*Réponse B : La vitamine B12 est synthétisée par les bactéries intestinales*
*Réponse D : Le chou est riche en vitamine K, avec un effet coagulant*
*Réponse E : La carence en B1 provoque la maladie béribéri (insuffisance cardiaque et troubles mentaux) chez les personnes souffrant de malnutrition.*

**27. Parmi les propositions suivantes lesquelles sont exactes ?**
**A propos des principes actifs des plantes**

| | | |
|---|---|---|
| A | ■ | Les coumarines préviennent les thromboses |
| B | | La nicotine est synthétisée dans les feuilles de tabac |
| C | | La conicine est un hétéroside |
| D | ■ | Le salicoside est un précurseur de l'aspirine |
| E | | Le jus de pamplemousse contient de l'oxygénine |

*Commentaires :*
*Réponse B : la nicotine est synthétisée dans les racines du tabac mais accumulée seulement dans les feuilles.*
*Réponse C : La conicine est un alcaloïde*
*Réponse E : Le jus de pamplemousse contient de la naringinine*

**28. Parmi les propositions suivantes lesquelles sont exactes ?**
**Les vaccins**

| | | |
|---|---|---|
| A | | La vaccination contre l'hépatite A a fait reculer le cancer du foie |
| B | | Les gammaglobulines antitétaniques servent à fabriquer le vaccin contre le tétanos |
| C | | L'inventeur de la vaccination est Brenner |
| D | ■ | La vaccine protège de la variole |
| E | ■ | La ciclosporine réduit l'efficacité des vaccins |

*Réponse A : Le cancer du foie a reculé avec le vaccin contre l'hépatite B*
*Réponse B: Ce sont les toxines inactivées qui permettent de fabriquer le vaccin*
*Réponse C : L'inventeur de la vaccination est Jenner (1796)*

**29. Parmi les propositions suivantes laquelle est exacte ?**
**Le BCG (vaccin bilié de Calmette et Guérin) utilisé comme vaccin contre la tuberculose a été obtenu**

| | | |
|---|---|---|
| A | | en dénaturant par la chaleur le bacille tuberculeux (de Koch) |
| B | | à partir de sous-unités du bacille tuberculeux conférant l'immunité |
| C | | à partir de la toxine tuberculeuse |
| D | ■ | par repiquages successifs de bacilles tuberculeux sur un milieu appauvri ce qui en a atténué le pouvoir pathogène |
| E | | en dénaturant chimiquement le bacille tuberculeux (de Koch) |

**30. Parmi les propositions suivantes lesquelles sont exactes ?**
**A propos des formes liquides**

| | | |
|---|---|---|
| A | | Un liquide oral est toujours destiné à être avalé |
| B | | Les solutés buvables sont toujours aqueux |
| C | ■ | Un sirop est sucré |
| D | | Une émulsion est un mélange instable |
| E | ■ | Une ampoule buvable correspond à un conditionnement unidose |

*Réponse A : Un liquide oral peut être administré sous forme d'aérosol*
*Réponse B: Ils peuvent être huileux et hydro-alcooliques*
*Réponse D : Une émulsion est un mélange stable de deux liquides non miscibles*

**31. Parmi les propositions suivantes lesquelles sont exactes ?**
**A propos des génériques**

| | | |
|---|---|---|
| A | ■ | Ils concurrencent le princeps |
| B | | Le principe actif peut différer de celui du princeps |
| C | | En cas de refus du générique le patient ne sera pas remboursé |
| D | ■ | Les excipients des génériques d'un princeps peuvent être la source d'effets indésirables |
| E | ■ | Les excipients d'un princeps peuvent être la source d'effets indésirables |

*Réponse C : Le patient ne bénéficiera pas du tiers payant*

**32. Parmi les propositions suivantes lesquelles sont exactes ?**
**A propos du circuit du médicament en établissement de santé**

| | | |
|---|---|---|
| A | ■ | La dispensation du médicament est un acte entièrement pharmaceutique |
| B | | L'administration est l'étape qui fait suite à la prescription |
| C | | L'aide-soignante peut administrer le médicament |
| D | ■ | Le médecin peut administrer le médicament |
| E | ■ | La pharmacie assure le transport du médicament au service clinique |

*Réponse B : La dispensation est l'étape qui fait suite à la prescription*

**33. Parmi les propositions suivantes laquelle est exacte ?**
**Concernant les contraceptifs oraux et les infirmières**

| | | |
|---|---|---|
| A | | Certaines infirmières seulement (infirmières des établissements scolaires) sont autorisées à renouveler dans certaines conditions la contraception orale |
| B | | Les infirmières peuvent renouveler toutes les contraceptions orales datant de moins d'un an |
| C | | Les infirmières peuvent renouveler certaines contraceptions orales datant de moins d'un an pour une durée de neuf mois |
| D | | Les infirmières peuvent renouveler certaines contraceptions orales datant de moins d'un an pour une durée d'un an |
| E | ■ | Les infirmières peuvent renouveler certaines contraceptions orales datant de moins d'un an pour une durée de six mois, non renouvelable |

**34. Parmi les propositions suivantes laquelle est exacte ?**
**L'acronyme ANSM a été choisi pour désigner**

| | | |
|---|---|---|
| A | | l'agence nationale de santé et du médicament |
| B | | l'agence nationale de sécurité des médicaments |
| C | ■ | l'agence nationale de sécurité du médicament et des produits de santé |
| D | | l'agence nationale de sécurité du médicament |
| E | | l'agence nationale de sécurité de la médecine |

**35. Parmi les propositions suivantes laquelle est exacte ?**
**A propos des médicaments radiopharmaceutiques**

| | | |
|---|---|---|
| A | | Ils sont parfois radioactifs |
| B | ■ | Ils sont toujours préparés dans des pharmacies à usage intérieur |
| C | | Ils ne sont utilisés qu'à des fins diagnostiques |
| D | | Ils sont toujours utilisés à des fins thérapeutiques |
| E | | L'iode 99 est un radionucléide |

**36. Parmi les propositions suivantes lesquelles sont exactes ?**
**A propos des différents usages du médicament**

| | | |
|---|---|---|
| A | ■ | Une vaccination est un traitement préventif |
| B | | Un des usages de l'aspirine est substitutif |
| C | ■ | L'administration de sérum immun après une contamination est un traitement préventif |
| D | | Le traitement hormonal de la ménopause est un traitement curatif |
| E | | Le traitement antibiotique d'une infection bactérienne est un traitement symptomatique |